WeightWatchers®

la stratégie du succès

Weight Watchers remercie :
Emilie Goy, diététicienne Weight Watchers
Isabelle Delaleu, journaliste
Muriel Chabanois, directeur recherche et développement Weight Watchers France

Création graphique : Anne Martiréné

Pour Marabout, le principe est d'utiliser des papiers composés de fibres naturelles, renouvelables, recyclables et fabriquées à partir de bois issus de forêts qui adoptent un système d'aménagement durable.
En outre, Marabout attend de ses fournisseurs de papier qu'ils s'inscrivent dans une démarche de certification environnementale reconnue.

Dépôt légal : février 2012
ISBN : 978-2-501-07512-1
4102570
Imprimé en Espagne par Graficas Estella

WeightWatchers®

la stratégie du succès

Marabout

Préface

« Weight Watchers » est une magnifique histoire qui continue à s'écrire chaque jour. Les millions d'adhérents enrichissent en permanence le concept. Ce succès, né de l'expérience d'une femme, illustre une méthode originale, complète, qui tient compte de la « vraie » vie des gens. Weight Watchers est une approche pédagogique qui vise à modifier en douceur et durablement les comportements.

Perdre du poids, c'est un combat de tous les jours marqué d'illusions, de promesses et souvent de déceptions. La perte de poids n'est pas seulement une question de volonté tant les déterminants sont nombreux. On grossit pour de multiples raisons. La première d'entre elles est l'héritage des gènes de nos parents. Mais interviennent également le contexte matériel et psychologique de notre vie ainsi que toute une série de facteurs classiques (alimentation déséquilibrée, sédentarité – ou moins connus – bactéries de notre tube digestif, manque de sommeil, pollution, stress…).

Perdre du poids c'est bien, ne pas en reprendre c'est l'objectif majeur. La frustration lors des régimes restrictifs successifs, vécus comme une agression et incompatibles avec une vie familiale ou sociale, est l'une des premières raisons pour lesquelles on « craque ».

Avec Weight Watchers, tous les ingrédients de la réussite durable sont présents. Le premier repose sur une base scientifique validée par des publications dans les plus prestigieuses revues médicales, une mise à jour permanente et une adaptation des méthodes en fonction des connaissances scientifiques. Un autre gage de succès est assuré par les animatrices qui savent ce que signifie avoir des kilos en trop et les perdre, tout près de chez soi, avec des gens « comme soi ». Autre pilier et non le moindre : la motivation et l'entraide permanentes qui se soldent par un changement durable des habitudes de toute la famille, clé du succès.

Cet ouvrage nous raconte l'histoire, illustrée de témoignages, de ceux qui la vivent au quotidien et propose, bien sûr, quelques recettes et menus… pour s'y mettre.

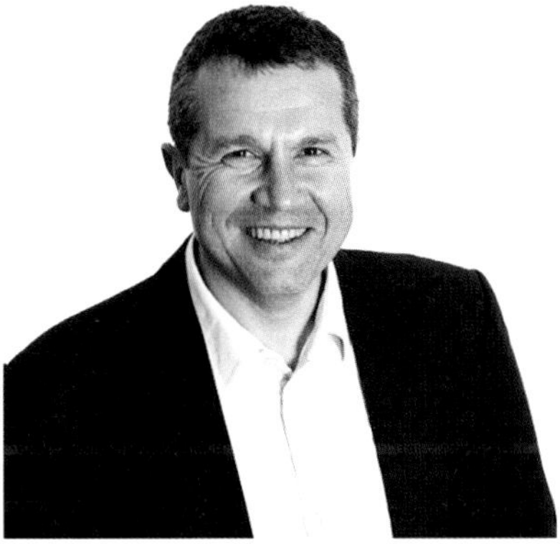

Dr Jean-Michel BORYS
Endocrinologue-Nutritionniste
Directeur d'EPODE European Network
Secrétaire général d'EPODE International Network

Sommaire

Avant-propos

La première fois que j'ai entendu parler de Weight Watchers c'était par une collègue qui s'émerveillait de la perte de poids d'une de ses connaissances qui suivait le programme Weight Watchers en réunion.

Quelques années plus tard, après la naissance de mon fils, je me suis retrouvée comme beaucoup avec un certain nombre de kilos bien accrochés. Je suis tombée alors sur une publicité Weight Watchers dans un magazine, qui m'a rappelée les commentaires de cette collègue. Je me suis dit pourquoi pas, essayons...

Un 4 janvier (bonnes résolutions), je poussais la porte d'une réunion Weight Watchers et je ne savais pas encore que je franchissais aussi une étape déterminante dans ma vie. À mon grand étonnement et pour mon plus grand plaisir, semaine après semaine je perdais du poids... en mangeant de tout et en étant en super forme !

J'ai très vite été totalement séduite par la méthode, mais également par les valeurs de l'entreprise derrière la méthode, à tel point que j'ai décidé de postuler chez Weight Watchers.

Il m'arrive souvent de me demander où j'en serais de mon poids, si un jour je n'avais pas poussé cette porte. Car au-delà de la perte de poids c'est tout l'apprentissage des bons comportements et des bonnes habitudes alimentaires qui me sont restés pour toujours. Et, comme beaucoup de nos adhérents, j'ai transmis ces habitudes à mon fils pour qui il est tout à fait spontané et naturel de manger des fruits et des légumes et, surtout, de faire de vrais repas équilibrés et à table...

Si, à votre tour, vous décidez après avoir lu ce livre de vous lancer dans la belle aventure de la méthode Weight Watchers, soyez fier de vous dire, qu'en plus de maigrir, vous allez consolider le fil de la transmission de connaissances et de bonnes habitudes alimentaires, et que c'est peut-être ce qui évitera à votre entourage une surcharge pondérale génératrice de tant de problèmes de santé et de mal-être.

N'oubliez jamais que manger, certes, c'est apporter à son corps ce dont il a besoin en énergie et en nutriments – c'est la base et c'est indiscutable –, mais c'est aussi une source de plaisir, de convivialité et de partage. Alors ne laissez jamais personne vous en priver, surtout sous prétexte de vous faire perdre du poids !

À bientôt !

Muriel Chabanois

Directeur recherche et développement chez Weight Watchers France

La success story Weight Watchers

Jean Nidetch (sur l'échelle) et Felice, Al Lipert (à droite) rebaptisant Times Square à New York en 1973, la semaine avant la célébration du 10e anniversaire de Weight Watchers International, Inc.

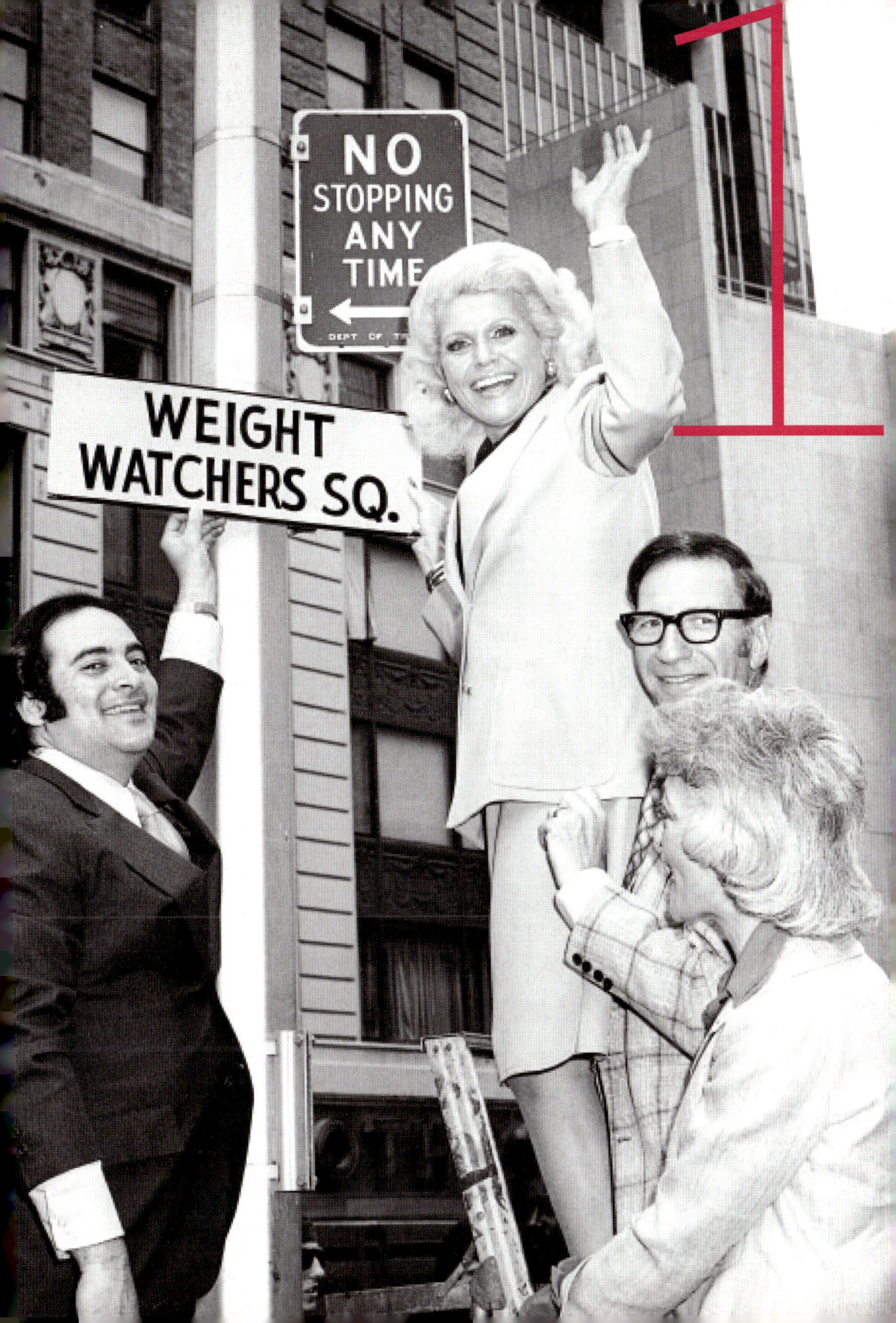
NO
STOPPING
ANY
TIME
WEIGHT
WATCHERS SQ.
1

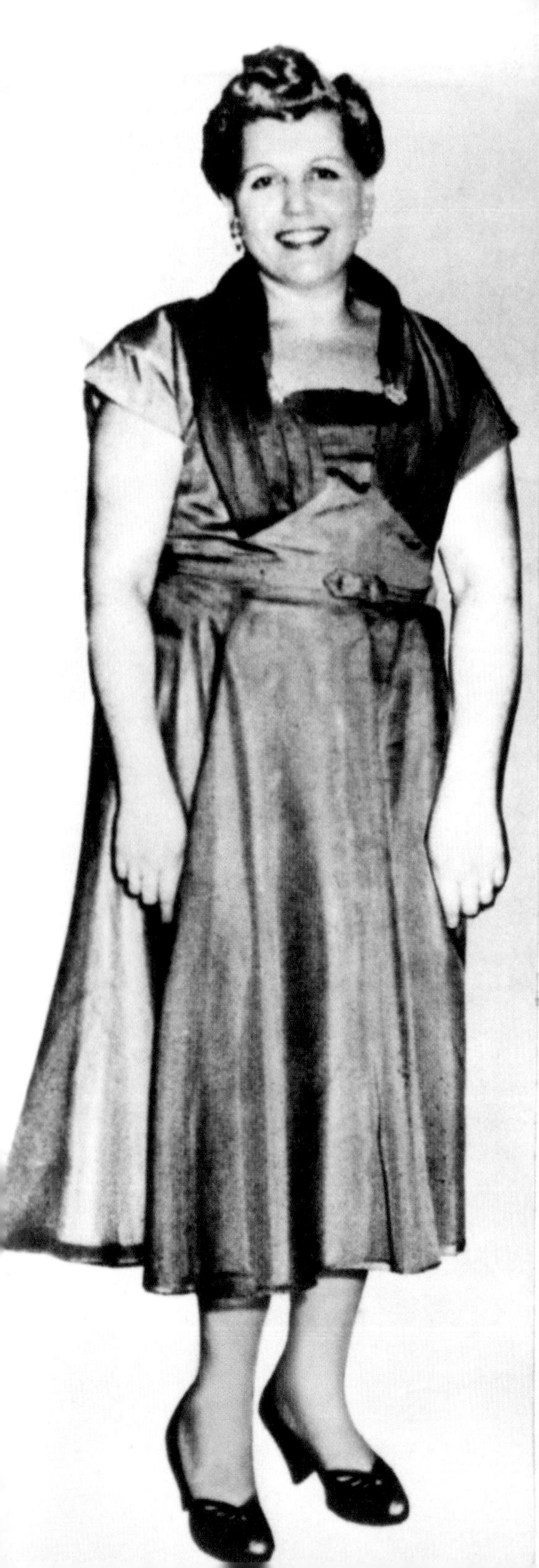
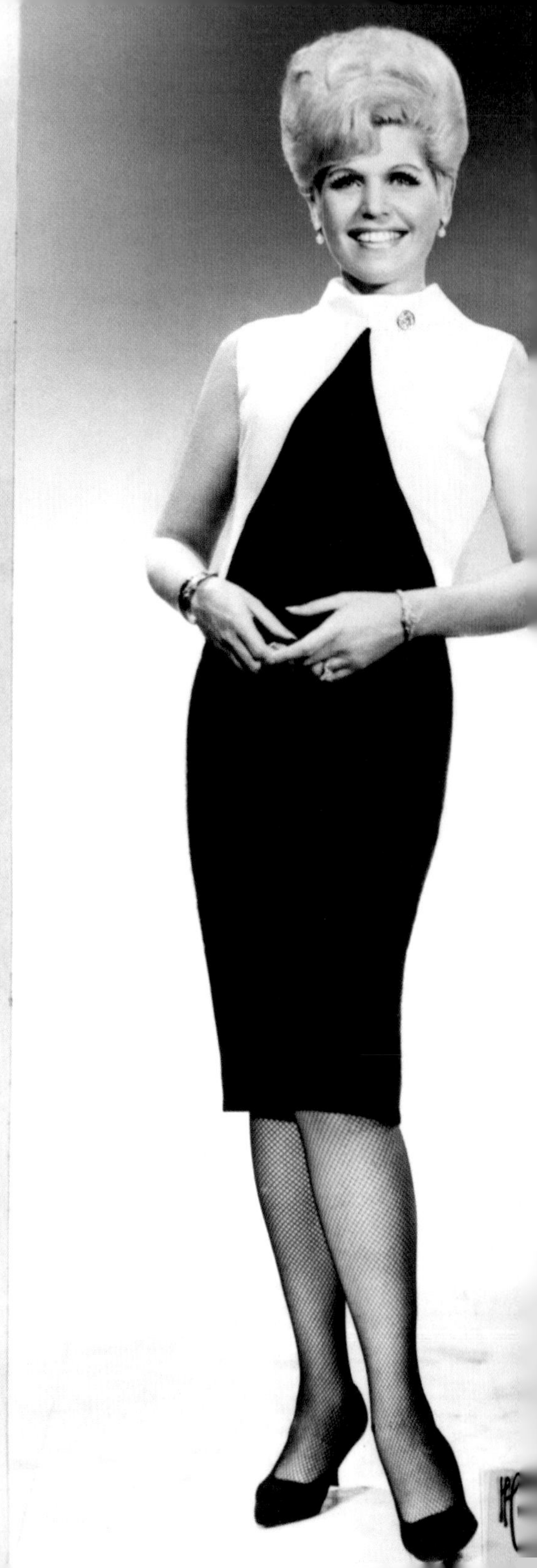

Weight Watchers, **c'est d'abord** l'histoire d'une femme !

« Ronde » de mère en fille

Jean Nidetch, née aux États-Unis en 1923, est nourrie de sucreries consolatrices dès sa tendre enfance, ce qui lui vaut, très jeune déjà, le surnom de « chuppy » (qui signifie « potelée » mais également « mignonne »). Elle manque d'entrain physique (elle arrive toujours dernière lors des exercices d'évacuation à l'école), elle a honte de sa corpulence (elle n'ose pas faire de cheval, ni se mettre en maillot de bain à la piscine). Sa mère, manucure, a tendance à la gaver, elle est elle-même très forte, et Jean vit mal son surpoids.

Des années yo-yo

Dès sa jeunesse, elle multiplie les régimes plus ou moins fantaisistes pour perdre du poids. À grands coups de privations, elle maigrit, mais reprend du poids de façon systématique et inexorable.

L'épopée Weight Watchers a démarré au début des années 1960. En cette époque de régimes ultra-stricts et privatifs, sortis tout droit de cliniques privées spécialisées ou de cabinets médicaux, une mère américaine au foyer ne supportait plus ses amaigrissements douloureux et sans lendemain. Elle souffrait de ne pas être soutenue dans ses efforts et de ne pouvoir en parler. Un beau jour, elle décida de réagir...

Elle rencontre alors (dans une pâtisserie !) son futur époux, Marty Nidetch, bon vivant également. Son mariage est placé « sous le signe de la bonne chère », et leurs cadeaux se composent de friandises ou de sorties au restaurant. Ils sont gros, mais dans leur entourage, personne ne leur fait remarquer et leur vie semble harmonieuse.

Quelques années après la naissance (en 1951) de leur premier fils David, Jean entame une seconde grossesse mais, déjà bien trop en surpoids, elle grossit tellement qu'elle met en danger sa santé et celle du bébé. Elle doit alors maigrir, sur ordre du médecin, et pour ce faire utilise des coupe-faims (aujourd'hui strictement interdits car dangereux pour l'organisme).

Par chance, la santé de son bébé n'en sera pas affectée. Mais cela ne règle en rien ses désordres alimentaires : dès la naissance de Richard en 1957, elle se gave de sucreries pendant la nuit, y puisant consolation et compensation. De vraies compulsions alimentaires, qu'elle cache et dont elle a honte, et qui ruinent son moral et sa silhouette un peu plus chaque année.

Cette fois-ci, c'est la bonne !

En septembre 1961, pourtant, c'est le déclic : Jean rencontre par hasard une de ses connaissances qui, la croyant enceinte, lui demande naïvement la date de son futur accouchement. C'en est trop ! Jean décide de réagir une bonne fois pour toutes : ses « rondeurs » n'en sont plus, son surpoids est important (107 kg), et elle réalise qu'elle ne VEUT vraiment plus être obèse. Elle entre alors dans une clinique de Manhattan (la New York City Board of Health Obesity Clinic), et doit suivre à la lettre un régime extrêmement strict qui lui fait perdre une dizaine de kilos (malgré les sucreries et les chocolats qu'elle continue pourtant d'avaler tous les jours, en cachette bien sûr !).

Mais même si son régime fonctionne plutôt bien malgré ses écarts, Jean n'apprécie pas la diététicienne de la clinique qu'elle juge antipathique et beaucoup trop mince pour être vraiment compréhensive : comme toutes les maigres, elle ne peut imaginer les difficultés que rencontrent les gens en fort surpoids.

Et si l'on en parlait ?

Pour trouver ailleurs le soutien dont elle a besoin, et s'avouant néanmoins plutôt satisfaite de ce qui lui semble être une perte de poids quasi miraculeuse, Jean convie chez elle quelques amies pour leur expliquer le principe de son régime… L'ambiance est bonne, conviviale et sympathique. Quand Jean commence à expliquer qu'elle craque chaque jour, la glace se brise et chacune des participantes s'exprime, raconte ses problèmes et ses frustrations, sans honte ni appréhension mais, au contraire, avec soulagement. Bilan de la « séance » : chacune repart enchantée, revigorée et nettement plus motivée. Le petit groupe décide donc de se retrouver une semaine plus tard pour recommencer l'expérience : les réunions sont nées !

Jean convie chez elle quelques amies pour leur expliquer le principe de son régime…

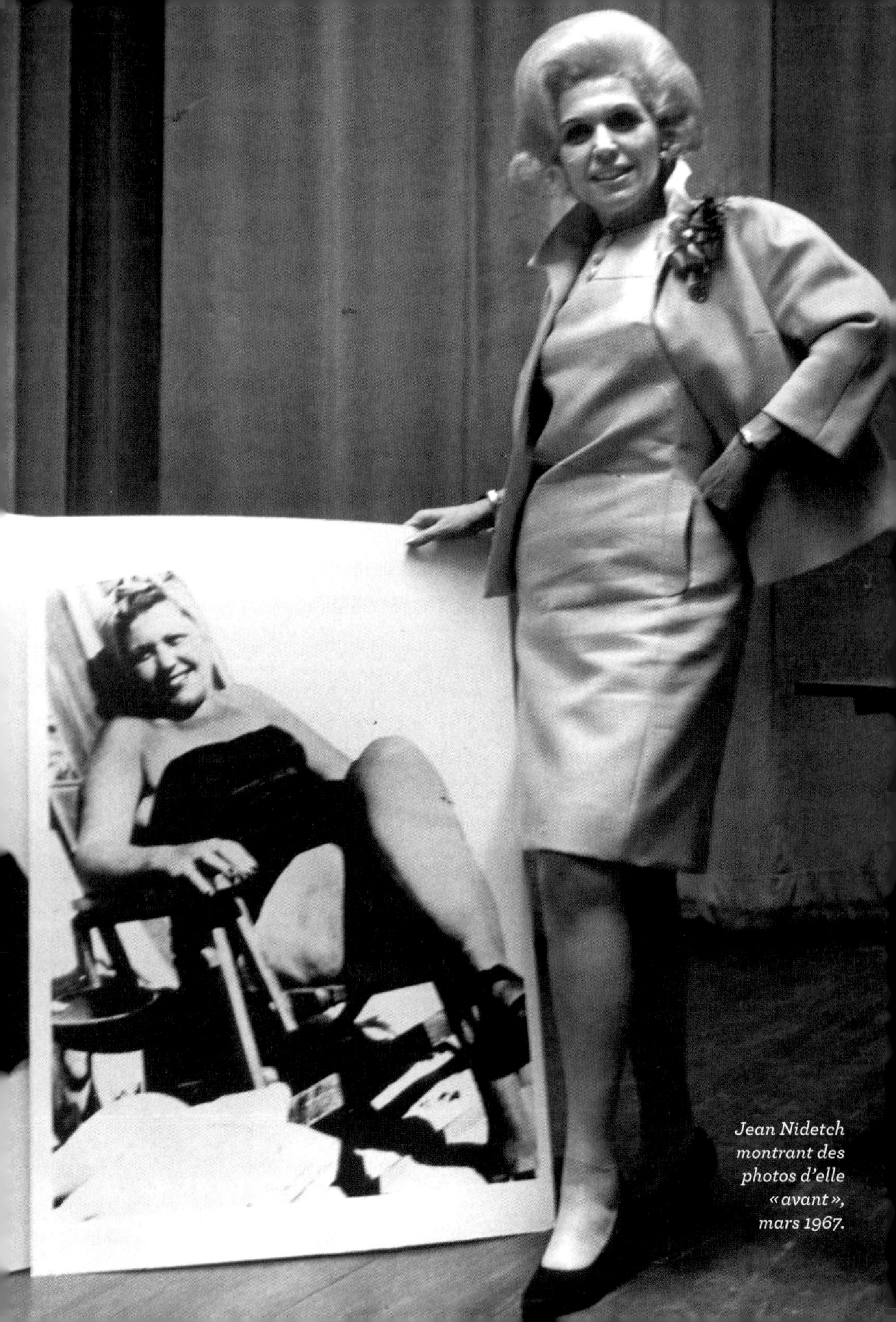

Jean Nidetch montrant des photos d'elle « avant », mars 1967.

Plus fort(e)s ensemble !

Chaque semaine, le groupe de candidats à la minceur se retrouve, et chaque kilo perdu est félicité et applaudi : une vraie motivation et du soutien pour tous… et cela se sait vite ! Rapidement, le salon de Jean n'y suffit plus, il faut louer une salle et passer à deux réunions par semaine. Même des hommes participent ! Jean crée un badge offert symboliquement à tous ceux qui parviennent à leur objectif de poids pour les récompenser. Très vite, elle reçoit de plus en plus d'appels téléphoniques lui demandant de l'aide. Elle est occupée à plein temps et commence même à être dépassée par le succès. Par chance, Jean fait la connaissance d'une femme à la recherche d'une activité pour combler ses journées : elle l'embauche pour l'aider pendant les réunions. Elle sera la toute première salariée, et restera avec elle jusqu'à sa retraite !

Objectif atteint !

Le 30 octobre 1962, Jean atteint son poids idéal : 72 kg. Elle a tout juste 37 ans et ne regrossira jamais plus…

Succès oblige…

Objectif atteint ! Le 30 octobre 1962, Jean atteint son poids idéal : 72 kg. Elle a tout juste 37 ans et ne regrossira jamais plus… À la fin de cette année-là, Jean court par monts et par vaux, et on lui demande de s'occuper de couples en surpoids. Une fois encore, le succès est éclatant puisque la première semaine 22 couples se présentent et… 66 dès la deuxième semaine ! Après 4 mois de soutien, tous ont perdu du poids, et un de ses adhérents avocat lui fait remarquer qu'elle devrait transformer son véritable « savoir-faire » en entreprise afin de pouvoir se déployer. Jean crée, en avril 1963, la société « Watch your Weight » (surveillez votre poids), qui devient rapidement « Weight Watchers International ». Une salle, une table, cinquante chaises prêtées par un ami : tout est prêt pour la première réunion officielle de sa petite entreprise. Et le matin du 15 mai 1963, ce sont plus de 400 personnes qui font

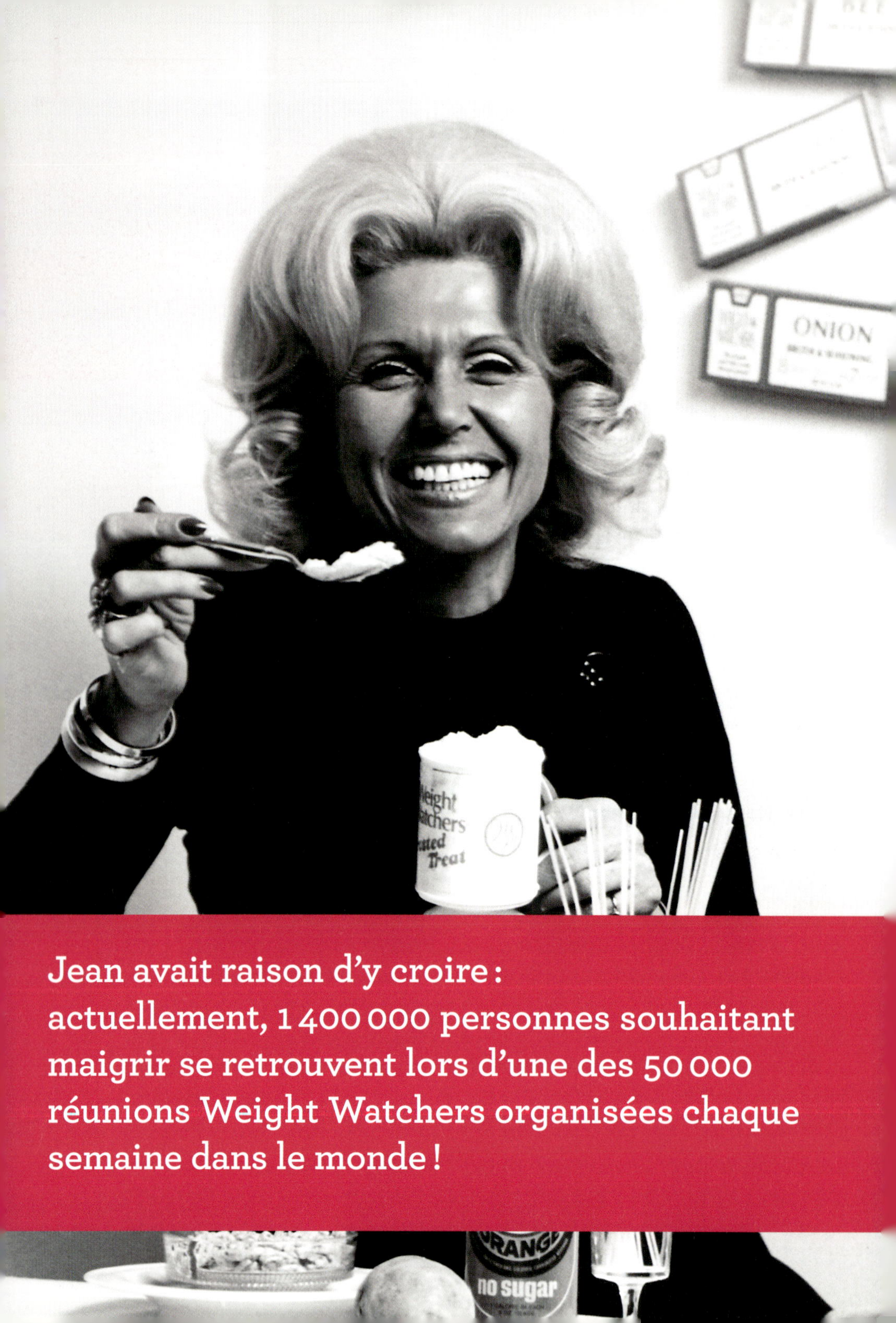

Jean avait raison d'y croire :
actuellement, 1 400 000 personnes souhaitant maigrir se retrouvent lors d'une des 50 000 réunions Weight Watchers organisées chaque semaine dans le monde !

la queue pour participer ! En raison de charges financières, Jean décide de demander une contribution de 2 dollars par semaine à chaque participant, mais, en s'acquittant de cette somme, chacun peut revenir tous les jours s'il le souhaite car elle tient absolument à ce que les tarifs restent accessibles à tous. La machine est lancée ! La maman de Jean, qui, jusqu'alors, présentait un surpoids important, s'inscrit enfin et perd 28 kg et le mari de Jean, lui, 35 kg !

En 1966, Jean écrit son premier livre, qui se vend à 2 millions d'exemplaires !

Au-delà des frontières

En mars 1964, Weight Watchers propose 33 réunions, animées par autant de femmes que d'hommes, tous autrefois en surpoids. Le principe des animatrices Weight Watchers, qui sont en majorité d'anciennes adhérentes, est né ! Ce principe est d'ailleurs toujours en vigueur. En 1966, Jean écrit son premier livre, qui se vend à 2 millions d'exemplaires !

En 1971, Jean a sa propre émission de télévision ; et en 1973, après son divorce, elle s'installe à Los Angeles. Weight Watchers International fête alors ses 10 années de succès avec 110 franchises dans tout le pays. La même année, Weight Watchers arrive en France. La première réunion se tient à Chambéry, menée par une Française qui avait maigri avec Weight Watchers aux États-Unis. En 1975, une grande partie de l'Europe est conquise (France, Italie, Allemagne, Danemark, Suède et Hollande : six pays, six langues différentes !). Des pays dans lesquels Jean se déplace souvent afin de raconter sa propre histoire.

Tellement de points communs...

« Les gros sont les mêmes partout, et, où que j'aille sur la planète, leurs soucis, leurs sentiments et leurs difficultés sont toujours les mêmes ! » explique-t-elle. « Je savais exactement pourquoi les autres femmes grossissaient : j'avais eu approximativement le même parcours qu'elles ! : "Tu manges avant le mariage parce que tu es seule. Tu manges après le mariage car tu es seule avec ton réfrigérateur. Tu manges quand tu es enceinte car tu dois manger pour deux, puis tu manges avec les enfants le temps de leur croissance et, enfin, une fois qu'ils sont partis, tu te retrouves encore une fois seule avec ton réfrigérateur !"

L'habitude et la faim sont les deux grands ennemis de la silhouette. Nous ne pouvons pas combattre la faim, mais nous pouvons lutter contre les habitudes... Nous avons tous une histoire semblable, les mêmes soucis avec le poids et l'alimentation, des compulsions alimentaires, des "craquages" dont nous avons honte et ne parlons à personne. Entendre que ce que nous vivons, d'autres l'ont vécu également, est extrêmement rassurant et donne vraiment envie d'avancer, de réussir... »

D'un petit salon à la planète entière

C'est ainsi, avec son discours motivant, compréhensif, réaliste et proche de tous les candidat(e)s à la minceur, que Jean est parvenue à fédérer autour d'elle des femmes et des hommes bien décidés à en finir avec leur surpoids, mais qui avaient surtout compris qu'on est toujours plus fort, plus motivé et plus efficace à plusieurs, en particulier si l'on poursuit le même objectif ! Une poignée de femmes dans un petit salon... et, quelques dizaines d'années plus tard, plusieurs millions de personnes adhèrent toujours à l'un des principaux piliers de la méthode Weight Watchers : tous pour un, un pour tous. La devise des mousquetaires est encore d'actualité au XXIe siècle !

Et aujourd'hui ?

Si les principes fondamentaux, ces fameux « piliers » de la méthode – et clefs de son succès – sont restés identiques au fil des années, la méthode de la perte de poids a considérablement évolué. En effet, à l'origine, Jean avait maigri en suivant un régime efficace, mais

En 2012, Weight Watchers c'est :

Une présence dans 16 pays dans le monde, dont 10 pays européens : Allemagne, Belgique, Danemark, Espagne, France, Pays-Bas, Royaume-Uni, Suède, Suisse et Irlande.

En France : bientôt 40 ans d'expérience (depuis 1973) !

- **120 000 adhérents suivent le programme hebdomadaire, en réunion, on line ou par correspondance**
- **1 800 réunions hebdomadaires**
- **Une équipe de plus de 800 animatrices et assistantes**
- **950 centres partout sur le territoire français**

extrêmement strict et contraignant, générateur de difficultés et de frustrations. Elle s'est donc rapidement rapprochée de spécialistes de la nutrition afin d'adapter celui-ci pour le rendre plus supportable et plaisant. D'année en année, en tenant compte des avancées permanentes dans le domaine de la recherche nutritionnelle, et sans jamais se renier ni revenir sur ses bases, le programme alimentaire Weight Watchers s'est considérablement amélioré, devenant de plus en plus accessible à tous, non frustrant, facile à vivre et intégré dans le quotidien.

À l'opposé des régimes farfelus, restrictifs, à la mode, déséquilibrés, la méthode Weight Watchers prône une véritable rééducation alimentaire qui vise à rééquilibrer et à retrouver une alimentation saine, variée et légère, mais aussi agréable à vivre car goûteuse, conviviale et simple à gérer dans sa vie de tous les jours.

Le poids et ses excès

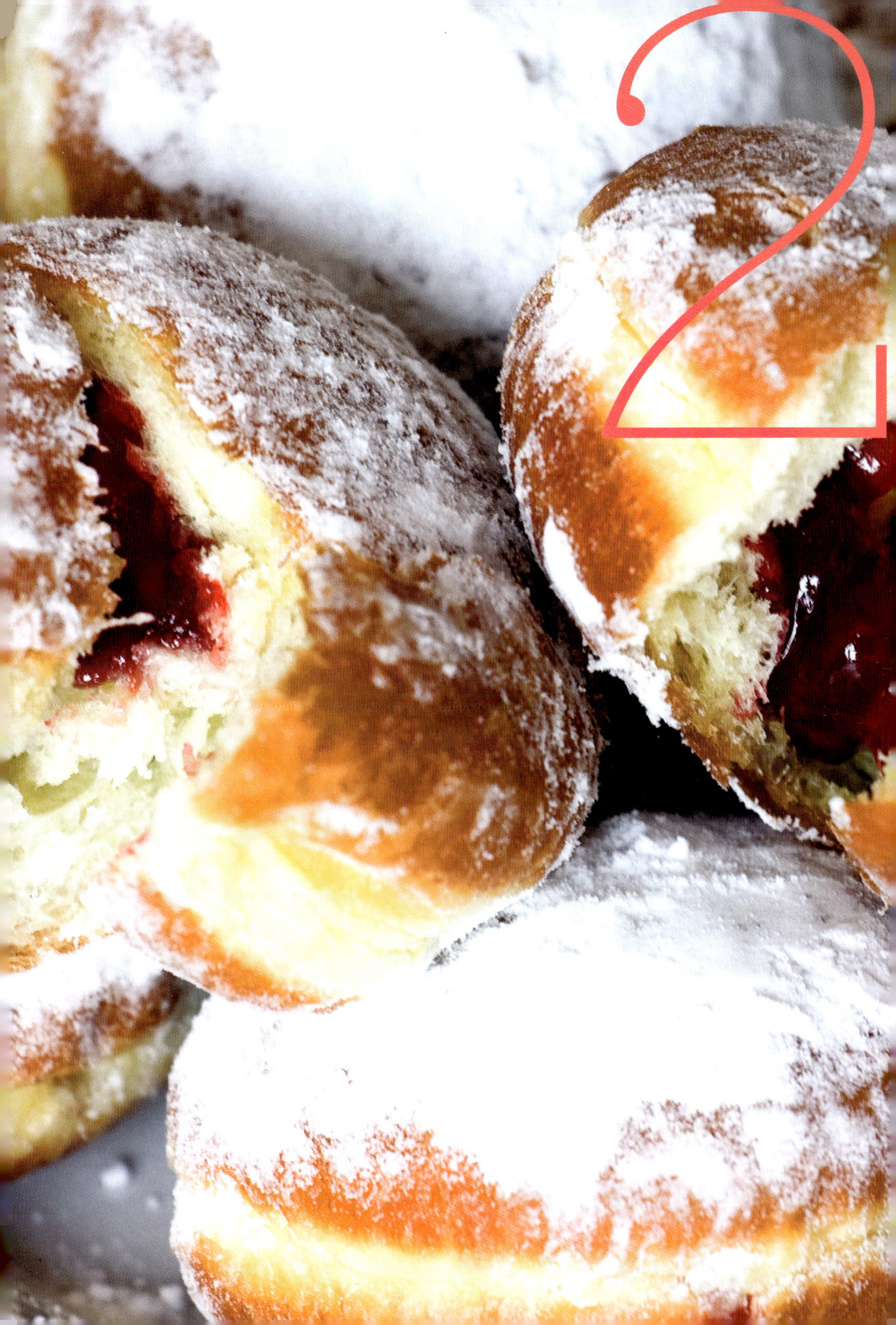
2

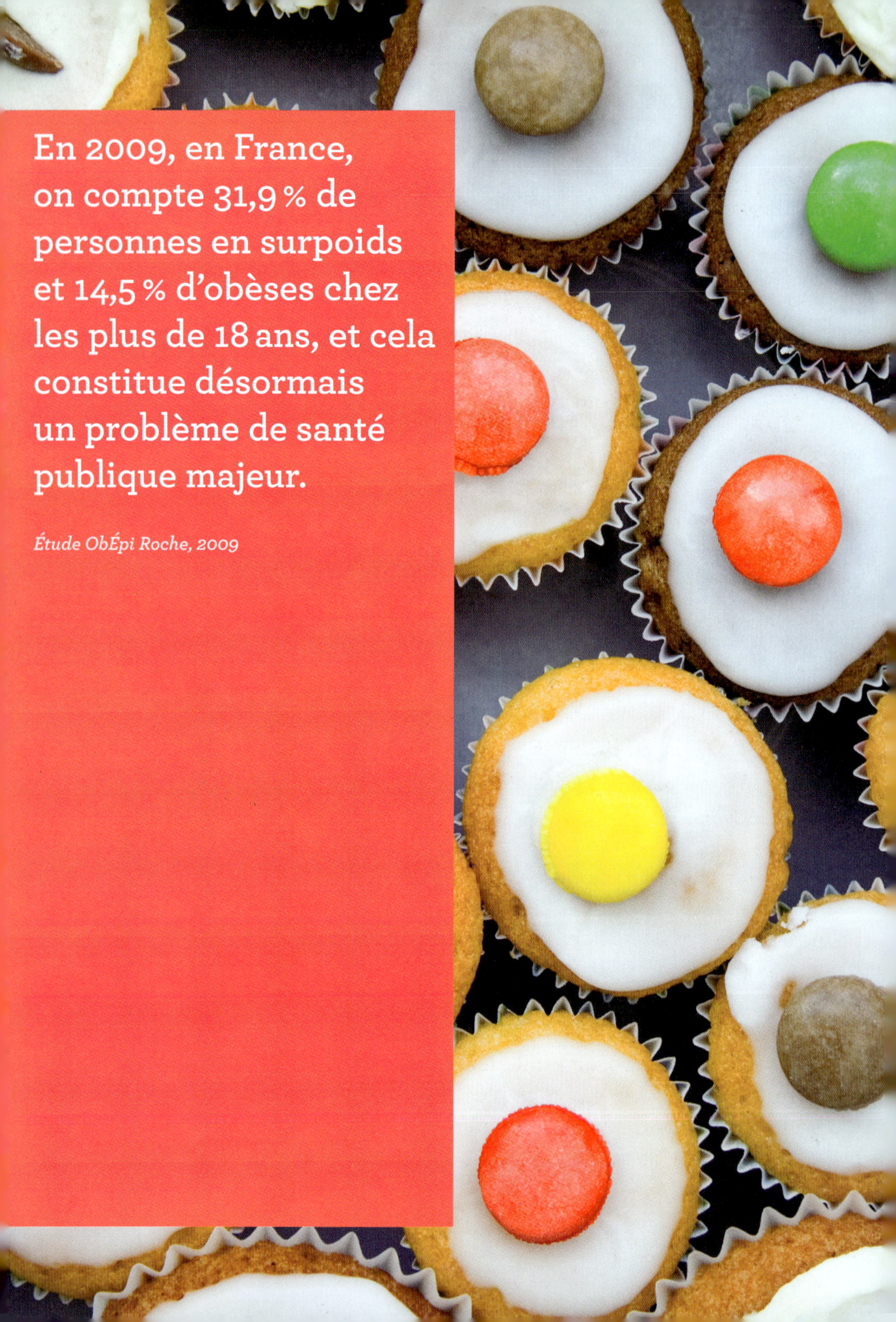

En 2009, en France, on compte 31,9 % de personnes en surpoids et 14,5 % d'obèses chez les plus de 18 ans, et cela constitue désormais un problème de santé publique majeur.

Étude ObÉpi Roche, 2009

Le surpoids, **un problème de santé** publique

Depuis des années, les Français et les Françaises se battent avec leur poids et leurs kilos superflus, et le phénomène s'accentue.

Presque la moitié des Français est officiellement en surpoids ou obèses (IMC supérieur à 25). Les régimes pullulent (et pas seulement l'été) et l'industrie des compléments alimentaires et des produits minceur est florissante… La minceur est devenue un vrai business !

Pourtant, paradoxalement, le nombre de personnes en surpoids ne fait que croître. Nous sommes de plus en plus gros, et aucun pays ne fait exception, qu'il s'agisse des pays développés et même, désormais, de ceux en voie de développement.

1 adulte sur 10 est obèse, soit plus de 500 millions de personnes dans le monde.

L'IMC, un outil pour définir le surpoids

Utilisé par les spécialistes, l'Indice de Masse Corporelle (ou IMC) permet de définir les frontières du surpoids et de l'obésité. Il se calcule en fonction de la taille et du poids. La Haute Autorité de santé (HAS) recommande le calcul systématique de l'IMC chez tout patient, quels que soient son âge, sa corpulence apparente et le motif de sa consultation (octobre 2011).

$$IMC = \frac{\text{poids (en kg)}}{\text{taille}^2 \text{ (en m)}}$$

Exemple pour une personne de 1,70 m et de 80 kg :
IMC = 80 divisé par 2,89 (soit 1,7 x 1,7) = 26,75.

IMC	Classification
< à 18,5	maigreur
entre 18,5 et 24,9	poids normal
entre 25 et 29,9	surpoids
entre 30 et 34,9	obésité modérée
entre 35 et 39,9	obésité sévère
> à 40	obésité massive

1,5 milliard de personnes en surpoids...

Chiffres de l'Organisation mondiale de la santé (OMS), 2008

› Dans le monde, on compte 1,5 milliard de personnes en surpoids, dont 500 millions d'obèses.

› 200 millions d'hommes et 300 millions de femmes obèses : c'est deux fois plus qu'en 1980. Actuellement, 1 adulte sur 10 est obèse.

› En 2010, le surpoids concernait 43 millions d'enfants de moins de 5 ans.

› Le record : aux États-Unis, 68 % de la population souffre de surpoids (soit 97 millions d'adultes).

... et les Français ont eux aussi grossi !

L'IMC moyen est passé de 24,3 en 1997 à 25,3 en 2009, soit une augmentation de 1 point en 12 ans.

L'évolution du poids moyen des Français de 1997 à 2009

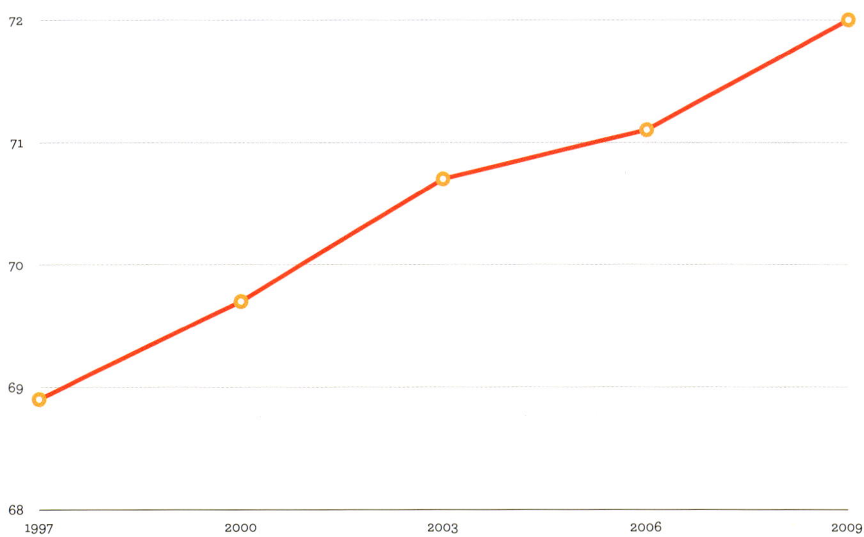

Cette courbe indique que les Français ont grossi en moyenne de 900 g par rapport à 2006, de 1,3 kg par rapport à 2003, de 2,3 kg par rapport à 2000 et de 3,1 kg par rapport à 1997. Sur cette période, la taille moyenne n'a augmenté que de 0,5 cm.*

* Source : *Étude ObÉpi Roche, 2009 (réalisée sur plus de 27 000 personnes tous les 3 ans).*

« L'obésité est largement dépendante des évolutions des modes de vie et de consommation. »

Étude ObÉpi Roche, 2009

L'obésité en France

› Le nombre de Français en surpoids (IMC compris entre 25 et 30) est de 31,9 % en 2009.

› Le nombre de personnes obèses (IMC supérieur à 30) en France est passé de 8,5 % (1997) à 14,5 % (2009), soit une augmentation de 70 % en 12 ans, et en moyenne de + 5,9 % chaque année.

› La prévalence de l'obésité massive (IMC supérieur à 40) est passée de 0,3 % de la population en 1997 à 1,1 % en 2009.

L'IMC en fonction des sexes en 2009

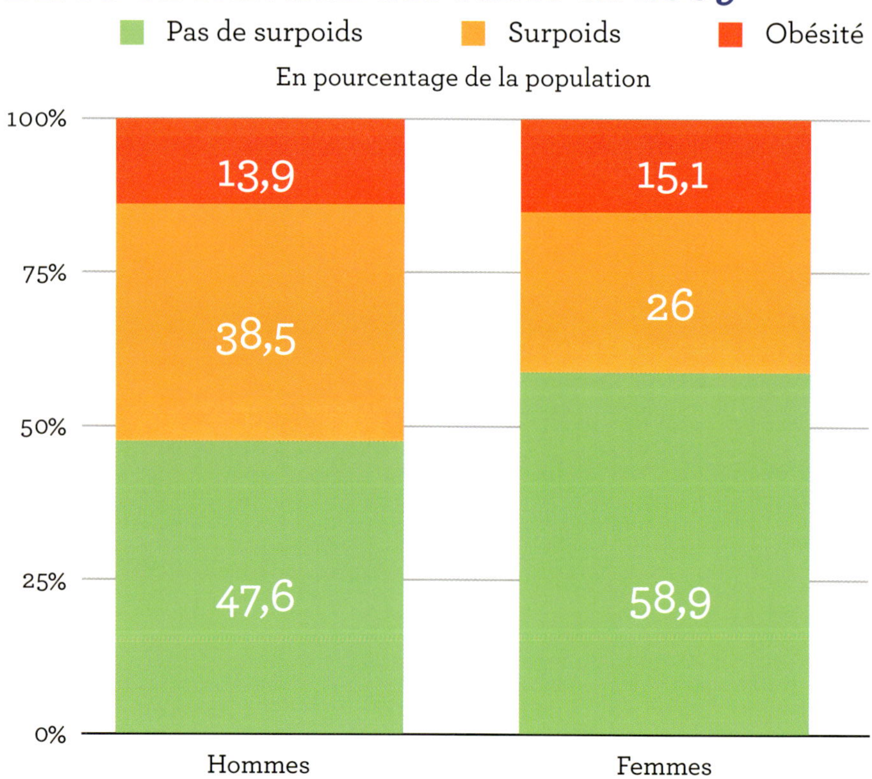

› L'obésité est plus importante chez les femmes (15,1 % des femmes contre 13,9 % des hommes), alors que le « simple » surpoids reste plus fréquent chez les hommes (38,5 % des hommes contre 26 % des femmes).

› L'augmentation la plus importante, observée de 2006 à 2009, touche les 25-34 ans (+ 19,5 % de personnes en surpoids) et de génération en génération ; on devient obèse de plus en plus tôt.

› La part des Français sans surpoids a diminué de 61,7 % en 1997 à 53,6 % en 2009.*

L'augmentation du nombre de personnes en surpoids et obèses concerne toutes les tranches d'âge, y compris les seniors.

Pourquoi grossit-on ?

« On est foutu, on mange trop » chantait Alain Souchon en 1978… et c'est aujourd'hui une réalité ! Si l'on prend du poids ou que l'on est en surpoids, ce n'est pas sans raison, ni juste par malchance ou fatalité (autant d'excuses auxquelles on aimerait bien se raccrocher) !

C'est, la plupart du temps, tout simplement, parce qu'on mange trop, ou mal, et/ou qu'on ne se dépense pas suffisamment et qu'ainsi on absorbe trop de calories par rapport à celles brûlées par le corps pour son métabolisme (fonctionnement quotidien). Cet excès énergétique est spontanément stocké par l'organisme sous forme d'acides gras dans les adipocytes (les cellules spécialisées dans le stockage des cellules graisseuses).

Jour après jour, mois après mois, les abus, qu'ils soient réguliers ou non, s'additionnent.

* Source : *Étude ObÉpi Roche, 2009.*

Jour après jour, mois après mois, les abus, qu'ils soient réguliers ou non, s'additionnent, les adipocytes grossissent et se multiplient, les kilos s'installent pour de bon et ne disparaissent plus.

L'homme a évolué... ses besoins aussi !

L'homme de la préhistoire ne se souciait pas de son embonpoint ! Son régime alimentaire, assez varié (fruits, graines, racines et tubercules, baies, légumes sauvages, viande, poisson, œufs...), ne lui fournissait que ce dont il avait besoin et, pour se nourrir, il devait dépenser une énergie importante en chasse, pêche et cueillette... Mais le développement de l'agriculture d'une part (celle des céréales, notamment, et leur raffinage progressif), et l'industrialisation croissante depuis le XIXe siècle d'autre part, ont complètement bouleversé la donne.

Notre alimentation actuelle s'est modifiée suivant les grandes périodes historiques et les produits importés d'autres pays, alors que notre système biologique et métabolique (qui gère le devenir des aliments dans l'organisme) est resté quasiment identique. En revanche, nos besoins énergétiques se sont considérablement réduits sur le plan quantitatif car la vie moderne nous rend de plus en plus sédentaires.

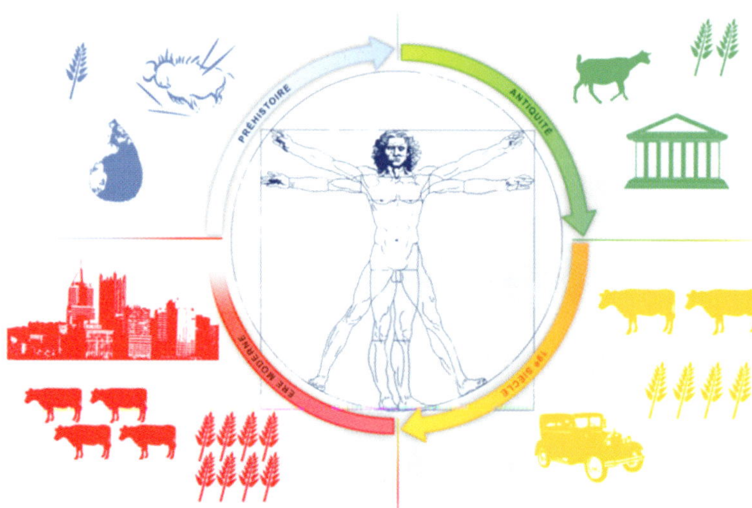

L'évolution humaine en quelques milliers d'années

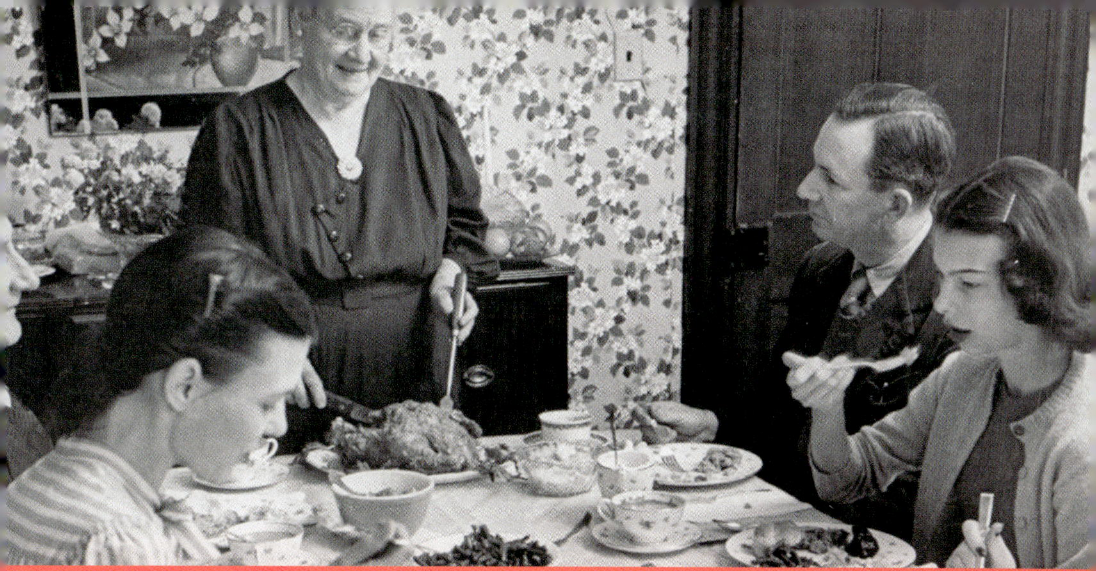

ans séparent ces photographies... Nos grands-parents ne nnaissaient quasiment pas de problèmes de surpoids. Leur mentation est longtemps restée assez simple, à base de produits uts, frais et de saison (jamais de tout prêt, ni de micro-ondes).

:s dernières décennies, nos comportements alimentaires ont été uleversés : des plats tout préparés – au détriment de la cuisine iison – à l'explosion de la consommation de sucres et de graisses...

sans pour autant compenser par une dépense calorique élevée, due mode de vie d'aujourd'hui.

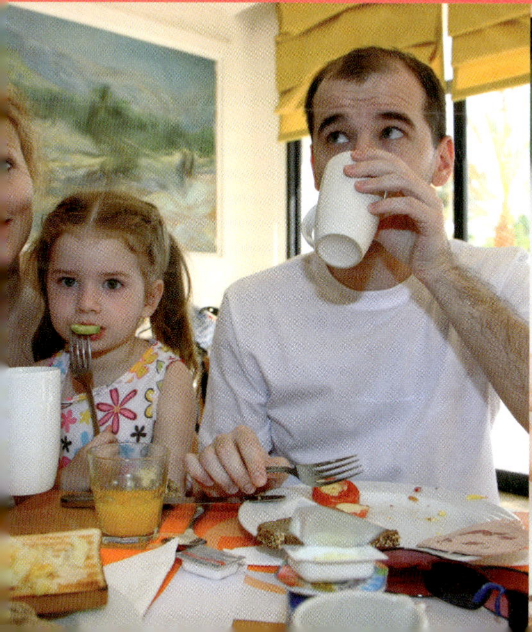

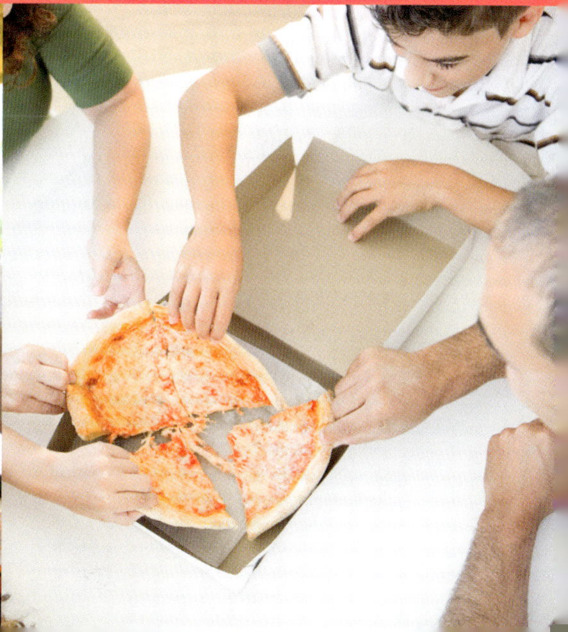

Qu'est-ce que je mange réellement dans une journée ?

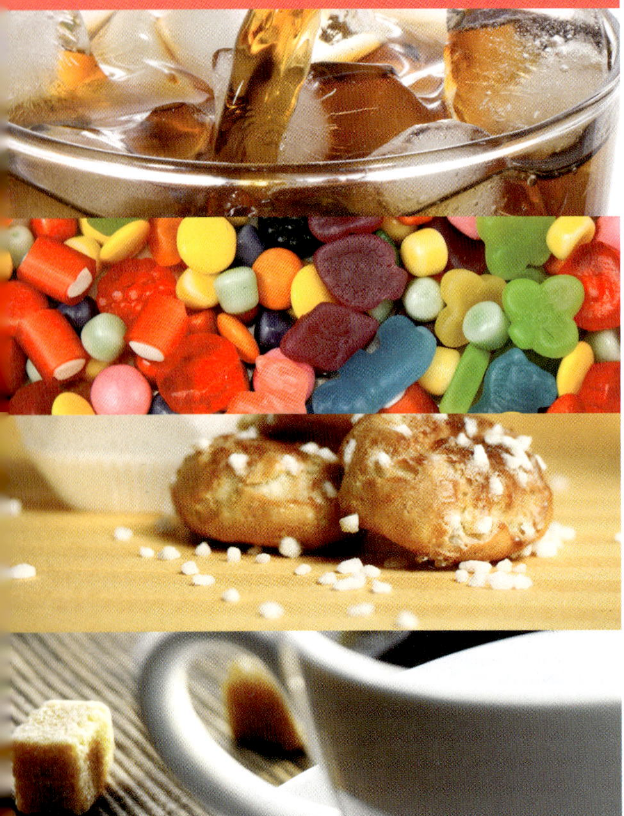

Nos grands-parents, eux, ne connaissaient pas non plus (ou quasiment pas) ces problèmes de surpoids car leur alimentation est longtemps restée assez simple, à base de produits bruts, frais et de saison, cuisinés assez simplement (jamais de tout prêt dans les assiettes, et encore moins de micro-ondes). De plus, leur dépense énergétique était beaucoup plus importante que la nôtre du fait de leur mode de vie rural (travaux des champs et dans les potagers). Ils ne disposaient pas de voiture, de télévision, d'ordinateur, d'escalator ou de bicyclette électrique, et chaque pièce de la maison était modestement chauffée. Cette « rusticité » impliquait une dépense calorique bien plus importante qu'aujourd'hui, et l'alimentation n'était pourtant pas forcément plus riche, notamment au niveau des sucres et des graisses dont la consommation a explosé ces dernières décennies.

Nous ne réalisons pas toujours ce que nous mangeons...

« Je grossis et pourtant je ne mange presque rien ! » : oui, c'est souvent ce que l'on croit ! Mais, dans la réalité, il est souvent difficile de savoir ce que l'on mange réellement dans une journée : il ne faut pas seulement compter les repas principaux pris à table (et lors desquels certains

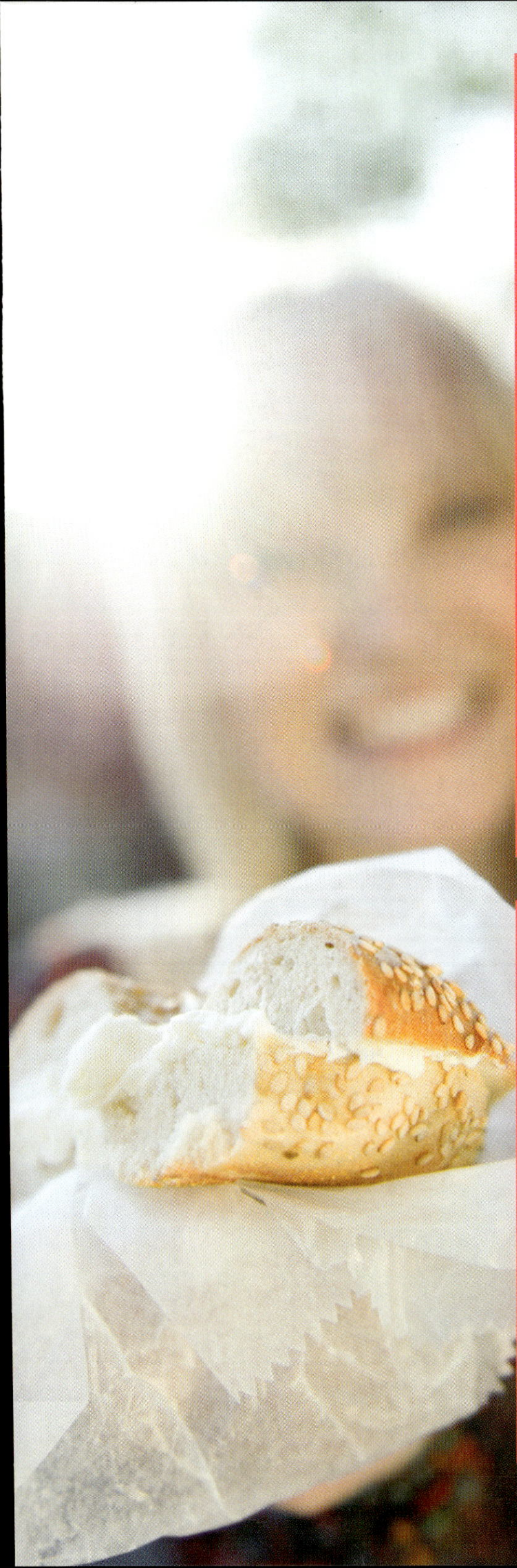

Les mauvaises habitudes alimentaires des Français

Selon leur médecin généraliste, 1 Français sur 4 a de mauvaises habitudes alimentaires. Quelles sont-elles ?

- Manger trop vite au bureau ou debout : 93 % des cas
- Manger des plats tout préparés au détriment de la cuisine maison : 85 % des cas
- Avoir une alimentation trop grasse : 75 % des cas
- Chez les enfants et les adolescents, les médecins généralistes pointent dans 91 % des cas un excès de sucre, suivi pour 82 % du grignotage et pour 78 % d'une alimentation insuffisamment variée

Étude MediQual Research pour Seb, 2011

Les mauvaises habitudes alimentaires expliquent en partie la prise de poids.
Les adipocytes grossissent et se multiplient, les kilos s'installent pour de bon et ne disparaissent plus…

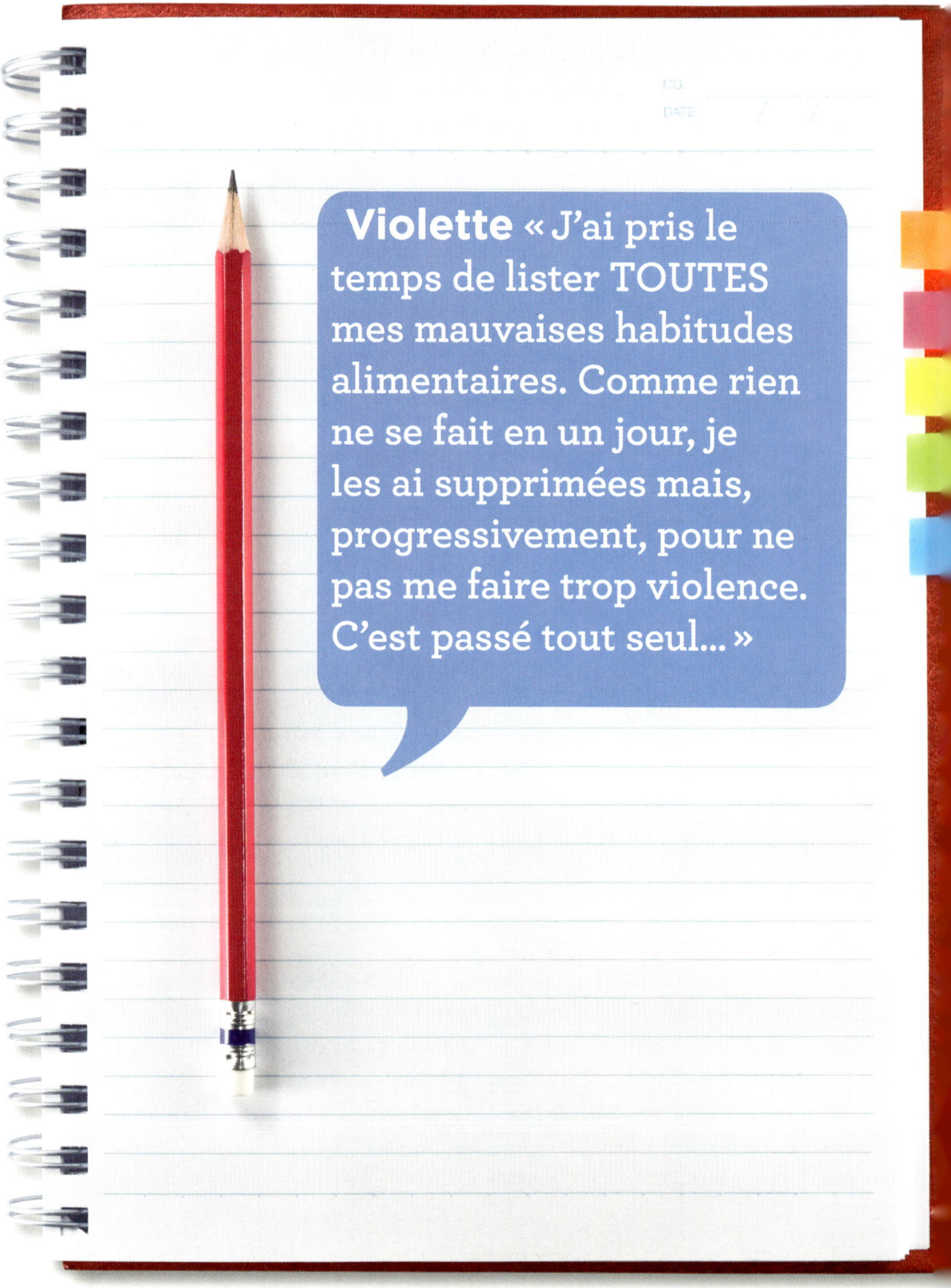

Violette « J'ai pris le temps de lister TOUTES mes mauvaises habitudes alimentaires. Comme rien ne se fait en un jour, je les ai supprimées mais, progressivement, pour ne pas me faire trop violence. C'est passé tout seul… »

grignotent seulement du bout des lèvres ou se contentent d'une petite salade), mais aussi le café sucré pris après le repas et le chocolat qui l'accompagne, le soda ou le jus de fruits bu à la va-vite pour étancher sa soif, les 3 chouquettes offertes par la collègue de bureau, tout comme le reste de pâtes dans l'assiette des enfants « pour ne pas gâcher », ce « minuscule » morceau de fromage avalé pour tenir avant le dîner, ainsi que ces bonbons ou ce cône glacé devant la télé, etc. Mis bout à bout, tout cela fait une sacrée différence en fin de journée ; et même si on l'oublie bien souvent, l'organisme, lui, le comptabilise et le stocke !

Le journal de bord alimentaire

Il est donc important, pour perdre du poids, d'écrire tous les jours précisément dans un carnet tout ce que l'on mange. Les nutritionnistes savent que cela déclenche souvent chez leurs patients un début de prise de conscience. Prendre la mesure de ses erreurs ou de ses excès permet même de perdre déjà un peu de poids !

Chez Weight Watchers, cette technique a donné naissance au bilan hebdomadaire en réunion ou journal de bord sur Internet. Il permet de planifier ses repas sur plusieurs jours (parfait pour éviter la monotonie), de suivre facilement sa consommation quotidienne, et de noter précisément ses efforts et difficultés. Véritable allié, ce journal de bord, très pratique à utiliser, devient rapidement LE compagnon de votre perte de poids.

Une vie trop sédentaire

C'est prouvé : la sédentarité augmente le risque de surpoids et de diabète, mais aussi des pathologies cardio-vasculaires, des cancers et l'ostéoporose. Un vrai problème…

Et les chiffres sont éloquents. À l'échelle mondiale, entre 60 et 85 % des adultes ne s'activent pas suffisamment pour préserver leur santé et, selon l'OMS, la sédentarité et ses conséquences sont responsables de la mort de quelque 2 millions de personnes chaque année.

En France, le Baromètre santé nutrition 2008 a montré que 58 % des Français de 15 à 75 ans n'ont pas un niveau d'activité physique d'une durée et d'une intensité suffisantes pour entraîner des bénéfices sur la santé. Pire, ils sont nombreux à ne pas respecter le « minimum syndical » recommandé par le PNNS (Programme National Nutrition Santé), soit l'équivalent de 30 minutes de marche rapide par jour : ainsi, l'étude SU.VI.MAX* a montré que 41,5 % des hommes et 50,1 % des femmes (âgés de 35 à 60 ans) n'atteignaient pas ce seuil d'activité physique.

L'activité physique ne signifie pas forcément sport intensif, le simple fait de « bouger » : marcher, jardiner, faire une balade à vélo, faire le ménage, bricoler, etc. en est une.

---

* *L'étude SU.VI.MAX (supplémentation en vitamines et en minéraux anti-oxydants), menée par l'INSERM, porte sur le comportement alimentaire et la qualité du vieillissement (1994 à 2002).*

Les plus sédentaires ?
Les plus de 45 ans, et les femmes...

53 % des Français (et 39 % des enfants de 3 à 17 ans) regardent la télévision 3 heures par jour. Un niveau de sédentarité élevé est associé à une prise de poids avec le temps. Le risque de surcharge pondérale est augmenté de 40 % pour chaque heure passée devant la télévision.

Sources : ***ENNS 2006, INSERM 2008.***

Comment l'expliquer ?

Si 3 ou 4 kilos superflus n'apportent qu'un préjudice esthétique, le surpoids, quant à lui, provoque de réels problèmes de santé ou les aggrave.

Au fil des années, la modification des loisirs (télévision, ordinateur, jeux vidéo), l'utilisation systématique de la voiture même pour de courts trajets, l'emprunt des ascenseurs et escaliers mécaniques, etc. nous a fait oublier de nous servir de nos muscles. Ces changements ont diminué très fortement nos dépenses énergétiques quotidiennes. Certaines études ont montré que le temps passé à regarder la télévision durant l'enfance peut être considéré comme prédictif d'une obésité à l'adolescence. En 1999, l'étude Robinson a même mis en évidence la relation entre le temps passé devant l'écran de télévision et l'augmentation du tissu adipeux (ou masse grasse) chez les enfants. Une autre étude a permis d'observer une diminution significative de l'IMC, de la circonférence de la taille et du rapport taille/hanche chez des enfants pour qui le temps de télévision et de jeux vidéo avait été réduit, comparativement à des enfants témoins.

Dans tous les cas et dans la majorité des études, lorsque l'on examine le niveau d'activité physique, les apports alimentaires et le mouvement pondéral, on constate que la variation de poids est associée négativement au niveau d'activité physique. Cette relation a été retrouvée le plus souvent pour l'activité physique de loisirs, et elle s'applique à peu près aussi souvent chez les hommes que chez les femmes.

Les conséquences du surpoids sur la santé

Si 3 ou 4 kilos superflus n'apportent qu'un préjudice esthétique, le surpoids, quant à lui, provoque de réels problèmes de santé ou les aggrave. En 2008 et en 2009, surpoids et obésité sont ainsi le cinquième facteur de risque de décès au niveau mondial.

Les coûts de l'obésité :

La Commission européenne estime que l'obésité représente en moyenne 7 % du budget santé des pays soit 7 à 17 milliards d'euros.

Chez les personnes obèses (par rapport aux personnes non obèses), la consommation de soins de ville est supérieure de 56 % et le coût des prescriptions supérieur de 86 %.

Sources : ***étude IRDES 2002 , CNAMTS***

Chaque année, au moins 2,8 millions d'adultes meurent des conséquences du surpoids. De plus, 44 % des cas de diabète, 23 % des cardiopathies ischémiques et 7 à 41 % des cancers sont imputables aux excès de poids*. Le surpoids favorise l'hypertension, le diabète, les dyslipidémies, les pathologies ostéo-articulaires, et peut provoquer des problèmes de fertilité, des apnées du sommeil (30 à 40 % des obèses), voire des problèmes respiratoires. Sur le plan psychologique, il peut engendrer baisse d'estime de soi, dépression et repli sur soi. Résultat d'une vraie volonté planétaire, la lutte contre ce fléau est devenue un problème majeur de santé publique.

On compte presque 2,5 fois plus de personnes traitées pour hypertension artérielle dans la population en surpoids et 4 fois plus chez les personnes obèses. La prévalence de l'hyperlipidémie traitée est 2 fois plus élevée dans la population en surpoids et presque 3 dans la population obèse. Enfin, il y a presque 3 fois plus de diabètes de type

* Source : *OMS.*

2 traités (médicaments et/ou régime) en cas de surpoids et 7 fois plus en cas d'obésité.

En dehors du tabagisme, la probabilité d'associer 3 facteurs de risque cardio-vasculaire est 5 fois plus importante en cas de surpoids et 12 fois plus importante chez les obèses que chez les personnes de poids normal. 42,5 % des personnes en surpoids ou obèses présentent au moins l'un des facteurs de risque alors que seuls 18,6 % des personnes de poids normal en présentent un*.

Enfin, sur le plan individuel, la santé est un facteur très important à ne pas oublier car le souci de rester en bonne santé peut aussi être une vraie motivation pour perdre du poids (cela devrait même être la meilleure !).

Le diabète : un vrai risque en cas de surpoids

Le diabète de type 2 est un véritable fléau… mais parfaitement évitable surtout si l'on contrôle son poids.

Véritable « maladie du siècle », le diabète dit « gras » ou « de type 2 » (plus de 91 % des cas de diabète) explose depuis quelques années : on estime actuellement que 2 millions de Français seraient concernés, et une augmentation exponentielle est prévue ces 20 prochaines années… Rien d'étonnant puisque cette élévation anormale et chronique du taux de sucre sanguin (hyperglycémie) est associée au surpoids, à l'obésité et à la sédentarité. Maladie insidieuse, le diabète évolue longtemps sans aucun symptôme ni signe d'alerte. Résultat : il est diagnostiqué en moyenne 7 ans après son apparition, et on estime que 500 000 Français sont diabétiques sans le savoir…, soit 1 malade sur 4 !

* Source : *Enquête ObÉpi Roche 2009.*

« Aujourd'hui, le culte du corps et de son image constitue un fait social et soumet l'individu aux canons de l'esthétique et de la normalisation du corps. Une des conséquences de ces deux phénomènes est le développement de pratiques variées, incluant de nombreux régimes amaigrissants, souvent mis en œuvre sans justification ni suivi médical. »

Rapport ANSES — 2010

Or cette maladie pose, à moyen et à long terme, de vrais problèmes de santé qui ne sont pas sans conséquences fâcheuses, voire parfois mortelles : troubles visuels (le diabète est la première cause de cécité), insuffisance rénale chronique (nécessitant parfois des dialyses), mais aussi et surtout augmentation du risque de pathologies cardio-vasculaires (infarctus, accident vasculaire cérébral, artérite sont deux ou trois fois plus importants chez les diabétiques). Cependant, cela reste parfaitement évitable, tout particulièrement si l'on contrôle son poids.

Perdre du poids : oui, mais comment ?

La solution ? On a longtemps cru qu'elle résidait dans ce mot magique : régime ! Les tout premiers datent de l'Antiquité, et au Moyen Âge comme au XIXe siècle, les procédés farfelus n'ont pas manqué : des ingestions de vinaigre ou de lait (ou même de savon pour « dissoudre les graisses », croyait-on) jusqu'à ceux sans eau ou même comportant de fortes doses d'alcool !

Depuis les années 1920, où la minceur est de mise (une marque de cigarettes avait même pour slogan publicitaire « fumez une cigarette et oubliez les sucreries »), le souci est resté constant et les méthodes… variées et parfois burlesques ! Au fil des années, on a tout essayé : sans sucres, sans graisses, hyperprotéinés, tout citron, soupe au chou, pamplemousse, raisin, sachets, faux repas en poudre ou en crème, tout poisson, tout œuf, etc. On pourrait dire que tout, ou presque, a été essayé ! Tout... et surtout n'importe quoi !

Malheureusement, les faits sont là : les régimes ne fonctionnent pas, c'est désormais admis et reconnu. Pire : ils sont même mauvais pour la santé !

Tous les régimes (ou presque) ont été essayés : sans sucres, sans graisses, hyperprotéinés, tout citron, soupe au chou, pamplemousse, raisin, sachets, faux repas en poudre ou en crème, tout poisson, tout œuf, etc. Ils ne fonctionnent pas et sont même mauvais pour la santé !

Pourquoi les régimes sont inefficaces à long terme ?

Ce sont les chiffres officiels : après 1 an, 80 % des personnes ayant suivi un régime ont repris le poids perdu (rapport ANSES 2010). Certes, dès que l'on change d'alimentation – et, *a fortiori*, quand on réduit fortement le nombre de calories et qu'on met son corps à l'épreuve d'une disette imposée –, on perd du poids : l'organisme doit puiser dans ses réserves pour compenser le « manque », et donc déstocker les graisses. Mais quand on arrête, après 15 jours ou 2 mois, c'est la catastrophe !

On rattrape des jours et des jours de frustration...

On reprend son alimentation d'avant, on rattrape des jours et des jours de frustration... Et on regrossit inévitablement, même sans trop manger. Parfois, on a même perdu ses sensations alimentaires de faim et de satiété, et on mange sans même se rendre compte des quantités (et encore moins des saveurs).

Dans tous les cas, les troubles du comportement alimentaire (compulsion, grignotage...) ainsi que les mauvaises habitudes (celles-là même qui avaient conduit à la prise de poids) ne sont pas supprimés.

Régimes à répétition : la spirale du « yo-yo »

50 % des femmes de corpulence normale (médicalement parlant, avec un IMC inférieur à 25) ont fait un régime dans le courant de l'année*. Généralement, leurs raisons sont purement esthétiques : problèmes d'estime de soi, pression de la société et des médias... Leur objectif ? Tout simplement mieux assumer le maillot sur la plage, se débarrasser des petits bourrelets installés pendant les fêtes (et leurs abus), l'envie de rentrer dans une petite robe légère, l'envie de plaire et de se plaire : les images imposées de minceur et de jeunesse sont si fortes et si envahissantes que nombreuses sont celles qui s'y laissent prendre, même les très jeunes filles qui veulent en quelque sorte « se couler dans le moule » !

Régimes miracles, régimes express, régimes à la mode, régimes des stars, régimes rien-à-manger... et rien n'y fait !

Malheureusement, l'organisme n'apprécie pas vraiment qu'on lui impose de « faire carême » et qu'on le prive. Mis au régime, il apprend à fonctionner avec moins d'énergie, mais sa réaction naturelle sera de mieux recommencer à stocker dès qu'on le nourrit plus abondamment. De plus, la plupart des régimes entraînent certes une fonte de la masse graisseuse, mais aussi de la masse musculaire (même avec des régimes hyperprotéinés censés ne pas provoquer cette diminution). Or notre masse musculaire est grande consommatrice d'énergie : la diminuer, c'est donc dépenser moins d'énergie, même au repos !

---

* *Étude Individuelle Nationale des Consommations Alimentaires (INCA 2).*

Le résultat ? Un poids en yo-yo, des régimes successifs, une culpabilité latente, une perte de l'estime de soi, et des kilos qui s'accumulent insidieusement malgré les efforts...

Hélas ! c'est souvent ainsi que tout commence : un « petit régime », pas vraiment justifié sur le plan médical, suivi d'une inévitable reprise de poids et de quelques kilos supplémentaires en bonus, puis un nouveau régime pour les faire disparaître, avec le même effet rebond quelques semaines ou mois plus tard... le cercle vicieux s'installe, les kilos aussi, sournoisement et progressivement. On se sent mal, moche, grassouillette, voire grosse, on s'en veut, on se prive au quotidien, on craque un peu trop souvent ou on s'empiffre en cachette. La situation se détériore tout doucement, au fil des mois ou des années, tout comme le moral, sérieusement en berne après ces échecs répétés. Alors on essaie tout : régimes miracles, régimes express, régimes à la mode, régimes des stars, régimes rien-à-manger... et rien n'y fait, on se sent de plus en plus mal dans sa peau, dans ses kilos et dans sa tête !

Le phénomène est bien connu des spécialistes qui en déplorent les effets : « La dépression et la perte de l'estime de soi sont des conséquences psychologiques fréquentes des échecs à répétition des régimes amaigrissants. Sur le plan comportemental, le syndrome de restriction cognitive*, conduisant à la réduction de la ration alimentaire pour

---

* *La notion de restriction cognitive date des années 1970, mais on en entend parler de plus en plus souvent. Elle désigne un mélange de deux états présents en alternance chez l'être humain. D'un côté, on vit dans un état de contrôle, voire même d'hypercontrôle de l'alimentation : on évite ou on limite les aliments qu'on croit grossissants (sucreries, charcuteries) et on favorise les aliments réputés « minceur » (yaourts allégés, légumes verts), au mépris de ses sensations alimentaires. D'un autre côté, on vit des épisodes de perte de contrôle (ou de craquages) où l'on compense soit en grignotant, soit en abusant d'aliments « dangereux ». Les moments de perte de contrôle provoquent des sensations de culpabilité et des émotions négatives, suivies généralement d'un contrôle encore plus strict... jusqu'au prochain « lâcher prise ».*

atteindre un poids inférieur au poids spontané et s'y maintenir, induit une perturbation du comportement alimentaire qui augmente le risque de reprise de poids, au-delà même du statut pondéral initial. »*

Les vrais dangers des régimes

Relatées dans le rapport d'expertise de l'ANSES**, les conséquences néfastes des régimes pour la santé sont de plusieurs natures et méritent d'être prises au sérieux.

Perturbations physiologiques : problèmes osseux et musculaires, hépatiques et rénaux, apparition de calculs biliaires
Modifications profondes du métabolisme énergétique et de la régulation physiologique du comportement alimentaire
Troubles du rythme cardiaque (liés à des régimes très hypocaloriques) pouvant induire une mort subite
Troubles du transit intestinal et problèmes digestifs (pour les régimes hypoglucidiques), liés à la baisse des apports en fibres alimentaires
Perturbations psychologiques (troubles du comportement alimentaire)

* Source : *ANSES (Agence nationale de sécurité sanitaire de l'alimentation, de l'environnement et du travail), 2010.*

** Source : *ANSES, 2010.*

Risques des régimes dans les populations spécifiques

Personne âgée	› Dénutrition › Perte de masse musculaire › Déminéralisation osseuse
Enfant et Adolescent	› Troubles hormonaux (aménorrhée) › Perturbations de la croissance et du développement pubertaire
Femme enceinte	› Ralentissement du développement et de la croissance fœtaux (pouvant affecter l'enfant à naître)
Sportif	› Tendinites, déminéralisation osseuse › Carence en fer (plus particulièrement chez les femmes) › Perturbations hormonales
Sédentaire ou sportif amateur	› Risques cardio-vasculaires (en cas de reprise après plusieurs années de sédentarité chez des personnes à risque vasculaire), › Risques de malaise (hypoglycémique, vagal, éventuellement aggravé par la déshydratation)

Tous les régimes mis à l'index... sauf Weight Watchers !

Les régimes mis sur la balance en France

Fin 2010, le rapport remis par l'ANSES a fait un bilan sans concession des régimes en France, étudiant les plus anciens (Atkins, Mayo, Scarsdale...) comme les plus célèbres (Weight Watchers, citron-détox, soupe au chou, Dukan, Delabos, Cohen, Fricker, etc.), soit 15 régimes au total qui ont été mis sur la balance des experts qui ont étudié leurs apports en énergie, mais aussi en protéines, glucides, lipides, vitamines et minéraux, sel et fibres.

Reprise de poids et déséquilibre

Les résultats ont fait grand bruit dans les médias puisque le rapport d'expertise concluait, sans aucune ambiguïté, que la plupart d'entre eux étaient inefficaces (80 % se soldant, après un an, par une reprise de poids), mais aussi déséquilibrés et, par là même, dangereux pour la

Si la méthode Weight Watchers a été évaluée positivement par les autorités de santé, c'est sans aucun doute parce qu'elle fonctionne tout à fait différemment des régimes classiques... et qu'elle N'EST PAS UN RÉGIME ! C'est ce qui fait toute la différence.

santé. Les experts ont en effet relevé dans quasiment tous ces régimes d'importants excès de sel (58 % des régimes), de protéines (dans 80 % des cas). Ils ont même découvert des régimes plus caloriques qu'une alimentation « normale » : un comble !

Des carences graves pour presque tous les régimes !

La plupart d'entre eux n'apportent pas assez de fibres (74 % des régimes), ni de calcium (23 %) ou encore pas suffisamment de micronutriments essentiels comme le fer (en manque dans 61 % des régimes), le magnésium (50 %), la vitamine C (26 %), la vitamine D (77 %) et la vitamine E (32 %)... Quant aux graisses et aux sucres, ils sont, en fonction des méthodes d'amaigrissement, trop présents ou pas assez, mais rarement en accord avec les apports nutritionnels conseillés (ANC) !

Weight Watchers, évalué positivement par les autorités de santé

Au final, seule la méthode Weight Watchers est sortie la tête haute de cette étude « pavé dans la mare », en donnant des mesures précises des apports et prouvant aussi son équilibre, ainsi qu'en insistant sur l'importance du suivi et du soutien pour mincir.

Et dans le monde entier !

Au milieu de l'année 2011, le *US News and World Report*, magazine américain de référence, a élu la méthode Weight Watchers comme étant la meilleure en terme d'amaigrissement. Vingt régimes et méthodes parmi les plus célèbres aux États-Unis avaient été soumis au verdict de 22 experts de la nutrition qui les ont évalués selon plusieurs critères : perte de poids à court terme bien sûr, mais aussi perte de poids à long terme, qualité nutritionnelle, risque pour la santé, prévention du diabète et des maladies cardio-vasculaires.

L’approche Weight Watchers

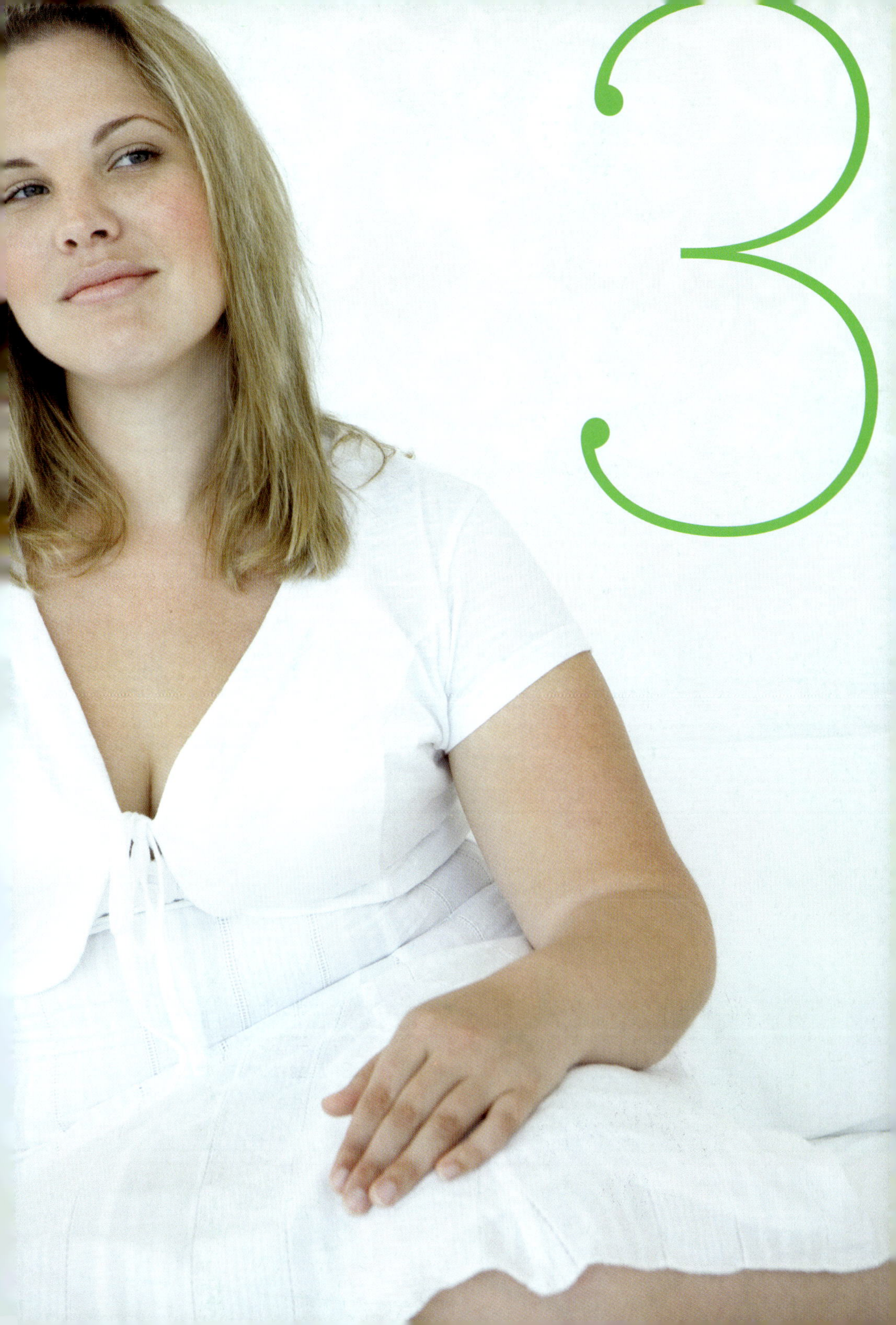
3

95 % des personnes qui ont testé la méthode Weight Watchers se disent satisfaites. Et si c'était vous ?

(D'après une étude téléphonique réalisée par Weight Watchers du 10 au 15 mai 2010 auprès de 228 adhérents Weight Watchers).

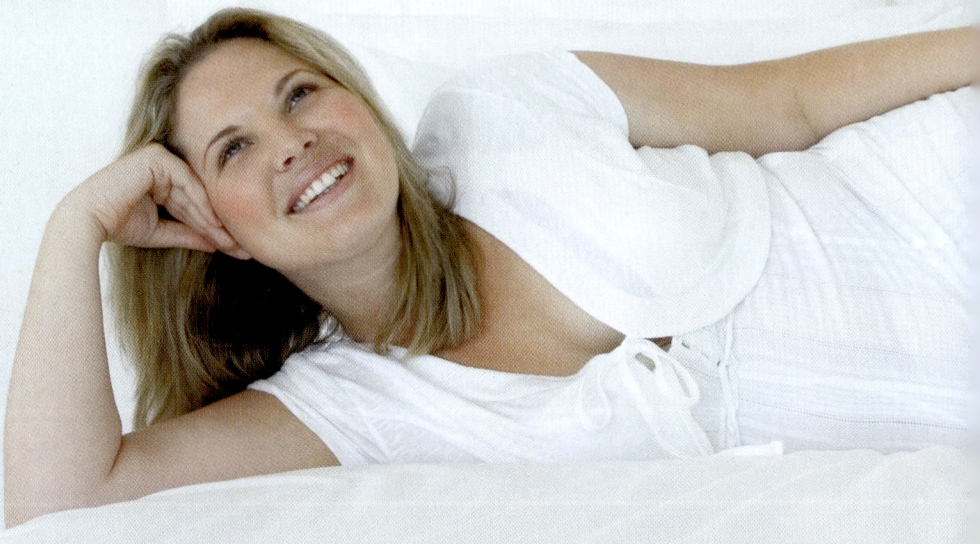

Si les régimes actuels demeurent inefficaces sur le moyen et le long terme, et s'ils font grossir par effet rebond tout en ruinant la santé, le moral et parfois même le porte-monnaie, que faire ?

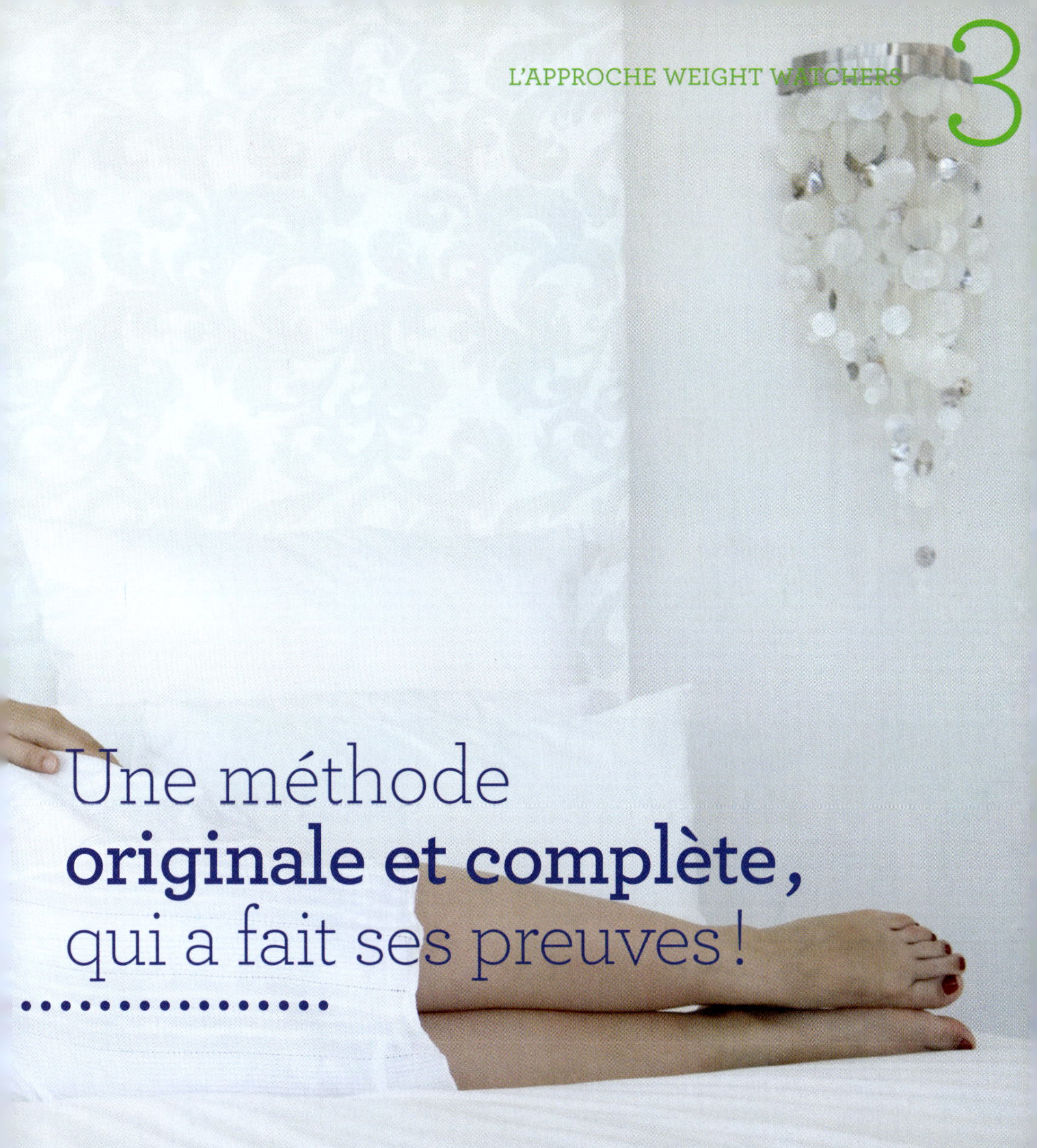

Une méthode **originale et complète**, qui a fait ses preuves !

C'est la question que se sont posée plusieurs millions d'hommes et de femmes sur la planète. À bout de forces, parfois véritablement désespérés après des mois ou des années d'échecs successifs, souffrant de leur reflet dans le miroir, du verdict de la balance mais aussi du regard des autres, ils ne savaient plus vers quelle solution se tourner… Jusqu'à ce qu'ils poussent la porte de Weight Watchers pour parvenir enfin au succès !

Si Weight Watchers fonctionne et que ses résultats sont médicalement reconnus, c'est pour la meilleure des raisons : cette méthode N'EST PAS UN RÉGIME.

Avec Weight Watchers, pas de frustrations, de fringales, de menus imposés, de diktats et de « serrages de ceintures » arbitraires !

Cette méthode propose, à l'inverse, un rééquilibrage alimentaire, un véritable programme pédagogique, un apprentissage progressif de nouvelles habitudes gagnantes pour apprendre à faire des choix alimentaires plus sains et plus judicieux et, tout simplement, réapprendre à mieux manger ! Plus qu'un programme, Weight Watchers est une vraie philosophie.

Une méthode **rigoureuse et saine,** c'est prouvé !

Weight Watchers en accord avec les recommandations de l'HAS

La Haute Autorité de santé (HAS) a émis en octobre 2011 ses recommandations sur la prise en charge du surpoids et de l'obésité :

« Cette prise en charge repose sur l'éducation thérapeutique, avec un suivi régulier et prolongé. Elle doit intégrer une éducation diététique, des conseils sur l'activité physique et la sédentarité, ainsi qu'un accompagnement psychologique. L'objectif est de changer les habitudes tout en tenant compte des aspects socio-économiques et en évitant tout discours culpabilisant ou stigmatisant. »

Weight Watchers en accord avec le PNNS*

Augmenter la consommation de fruits et légumes et celle de calcium, réduire la part des graisses dans l'alimentation et favoriser la consommation de « bons » sucres (en réduisant la part des sucres dits simples) : telles sont les recommandations du PNNS 2. Des mesures également recommandées par le programme alimentaire Weight Watchers !

Weight Watchers et les médecins : main dans la main pour réussir !

Une étude publiée en septembre 2011 dans la prestigieuse revue médicale britannique *The Lancet* a révélé l'efficacité du partenariat entre médecins généralistes et Weight Watchers**. En effet, quand des patients en surpoids ou obèses étaient orientés par leur médecin vers Weight Watchers, ils perdaient plus de deux fois plus de poids que ceux qui bénéficiaient d'un traitement standard pendant une période de 12 mois. En moyenne, les patients ont participé à trois réunions Weight Watchers par mois, contre un rendez-vous mensuel chez le médecin, ce qui suggère l'impact essentiel des réunions pour acquérir soutien et motivation… et ainsi s'impliquer davantage dans la perte de poids.

En outre, les participants avaient trois fois plus de chances de parvenir à perdre 10 % (ou plus) de leur poids initial. Or, en cas de surpoids ou d'obésité, la perte de 10 % du poids a une incidence remarquée sur la santé, notamment en réduisant le risque de diabète ou de pathologie cardio-vasculaire.

* *Programme National Nutrition Santé.*

** *Cette étude a été financée par Weight Watchers International®, mais elle a été réalisée sous la stricte responsabilité des chercheurs. Tout le déroulement, la collecte d'informations et l'analyse de l'étude ont été assurés par l'équipe de recherche, sans aucune participation de Weight Watchers.*

De solides bases scientifiques

Pour maigrir, il n'est pas question de faire n'importe quoi n'importe comment !

Depuis plus de 40 ans, Weight Watchers travaille en collaboration constante et étroite avec des médecins, des nutritionnistes et des scientifiques. Leur objectif commun ? Comprendre et décrypter les logiques actuelles de prise et de perte de poids sur le plan physiologique (avec l'analyse de l'assimilation des différents nutriments), mais aussi psychologique et sociétal (en intégrant notamment l'impact de l'évolution des modes de vie).

Pour rester à la pointe de l'innovation et intégrer au programme, en perpétuelle évolution, les récentes découvertes et avancées scientifiques et médicales en matière de nutrition, les équipes Recherche et Développement Programme participent ainsi à une véritable « veille » scientifique afin de coller au plus près des besoins de toutes les personnes en surcharge pondérale.

Un programme toujours à la pointe, intégrant toutes les dernières recherches médicales

Parce que la recherche en nutrition ne cesse de progresser et d'apporter de nouvelles informations, la méthode Weight Watchers se veut évolutive pour être au plus proche de vos besoins et vous faire profiter des progrès en matière de nutrition. Elle intègre ainsi, au fil des années, toutes les nouvelles avancées des recherches médicales.

Ainsi, en 2010, la méthode de calcul des points associés à chaque aliment a été « réactualisée » suite à des découvertes majeures. Le nouveau calcul intègre désormais tous les nutriments (protéines, glucides, lipides et fibres) afin d'être plus représentatif de leurs réels apports.

Plus pointu encore, il prend également en compte la façon dont ces nutriments sont transformés dans l'organisme. En effet, tous ne sont pas assimilés de la même façon par le système digestif ni avec le même « coût » énergétique : par exemple, les protéines ont un coût de transformation plus élevé que celui des graisses (lipides) et des sucres (glucides) car elles demandent plus de « travail » à l'organisme.

Tenir compte de ces nouvelles données scientifiques de pointe permet de « coller » parfaitement à la réalité de l'utilisation des différents aliments et nutriments par l'organisme. En pratique, cela aide à mieux sélectionner encore ce que l'on mange et à faire des choix plus judicieux…

De la même façon, dans toutes les catégories alimentaires, des aliments ont été sélectionnés pour leur qualité rassasiante, liée à une faible densité énergétique : ce sont les meilleurs choix dans leur catégorie.

Ceux qui ont un bon coup de fourchette, ceux qui ont toujours faim, ceux qui grignotent ou ceux qui souffrent quotidiennement de petits creux peuvent s'appuyer sur cette sélection pour apprendre à reconnaître les aliments sains.

En 2012, Weight Watchers propose désormais plusieurs façons de suivre le programme pour s'adapter à tous, quels que soient son style

Weight Watchers propose désormais plusieurs façons de suivre le programme pour s'adapter à tous, quels que soient son style de vie et sa personnalité.

Weight Watchers, c'est 65 études publiées dans les revues scientifiques en 15 ans…

C'est aussi une méthode testée cliniquement sur des milliers de personnes.

de vie et sa personnalité. Dorénavant, deux options sont offertes pour suivre le programme : chaque jour, vous décidez soit de compter les unités ***ProPoints***® (unité de valeur du programme), soit de faire des « Journées Sans Compter » basées sur les aliments rassasiants, et vous pouvez même mixer les deux dans la semaine pour changer tous les jours, selon votre humeur, vos déplacements ou le contenu de votre réfrigérateur.

Enfin, Weight Watchers respecte les recommandations des autorités et favorise l'augmentation de la consommation de fruits et de légumes, bénéfiques pour leurs fibres, leurs vitamines et leur effet satiétogène. Ceux-ci peuvent être consommés à satiété et ont pour avantage de ne pas se comptabiliser dans le budget quotidien... Ainsi, plus d'hésitation à croquer pommes, bananes ou clémentines en cas de petite faim !

Une méthode résolument moderne

Si Weight Watchers est né il y a plusieurs décennies, l'un des points forts de la méthode est de toujours « coller » à la vie actuelle, à ses contraintes et à son évolution. Cette modernité s'applique sur la méthode, à l'heure des communautés, Weight Watchers répond définitivement aux besoins grandissants d'échanges, de soutien, de reconnaissance.

Le programme nutritionnel proprement dit — en perpétuelle évolution selon les découvertes dans le domaine de la nutrition — a toujours pris en compte les besoins d'une alimentation équilibrée, seul passeport pour une perte de poids sur le long terme.

La méthode s'est toujours adaptée aux modes de vie (vie citadine, vie en solo, déplacements fréquents, repas pris au travail, vacances à l'étranger...) et propose donc des solutions qui évoluent. Bien évidemment, les outils ont été adaptés afin de répondre aux nouveaux besoins de communication.

Ainsi, un site Internet propose aux abonnés des outils pédagogiques de suivi de perte de poids et des communautés de soutien sur différents

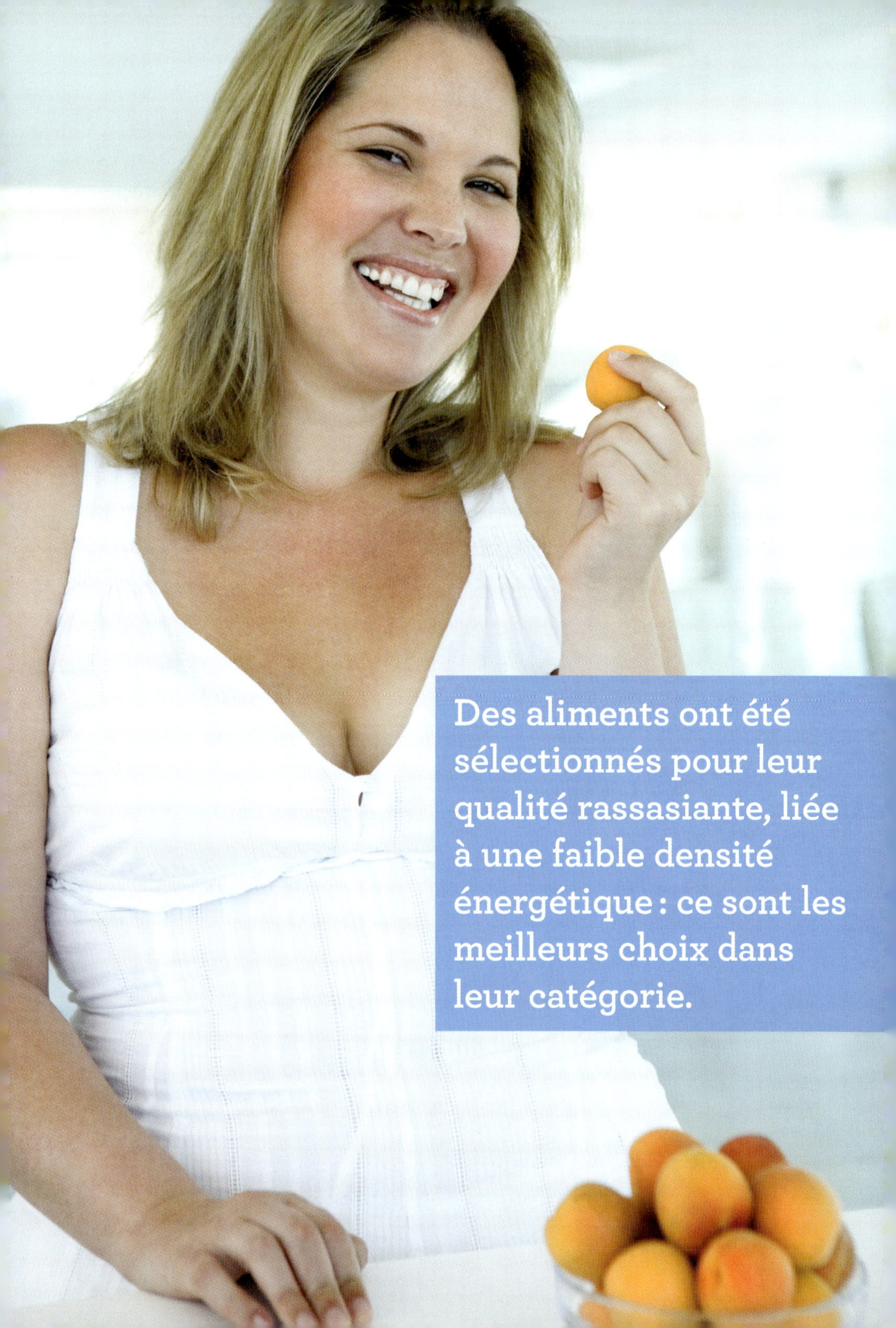

Des aliments ont été sélectionnés pour leur qualité rassasiante, liée à une faible densité énergétique : ce sont les meilleurs choix dans leur catégorie.

sujets ayant pour point commun la perte de poids. Vous pouvez tous — notamment si vous doutez encore ou si vous avez besoin d'être motivé — accéder à la page Facebook pour recueillir des informations directes des utilisateurs. Enfin, depuis peu, des applications Iphone, Ipad et androïdes sont mises à disposition des abonnés qui trouveront ainsi une réponse à toute question et à tout moment. Bref, tout ce qu'il faut pour mincir avec tous les nouveaux outils de communication à disposition.

Une méthode « durable »

Quand on réapprend à mieux manger avec Weight Watchers, que l'on comprend ses erreurs et que l'on prend de nouvelles bonnes habitudes, on y prend toujours goût ! C'est, en quelque sorte, une nouvelle éducation alimentaire dont on apprécie les effets autant que les saveurs. Du coup, on persiste intelligemment, avec un nouveau comportement, plus sain, qu'il est plaisant de faire partager autour de soi ! En famille, notamment, cela permet de mieux éduquer ses enfants sur le plan nutritionnel pour leur donner de bonnes bases.

On ne conçoit pas une méthode efficace et fiable sans des bases solides sur lesquelles s'appuyer.

Cette transmission, dont on déplore habituellement la perte (un phénomène qui participe au surpoids), est particulièrement bénéfique et permet à tous, petits et grands, de profiter des vertus d'une alimentation saine, soignée mais aussi variée et goûteuse… Ces bonnes bases seront profitables toute la vie !

Les 4 piliers de la méthode Weight Watchers

Aussi, chez Weight Watchers, l'accent est mis sur quatre grands fondamentaux.

1	2	3	4
Une alimentation équilibrée et adaptée à ses besoins	Un soutien permanent pour atteindre ses objectifs	On adopte de bonnes habitudes alimentaires sur le long terme	Une activité physique régulière pour une perte de poids sur le long terme
alimentation	motivation	modification du comportement alimentaire	activité physique

Le premier pilier : l'alimentation

Elle est, forcément, à la base de tout : pour perdre du poids, il faut manger moins ou simplement mieux ! Mais il est, en revanche, inconcevable de ne plus rien manger (ou presque), de s'affamer, de sauter des repas ou de se nourrir de poisson vapeur et de légumes verts bouillis : cela met le corps en souffrance, et fait courir des risques à la santé. Avec Weight Watchers vous allez être surpris de voir le contenu de vos assiettes : on mange à sa faim ! Parfois même plus qu'avant puisqu'on apprend à faire des choix alimentaires plus judicieux.

On est toujours plus fort à plusieurs, on se soutient, on s'aide, on se conseille : voilà qui change tout ! Le groupe est un formidable moteur, ainsi qu'un garde-fou bien utile !

En effet, la méthode Weight Watchers propose tout simplement une nouvelle façon de bien manger, et d'équilibrer son alimentation, afin qu'elle soit plus saine, plus variée, mais aussi rassasiante (grâce à des aliments satiétogènes, dont la consommation est recommandée et favorisée) et qui vous offre un véritable plaisir gustatif. Ainsi, pas de fringales (donc de grignotages), pas de monotonie ou de repas tristes et sans saveurs, et plus de frustration ou de craquage puisque aucun aliment n'est interdit ! À l'inverse, vous y trouverez de l'équilibre, des saveurs et des couleurs ! Le tout, à la carte, pour s'adapter à votre mode de vie quel qu'il soit, et à vos contraintes personnelles, en vous aidant à acquérir de nouveaux réflexes plus sains et en vous débarrassant une bonne fois pour toutes de vos mauvaises habitudes... Les menus et les recettes proposés dans ce livre vous aideront à acquérir de bons réflexes.

Le deuxième pilier : la motivation

Difficile de maigrir seul(e), de se motiver au quotidien, de ne pas savoir à qui s'adresser face à ses doutes, ses questionnements et ses difficul-

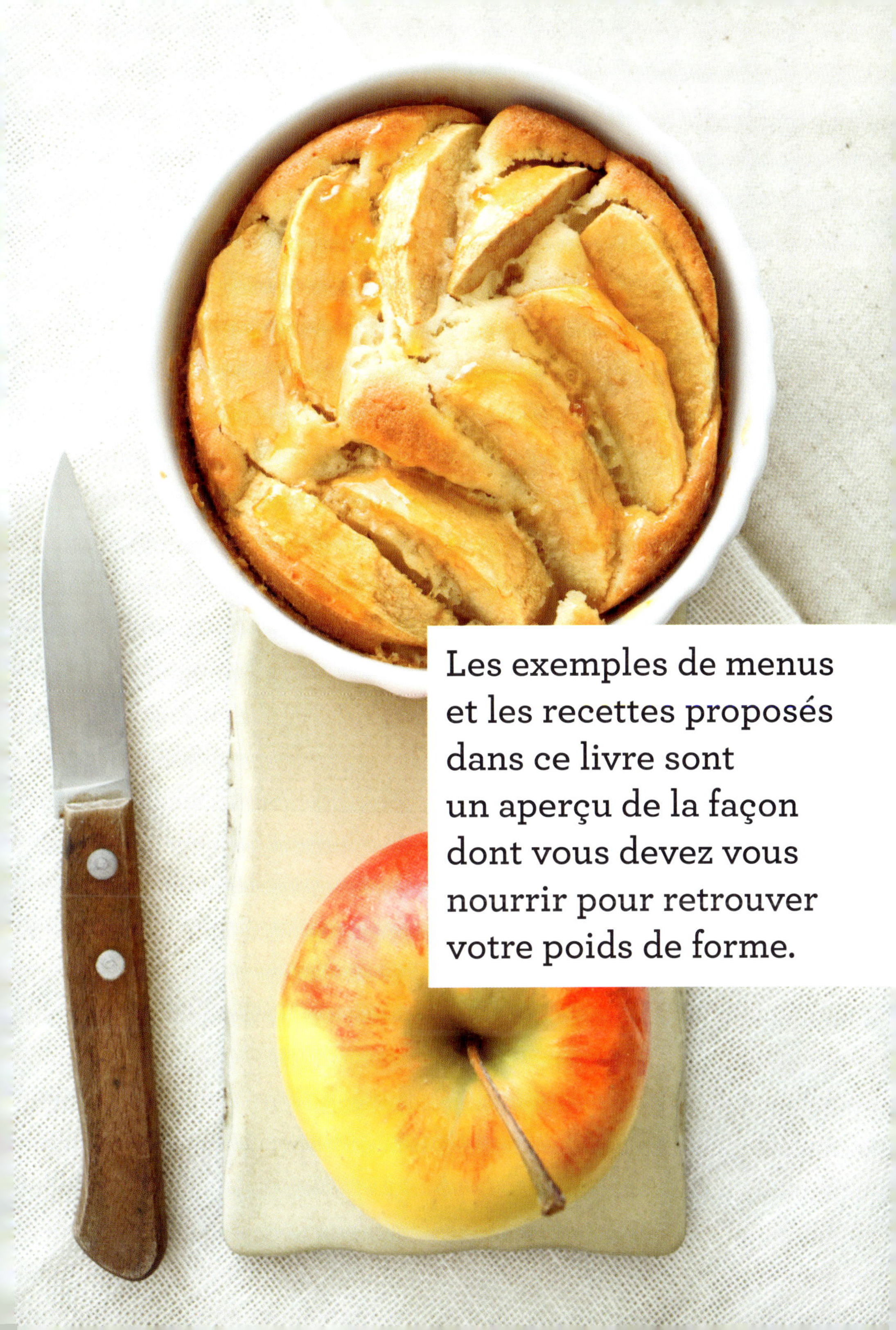

Les exemples de menus et les recettes proposés dans ce livre sont un aperçu de la façon dont vous devez vous nourrir pour retrouver votre poids de forme.

À la question : « Êtes-vous satisfait de votre réunion Weight Watchers ? », 69,3 % des personnes interrogées se sont déclarées « très satisfaites » et 26,3 % se sont dites « satisfaites », soit un total de 95,6 % de personnes satisfaites !

Les réunions : on adore !

(D'après une étude téléphonique réalisée par Weight Watchers du 10 au 15 mai 2010, auprès de 228 adhérents Weight Watchers assistant aux réunions.)

La force initiale de la méthode Weight Watchers a été « l'effet de groupe » qui a tant aidé sa fondatrice américaine, Jean Nidetch, et celle-ci est restée un de ses atouts majeurs.

On est toujours plus fort à plusieurs, on se soutient, on s'aide, on se conseille : voilà qui change tout. Le groupe est un formidable moteur, ainsi qu'un garde-fou bien utile ! D'ailleurs, l'accompagnement motivant, jamais moralisant ou dépréciatif, mais, au contraire, valorisant et épanouissant, tel qu'il est offert chez Weight Watchers, est aujourd'hui officiellement recommandé par les autorités de santé face au surpoids (voir pp. 54 et 55).

Pour vous soutenir efficacement tout au long de votre amaigrissement, chez Weight Watchers, on ne vous abandonne jamais, du premier au dernier jour ! Réunions hebdomadaires, discussions mais aussi forums de discussion, assistance on line et, plus récemment, Facebook, tous sont là pour vous aider à traverser vos difficultés et à booster votre moral et votre motivation les jours difficiles. Rien de mieux que de se savoir accompagné pour se sentir plus fort et plus solide. Non, vous n'êtes plus seul face à vos problèmes de poids !

Les réunions : ensemble, c'est mieux !

Les réunions permettent à chacun de ne pas se sentir isolé et de rencontrer d'autres candidats à la minceur. Que ceux-ci commencent tout juste leur programme (parfait pour se soutenir mutuellement au début), ou qu'ils soient déjà bien avancés dans leur parcours d'amaigrissement (il est très motivant de communiquer avec des personnes qui ont déjà maigri), les rencontres sont toujours importantes. La réunion devient un rendez-vous incontournable pour les adhérents : la plupart ne rateraient pour rien au monde LEUR « moment à eux » hebdomadaire. On y parle, on apprend aussi (grâce aux différents thèmes de réunion proposés chaque semaine, traitant de l'alimentation, du comportement ou de l'activité physique), on échange des recettes ou des astuces de cuisine, on commente ses progrès, on reçoit des conseils pratiques et bienveillants en cas de difficulté… On fait partie d'un vrai « groupe de soutien », garant d'échanges, de communication et de motivation !

Non, on ne se fait ni réprimander, ni huer, ni punir quand on n'a malheureusement pas maigri : vous n'êtes pas non plus un mauvais élève qu'on gronde !

Chez Weight Watchers, est-on vraiment pesé devant tout le monde ?

Cela n'est bien sûr absolument pas le cas et relève plutôt d'une stupide légende, mais qui, hélas, a la vie dure… En réalité, la pesée, individuelle, se fait tout à fait discrètement et à l'écart des autres, en début de réunion : elle ne concerne que vous ! De la même façon, on ne se fait ni réprimander, ni huer, ni punir quand on n'a malheureusement pas maigri : vous n'êtes pas non plus un mauvais élève qu'on gronde ! Au contraire, si votre amaigrissement stagne, l'animatrice vous aidera à faire le point pour comprendre les raisons de ce ralentissement ou de cet arrêt afin de trouver ensemble une solution (et il y en a toujours une !).

L'animatrice : un vécu, une compréhension

Parce que l'animatrice est la plupart du temps une ancienne adhérente qui a perdu du poids grâce à Weight Watchers et qui a ensuite décidé de partager la méthode pour aider les autres, elle apporte un réel soutien et promet une vraie compréhension : qui peut mieux comprendre les difficultés de la perte de poids qu'une personne qui a déjà traversé, avec

« Les réunions sont un atout essentiel : elles apportent des informations, mais aussi du soutien, de l'aide, un contact humain chaleureux et encourageant qui fait vraiment la différence. »
Valérie, animatrice Weight Watchers depuis 1997.

succès, cette « épreuve », et en est sortie victorieuse ? Jean Nidetch l'avait bien compris, elle qui détestait la nutritionniste mince comme un fil qui la mettait au régime sans aucune empathie.

Non, l'animatrice Weight Watchers qui vous accueille en réunion n'est pas forcément « née comme ça », elle n'a peut-être pas eu cette chance insolente, tout comme vous ! Elle a, elle aussi, été en surpoids, elle a pris du poids pour les mêmes raisons que vous ou presque (ou elle a toujours été ronde), elle aussi a souffert, a généralement testé de multiples régimes infructueux, s'est désespérée sur sa balance et démotivée dans sa cuisine. Comme vous, elle a probablement essuyé de multiples échecs face à son poids, connu des difficultés, dû résoudre ses problèmes alimentaires…

Mais elle y est arrivée, tout comme vous ! Mieux encore, non seulement cette animatrice a maigri (parfois de plusieurs dizaines de kilos), mais, surtout, elle a maintenu sa perte de poids, même plusieurs mois et années après son amaigrissement !

Et aujourd'hui, elle est là pour vous faire partager son expérience, pour vous guider, semaine après semaine, réunion après réunion, et pour vous démontrer que c'est parfaitement possible : si elle y est arrivée, vous le pouvez également ! Voilà de quoi aider l'adhérent le plus démotivé à y croire vraiment, et à comprendre que, cette fois-ci, c'est la bonne méthode qui va marcher non seulement sur le court, mais aussi sur le moyen et le long terme, ce qui est bien plus rare… Ce n'est pas un miracle, mais simplement le « réapprentissage » des simples règles de base de l'alimentation et la connaissance de ses comportements alimentaires.

Le troisième pilier : le comportement alimentaire

C'est limpide : on grossit parce qu'on consomme trop et qu'on ne dépense pas assez. Mais il est parfois difficile de s'en rendre compte, de réaliser ses erreurs, et de savoir comment les modifier.

D'ailleurs, parfois sans le savoir, les personnes en surpoids mangent mal, font des choix nutritionnels peu judicieux et ont pris inconsciemment de mauvaises habitudes alimentaires. Heureusement, tout cela peut être corrigé, progressivement ! On ne change pas tout en un jour, mais en plusieurs semaines et mois, on adopte de nouveaux réflexes, on choisit mieux, on se pose les bonnes questions… et on constate que les changements d'attitude font s'envoler les kilos superflus ! De la même façon, la plupart des personnes en surpoids se sont déconnectées de leurs sensations alimentaires de faim et de satiété, et n'écoutent plus vraiment leur corps et ses messages. Avec Weight Watchers, réapprendre à bien manger passe obligatoirement par une nouvelle écoute de ses sensations, ce qui demande parfois un apprentissage. Là encore, on vous y aide ! Vous allez apprendre à détecter vos « situations à risque » ou vos « mauvaises habitudes » et, parfois, un petit changement peut faire toute la différence.

67,2 % des femmes souhaitant perdre du poids ont peur d'avoir faim.

32,8 % des femmes souhaitant perdre du poids redoutent de se couper de leur vie familiale et sociale.

71,3 % des femmes souhaitant perdre du poids craignent de devoir se priver de certains aliments.

(Sondage BVA pour Weight Watchers, septembre 2009.)

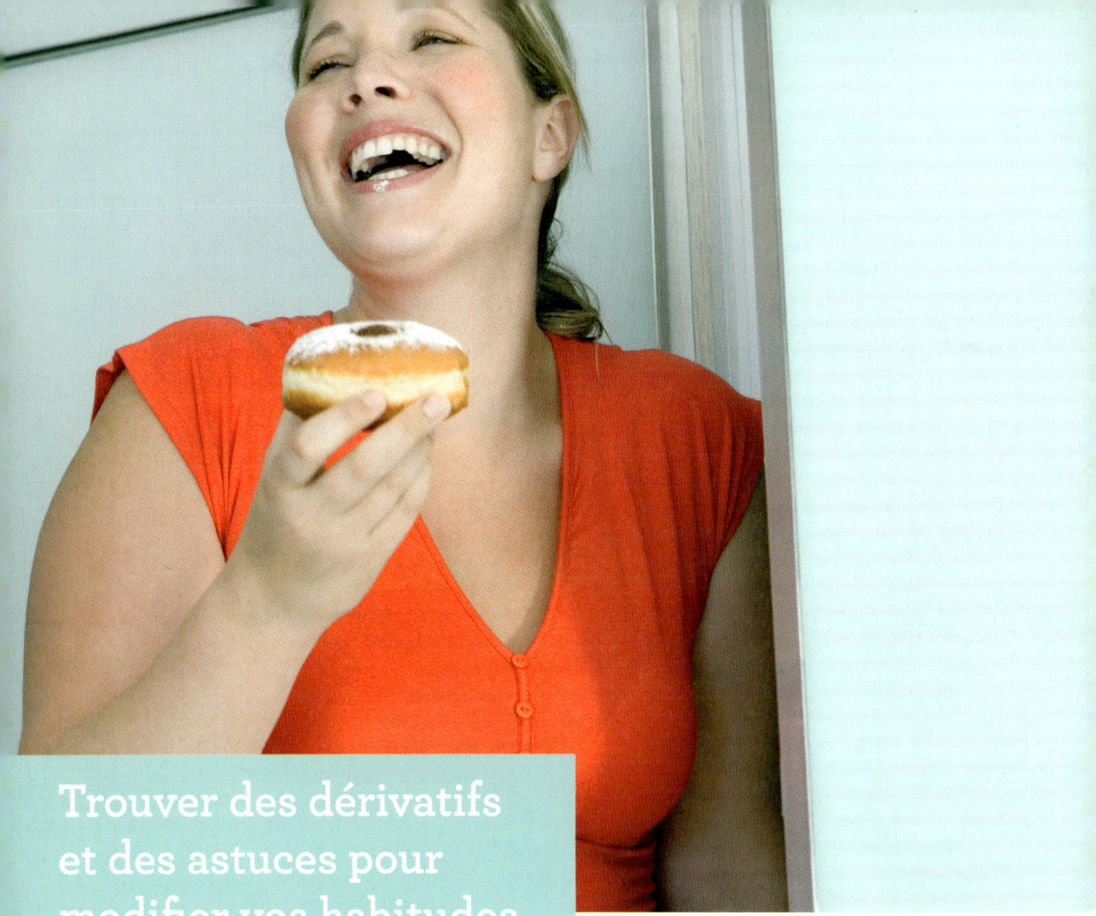

Trouver des dérivatifs et des astuces pour modifier vos habitudes et vos réflexes, parvenir à analyser votre faim réelle ou « imaginaire »...

Et parce que bon nombre d'entre nous mangent par ennui, par stress, ou parce que leurs émotions les débordent, Weight Watchers nous aide à prendre conscience que l'alimentation n'est pas là pour nous rassurer ou nous consoler. Sans culpabilisation mais avec pragmatisme, le programme met le doigt sur les situations qui pourraient vous pousser à manger par compensation ou par simple détresse.

Il s'agit ensuite de trouver des dérivatifs et des astuces pour modifier vos habitudes et vos réflexes, parvenir à analyser votre faim (réelle ou « imaginaire »). Éviter de manger « par compensation », cela s'apprend aussi !

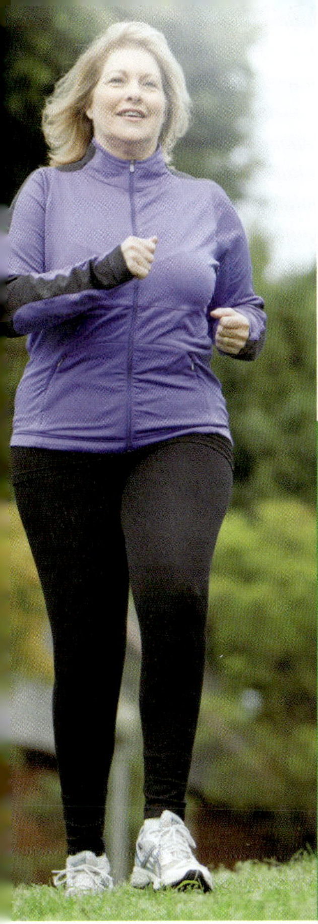

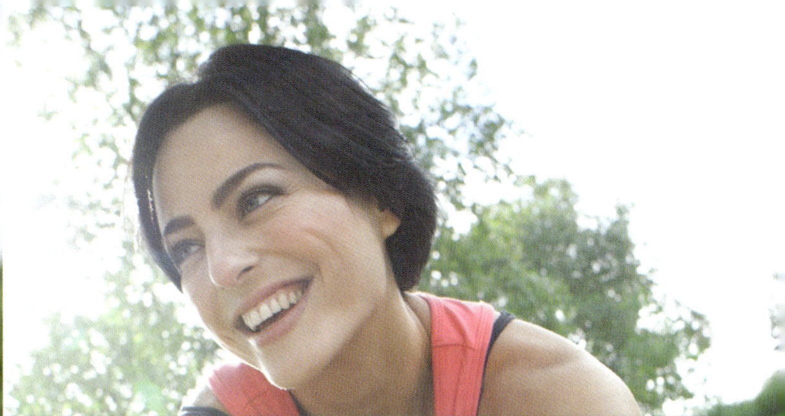

Chez Weight Watchers, bouger ne date pas d'hier ! Dès les années 1970, la société avait lancé son programme de marche, devenant ainsi l'un des premiers programmes amaigrissants à mettre l'accent sur l'exercice physique !

Le quatrième pilier : l'activité physique

Est-elle vraiment nécessaire ? La réponse est « oui » ! Il ne s'agit pas forcément de pratiquer deux heures de vélo, de natation ou de footing par jour, mais de bouger plus, régulièrement, pour en tirer de vrais bénéfices.

Ne pas bouger favorise le surpoids

Tout s'explique par un paradoxe : en France, on mange de moins en moins (les Français absorbent 20 % de calories en moins environ depuis les années 1970) et, pourtant, on grossit de plus en plus ! Pourquoi ? Essentiellement parce que l'on bouge moins ! On regarde la télévision au lieu de jardiner ou d'aller se promener, on prend la voiture pour de très courts trajets, les ascenseurs ont remplacé les escaliers... Aux États-Unis, des études scientifiques ont même prouvé le lien direct entre le surpoids et le nombre de voitures par foyer, ou le nombre d'heures passées devant la télévision !

Avoir une activité physique régulière augmente les dépenses énergétiques

Augmenter les dépenses énergétiques est bénéfique quand on souhaite perdre du poids. Mais pas seulement : cela permet également de préserver le capital musculaire et osseux.

Une étude américaine menée sur 439 femmes en surpoids ou obèses, âgées de 50 à 75 ans, a montré que la perte de poids était bien plus efficace quand on associait exercice physique et programme alimentaire.

Bouger aide à ne pas regrossir après un régime

Des études menées sur des rats génétiquement modifiés pour être obèses montrent que l'activité physique permet de réduire l'appétit et de diminuer la quantité de graisse stockée en incitant l'organisme à brûler les graisses pour satisfaire ses besoins énergétiques.

Parce qu'il n'est pas toujours facile de se motiver, surtout au début, Weight Watchers encourage vos efforts…

… en vous offrant des Points Activités quand vous bougez, avec une grille d'équivalences pour vous pousser à un peu plus d'exercices.

Évidemment, si vous n'en avez pas l'habitude, bouger n'ira pas forcément de soi, surtout au début (et, *a fortiori*, si vous avez beaucoup de poids à perdre), aussi faudra-t-il commencer tout en douceur, quelques minutes par jour seulement, mais régulièrement. En revanche, quand la perte de poids sera amorcée et que les kilos commenceront à disparaître, vous prendrez progressivement plaisir à sentir travailler ce nouveau corps, plus léger et plus à l'aise. L'exercice vous aidera non seulement à favoriser votre perte de poids, mais aussi à tonifier votre silhouette, et à rester mince pendant votre période de stabilisation… et même bien après !

Pourquoi ça marche ?

Une gestion « pro » des difficultés

Chez Weight Watchers, on a compris depuis longtemps que pour être efficace, une méthode d'amaigrissement devait éviter certains écueils générateurs de frustration, de craquage, de culpabilité et de reprise de poids. Aussi notre méthode mise sur de vrais points forts et en a fait ses atouts depuis de nombreuses années, avec un succès toujours croissant.

Les fringales

Ah ces petites faims dévastatrices et dangereuses ! Qui ne les connaît pas ? Elles apparaissent en général quand le repas précédent n'a pas été suffisamment copieux ou rassasiant, ce qui est une erreur fréquente chez les personnes souhaitant perdre du poids. Pour éviter cela, Weight Watchers met l'accent sur les Aliments Rassasiants, ceux qui vont « tenir au corps » jusqu'au repas suivant, sans coup de pompe ni faim.

Parce que ces aliments sont aujourd'hui parfaitement répertoriés, Weight Watchers vous les propose à satiété : il y en a même plusieurs centaines – de quoi plaire à tout le monde et éviter la monotonie. Vous

Pas question de se priver d'une vie sociale épanouissante, de fêtes et de ses amis parce qu'on veut perdre du poids !

avez un bon coup de fourchette depuis toujours, ou juste une grosse faim aujourd'hui ? Avec Weight Watchers, vous voilà servi ! Et cela vous permet également de mieux vous réadapter à vos sensations alimentaires...

Les craquages

La vie est faite de désirs... y compris gourmands ! Une crêpe (ou un hot dog) avec les enfants, une coupe de champagne avec des amis, une boîte de chocolats à partager : on ne peut pas résister à tout... et trop se serrer la ceinture ne fait que provoquer de la frustration !

Pour que vous puissiez « déraper » en douceur, sans pour autant perdre le contrôle, la méthode Weight Watchers vous offre toujours une réserve de points à utiliser quand bon vous semble. Ainsi ce cône glacé ultra gourmand qui, à peine avalé, vous plongeait dans une intense culpabilité... ce cône n'est plus une erreur fatale : il devient un « à-côté » autorisé... mais comptabilisé ! À vous ensuite de redresser la barre pour rester sur la bonne voie. Mais, au moins, vous profitez de ces petits plaisirs sans vous en vouloir, en les assumant : ils sont tellement meilleurs quand on n'a pas à en avoir honte !

Les sorties, repas entre amis, grands événements...

Pas question de se priver d'une vie sociale épanouissante parce qu'on veut perdre du poids ! Chez Weight Watchers, tout est possible, de la sortie au restaurant aux fêtes de Noël ou de Pâques, en passant par les vacances à l'hôtel à l'étranger ou en camping ! Tout a été envisagé, et plus rien ne pose problème : il y a toujours des solutions !

De même, on ne vous « lâche » pas pendant les moments considérés comme « à risque » de prise de poids ou de dérapage. Les réunions hebdomadaires et le site Internet permettent ainsi de poser toutes les questions possibles sur la gestion de ces périodes un peu délicates, et de glaner une foule d'astuces et de petits trucs. Comment ne pas basculer au réveillon ? Comment rattraper un repas trop riche ? Comment faire en vacances ? Que cuisiner pour un repas de famille ? À toutes ces questions, vous obtiendrez des réponses claires, mais aussi pratiques, avec des idées de menus, des recettes gourmandes et légères, des astuces pour gérer votre calcul de point… même en milieu « hostile » ! Vous trouverez également les conseils des adhérents sur le forum et pourrez même repenser vos recettes fétiches pour les rendre plus légères.

Les atouts essentiels

Si manger mieux demande un apprentissage, celui-ci ne doit pas se faire dans la douleur et les frustrations, sinon le risque d'échec devient majeur ! Depuis toujours, Weight Watchers a donc opté pour la méthode douce pour que votre régime s'adapte à votre vie de tous les jours et à votre profil, et non l'inverse. Vive la personnalisation et le sur mesure !

La simplicité

Parce que compter ses calories au quotidien est insupportable (et infaisable), qu'on ne dispose pas toujours de talents culinaires ni de temps pour cuisiner chaque jour, parce qu'il est important de suivre son programme sans pour autant ne penser qu'à ça, chez Weight Watchers tout est fait pour vous simplifier la vie au maximum ! Recettes rapides, à préparer à l'avance ou en moins de 10 minutes, recours aux « aides » culinaires efficaces (surgelés, conserves), tout est mis en place pour que l'amaigrissement reste facile à vivre au quotidien et parfaitement gérable même avec une vie déjà très (trop) bien remplie !

La convivialité

« Décider de maigrir » ne doit surtout pas signifier se couper du monde : manger est également un acte social et l'oublier rend rapidement la vie insupportable ! Se nourrir n'est pas qu'une question de survie, mais aussi de plaisir, une notion à ne jamais mettre de côté sous peine de frustration et d'échec. Pas question donc de s'isoler, de manger différemment du reste de la famille, ou de refuser les invitations chez les autres ou chez soi ! Weight Watchers a tout prévu : vous pouvez tout à fait cuisiner pour toute la famille de la même façon, et vous trouverez une foule d'idées de menus et recettes pour régaler les enfants, les amis ou les beaux-parents avec gourmandise !

La souplesse

Si chacun veut perdre du poids, chez Weight Watchers il existe autant de profils que d'adhérents, il est donc inconcevable de « formater » le programme alimentaire. Ainsi, que vous mangiez à la cantine ou chez vous à midi, que vous soyez célibataire ou parent de famille nombreuse, provincial ou parisien, et quels que soient vos goûts et votre profil, votre programme s'adapte pour vous « coller à la peau » !

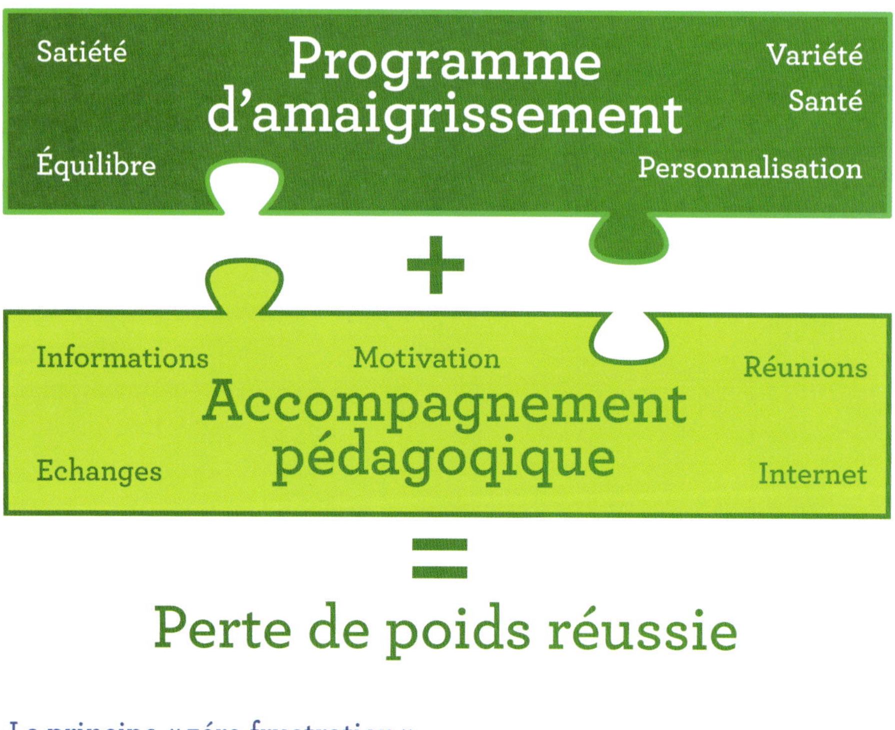

Le principe « zéro frustration »

Je ne peux pas imaginer me priver de chocolat, ou d'une tartine de rillettes de temps à autre, ou de mon croissant du dimanche, ou d'un fast-food le mercredi avec les enfants : ces demandes, chez Weight Watchers, on les connaît par cœur puisqu'on les entend tous les jours ! Sur ces questions, le programme possède un atout majeur : aucun aliment n'y est interdit ni diabolisé ! « Vous en rêvez ? Mangez-le ! » Ne vous focalisez pas sur des interdits qui vous culpabilisent et vous poussent à compenser. Ici, il est interdit d'interdire !

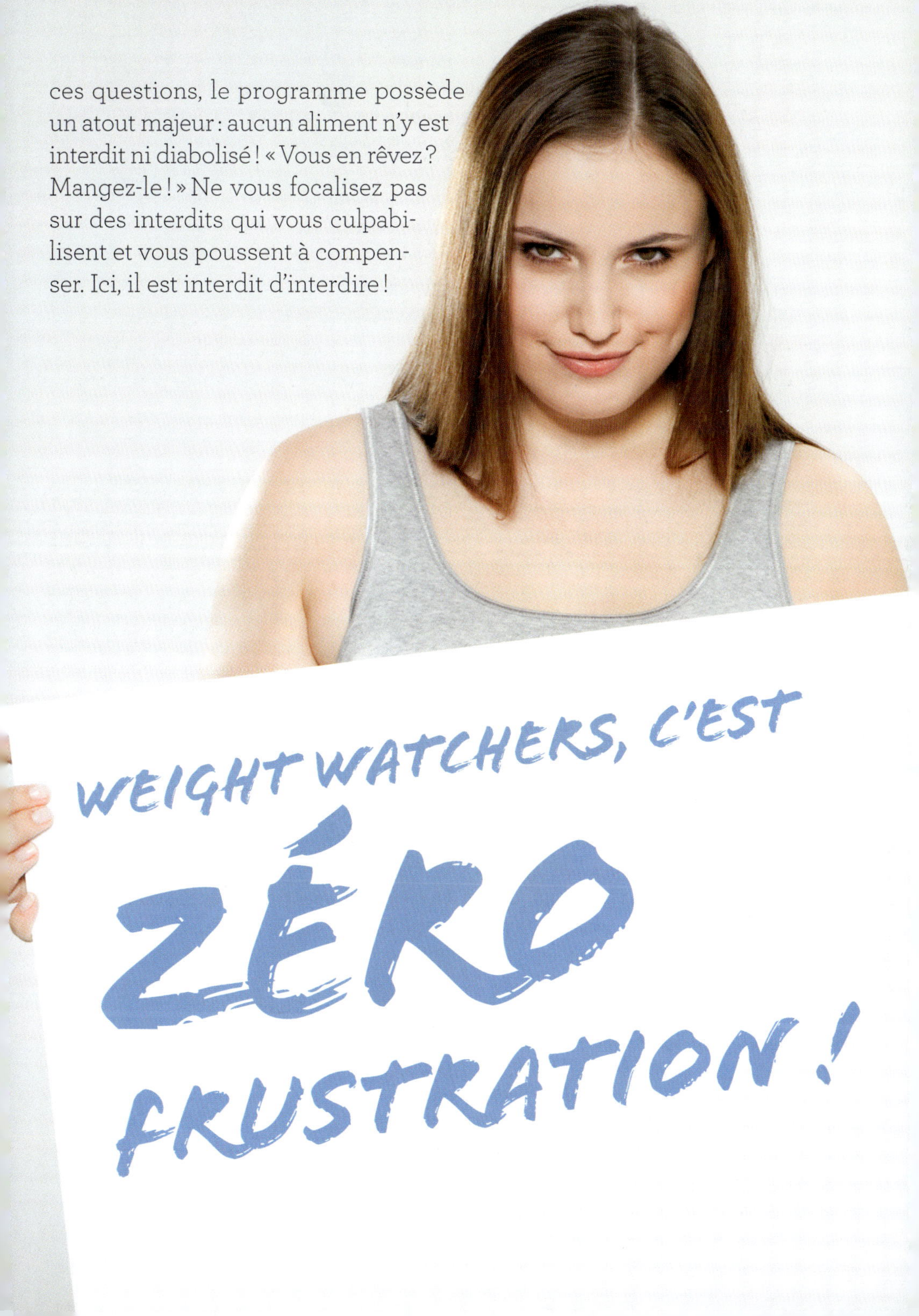

Je décide de maigrir avec Weight Watchers

4

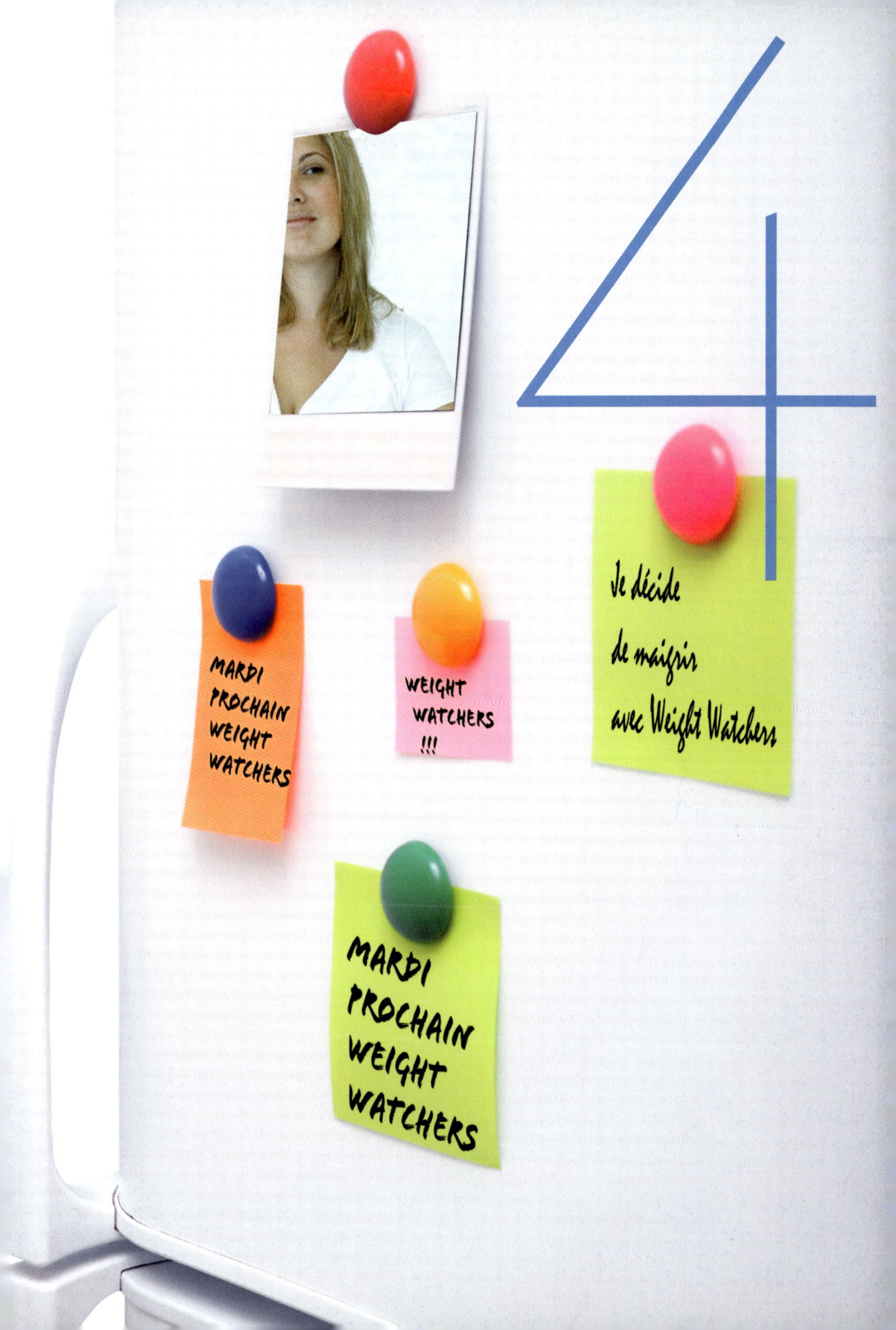
Je décide
de maigrir
avec Weight Watchers
MARDI
PROCHAIN
WEIGHT
WATCHERS
WEIGHT
WATCHERS
!!!
MARDI
PROCHAIN
WEIGHT
WATCHERS

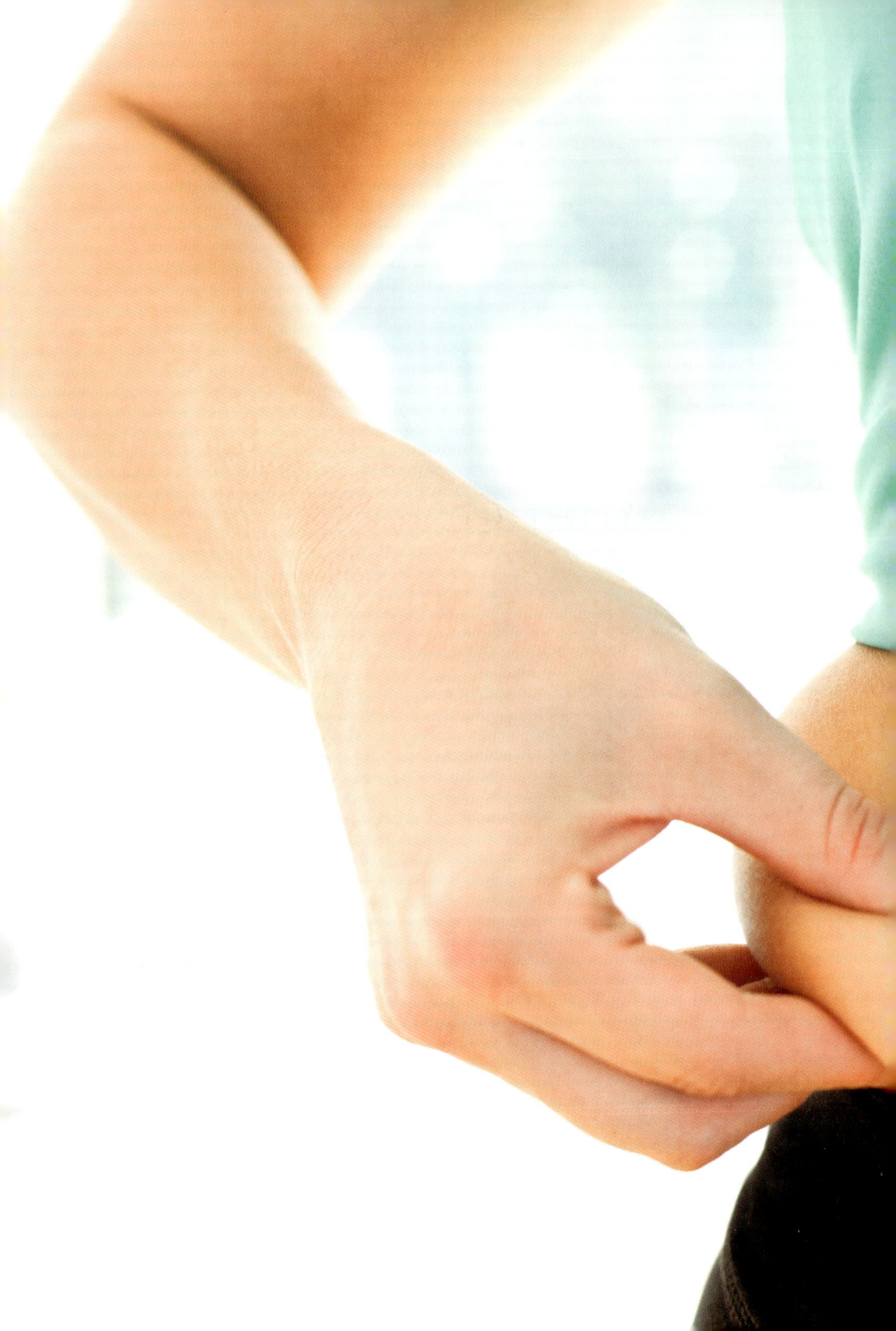

Avant de commencer...

Dois-je perdre du poids ?

Si l'IMC est inférieur à 25, le poids est médicalement normal, et chacun s'accorde aujourd'hui à dire qu'il ne faut pas tenter de maigrir par simple souci esthétique. Mais on peut veiller à mieux manger, surtout si l'IMC se trouve plus près de 25 que de 20 et qu'un excès de graisse est localisé autour de la taille. Manger mieux et plus équilibré, bouger plus : cela suffit parfois pour retrouver la ligne ou ne pas continuer à grossir.

Si l'IMC est supérieur à 25, on est en surpoids, plus ou moins important. Sans problème de santé et avec un IMC inférieur à 30, les autorités recommandent d'éviter les régimes inconsidérés, mais de veiller à ne plus prendre de poids. Il devient toutefois impératif d'apprendre à se nourrir plus sainement, surtout si l'on présente des troubles associés au surpoids – hypertension artérielle par exemple.

Avec un IMC supérieur à 30, on parle d'obésité et les risques médicaux sont incontestables. Il est alors nécessaire de perdre du poids en retrouvant de bonnes habitudes alimentaires, qui viendront remplacer les mauvais réflexes ancrés, lesquels ont favorisé l'excès pondéral.

Si le programme Weight Watchers n'est pas un régime, c'est parce qu'il cherche avant tout à vous apprendre à mieux manger en vous rééduquant en douceur sur le plan alimentaire.

Les mots-clés du programme Weight Watchers	
Liberté	› Il vous laisse libre de vos envies alimentaires puisque vous disposez chaque jour d'un « budget ***ProPoints***® » que vous pouvez dépenser quand bon vous semble dans le respect de l'équilibre alimentaire ainsi que d'une réserve pour les imprévus.
Autonomie	› Il vous redonne l'autonomie en vous guidant vers de meilleurs choix alimentaires, mais sans rien vous imposer.
Pédagogie	› Il fait preuve de pédagogie pour que, progressivement, vous appreniez à manger sainement et à intégrer les règles de l'équilibre alimentaire sur le long terme pour maigrir, mais aussi et surtout, pour ne pas regrossir.
Soutien	› Il vous offre l'information et le soutien nécessaires pour contourner vos difficultés ou vos baisses de motivation.

Combien de kilos dois-je perdre ?

L'objectif de la méthode Weight Watchers est de vous aider à retrouver un poids de forme, et, si possible, un IMC en dessous de 25, et donc de ne plus être en surpoids.

Manger mieux, plus équilibré, et bouger plus : cela suffit parfois pour retrouver la ligne ou ne pas continuer à grossir.

Toutefois, cela laisse une marge importante : ainsi, une femme de 1,65 m peut peser entre 54,5 kg (IMC = 20) et 67,8 kg (IMC = 24,9).

En pratique, il est scientifiquement établi que chacun possède un poids de forme, ou poids physiologique, génétiquement programmé (et parfois supérieur à celui que les canons esthétiques nous imposent), mais qui peut être conservé sans difficulté avec une alimentation saine. Il est donc impératif, en déterminant son objectif de poids, de se fixer un but réaliste. On ne pourra pas, par exemple, forcément atteindre (et encore moins conserver) un poids que l'on n'a jamais réussi à avoir même à 18 ans, à moins de se restreindre excessivement toute sa vie ! Ce serait une utopie... Le mieux est encore d'en parler avec son médecin.

Votre objectif de perte de poids doit être réaliste et adapté.

Si vous venez de prendre du poids (suite à une grossesse par exemple), le premier objectif sera de retrouver votre poids d'avant la grossesse. L'animatrice Weight Watchers est là pour vous aider à définir votre objectif, réaliste et adapté : celui que vous pourrez conserver et stabiliser sur le long terme, dans lequel vous vous sentirez bien dans votre peau, et qui vous aidera à être en bonne santé.

Le nombre de kilos à perdre se définit d'après l'IMC (l'Indice de Masse Corporelle) et, si possible, avec votre médecin.

Pour calculer votre IMC, voir page 26.

Et si j'ai vraiment beaucoup de kilos en trop ?

Perdre 20 kg ou plus est naturellement bien plus difficile que d'en perdre 5 ou 6. Et cela peut être particulièrement démotivant avant même de commencer ! On se dit qu'on n'y arrivera jamais, que ce sera trop dur, trop long, que le challenge est trop important, qu'on ne tiendra pas sur la distance, que rien ne changera…

Et pourtant, c'est parfaitement possible !

Weight Watchers est là pour vous le prouver et pour vous soutenir pendant tout votre parcours. Ne croyez pas que vous êtes seul dans ce cas : 46 % des adhérents ont un objectif de perte de poids de 15 à 20 kg ! Un très grand nombre de personnes (40 %) affichent, à l'inscription, un IMC supérieur à 31.

Quelle est donc cette méthode qui a fait ses preuves ? Décomposer ses objectifs : tout d'abord, vous allez perdre 5 % de votre poids (soit, par exemple, 4 kg si vous en pesez 80, pour atteindre 76 kg).

Les grandes étapes pour réussir

Avant	Pendant		Après

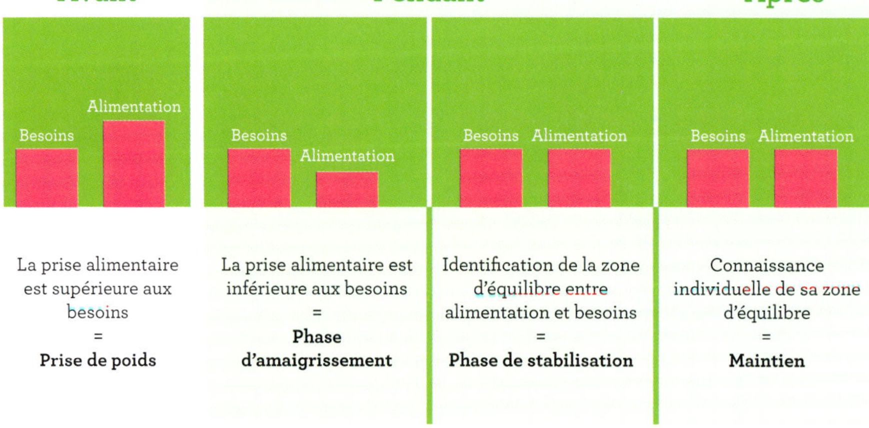

La prise alimentaire est supérieure aux besoins = **Prise de poids**	La prise alimentaire est inférieure aux besoins = **Phase d'amaigrissement**	Identification de la zone d'équilibre entre alimentation et besoins = **Phase de stabilisation**	Connaissance individuelle de sa zone d'équilibre = **Maintien**

Perdre 10 %

de son poids c'est déjà :

réduire sa tension artérielle

réduire de 15 % son taux de « mauvais » cholestérol (ou LDL)

augmenter de 8 % son taux de « bon » cholestérol (ou HDL)

diminuer de 30 % une triglycéridémie élevée.

C'est une étape essentielle qui apporte de vrais bénéfices pour la santé.

Une fois cette étape franchie, la suivante consistera à perdre 10 % de votre poids initial (pour arriver à 72 kg). Ensuite seulement, quand votre perte de poids sera bien amorcée (ce qui vous motivera), vous continuerez à mincir progressivement jusqu'à atteindre votre objectif final.

C'est parti !

Je démarre vite, simplement, et efficacement

Une fois réellement motivé pour maigrir, plus question de traîner et de remettre sans cesse ses bonnes résolutions au lendemain ou à la semaine prochaine : on préfère attaquer direct !

Vous ne vous sentez pas au régime... Et ça tombe bien, puisque vous n'êtes pas au régime !

Pour vous aider à démarrer efficacement et sans vous compliquer la vie, Weight Watchers vous prend en main et vous donne tous les outils nécessaires. Ainsi, une fois votre « budget conseillé » calculé, pas besoin de chercher à intégrer tous les principes de la méthode, et impossible de mal faire !

Immédiatement, vous disposez de tout ce que vous avez besoin de savoir : menus, recettes, large choix de repas ou de collations, et même large choix d'aliments rassasiants si vous avez peur d'avoir faim. Objectif: efficacité immédiate ! Il n'y a qu'à se laisser porter et ça soulage !

Je perds du poids en douceur...

Les régimes qui vous promettent de vous faire perdre 5 kilos en une semaine (ou 10 kilos en trois semaines) sont les pires de tous : en mettant le corps en souffrance, ils vous font courir à l'échec et à une reprise de poids (si vous avez vraiment perdu le poids annoncé, ce qui n'est pas toujours vrai tant certains régimes sont mensongers). De plus, leurs effets sur la santé et le moral sont redoutables ; enfin, ils provoquent systématiquement des carences nutritionnelles !

Aussi la méthode Weight Watchers vous promet-elle plutôt une perte de poids douce et régulière, semaine après semaine, en adaptant progressivement le programme à votre vie quotidienne. Cela vous permet aussi de vous réapproprier votre corps petit à petit, et de vous adapter, au fil des semaines, aux changements de votre silhouette : il faut du temps pour intégrer cette transformation. Rien ne se fait en un jour !

... et je mange avec bonheur !

Repas rassasiants tout en restant équilibrés, incroyable variété de saveurs, de couleurs, de menus et recettes proposés : avec Weight Watchers, vous faites comme vous voulez !

Vous disposez, comme bon vous semble, de votre budget quotidien (capital ***ProPoints***® journalier) que vous gérez à votre guise, et vous choisissez les aliments que vous préférez, jour après jour et repas après repas.

Vous pouvez donc, sans difficulté, manger à la cantine, inviter des amis, goûter avec les enfants, dîner en amoureux, organiser un barbecue, un apéritif ou encore un brunch, sans avoir à vous compliquer la vie et sans mettre en péril votre programme. De ce fait, votre alimentation en est grandement facilitée, et vous ne vous sentez pas au régime... Et ça tombe bien, puisque vous n'êtes pas au régime ! Vous êtes, au contraire, responsabilisé face à votre perte de poids, mais aussi autonome.

Je prends de **nouvelles habitudes** gagnantes

On est en surpoids parce qu'on a pris de mauvaises habitudes alimentaires : on mange trop, et/ou trop sucré et/ou trop gras, et/ou trop industriel, on grignote, on fait de mauvais choix parce qu'on ne dispose pas des bonnes informations nutritionnelles. Avec Weight Watchers, vous allez pouvoir perdre vos mauvais réflexes et apprendre à mieux gérer le contenu de votre assiette.

Des exemples ? Si vous grignotiez...

Vous allez apprendre à le faire plus sainement, mais aussi à limiter les grignotages liés à la sensation de faim grâce à des repas plus copieux et mieux adaptés à votre appétit. Car avec Weight Watchers, on le sait bien, le meilleur moyen de ne pas craquer, c'est déjà de manger à sa faim !

... si vous cuisiniez trop gras...

Vous allez comprendre que les matières grasses, bien qu'indispensables, doivent être contrôlées, ce qui peut être très simple puisque vous allez

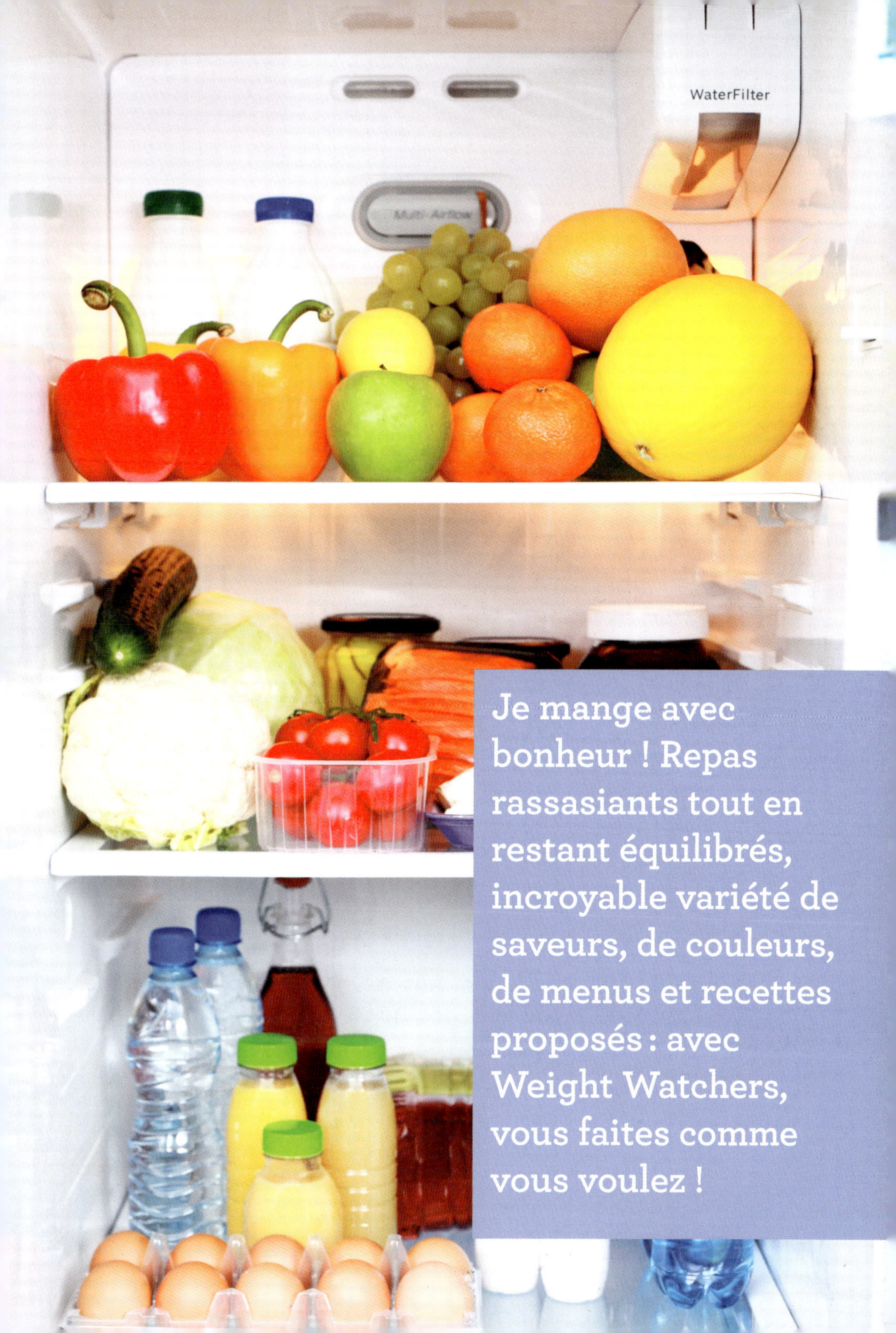

Je mange avec bonheur ! Repas rassasiants tout en restant équilibrés, incroyable variété de saveurs, de couleurs, de menus et recettes proposés : avec Weight Watchers, vous faites comme vous voulez !

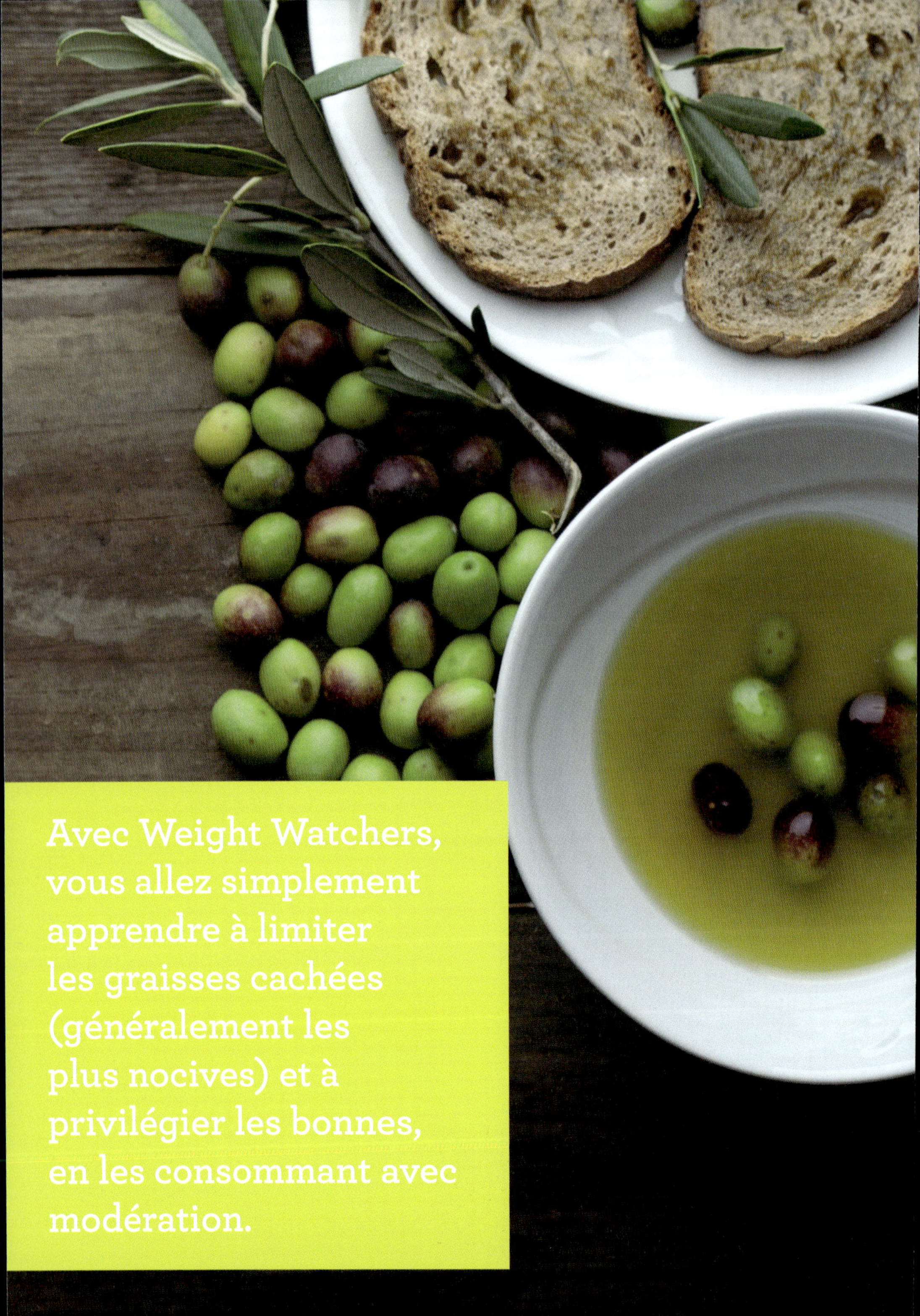

Avec Weight Watchers, vous allez simplement apprendre à limiter les graisses cachées (généralement les plus nocives) et à privilégier les bonnes, en les consommant avec modération.

découvrir une foule d'astuces culinaires pour que votre consommation de matières grasses reste acceptable, et même propice à l'amaigrissement !

... si vous mangiez trop...

Vous allez apprendre à miser sur des aliments rassasiants mais sans danger. Ils sont nombreux dans le programme Weight Watchers, et vous pouvez même les consommer à satiété : de quoi satisfaire tous les goûts et toutes les faims d'ogres !

Les réflexes alimentaires dont il faut se débarrasser :

- **Le grignotage dans la journée ;**
- **L'abus de matières grasses ;**
- **L'assiette souvent trop remplie.**

Au fil des semaines et du programme, vous allez surtout apprendre à maîtriser l'équilibre alimentaire et vous pourrez constater dans vos assiettes qu'il n'a rien de triste, de monotone ou de cher (au contraire). Vous apprendrez aussi comment retrouver vos sensations alimentaires, parfois disparues, pour manger « juste » à votre faim, ni plus ni moins !

Évelyne « Je ne mangeais pas assez de féculents, notamment le midi et, du coup, j'avais faim et je grignotais l'après-midi. J'en consomme maintenant à chaque repas, et je suis passée dès que ce fut possible (pour le riz, les pâtes, la farine, etc.) aux produits semi-complets, puis aux complets. Ils sont bien meilleurs ! »

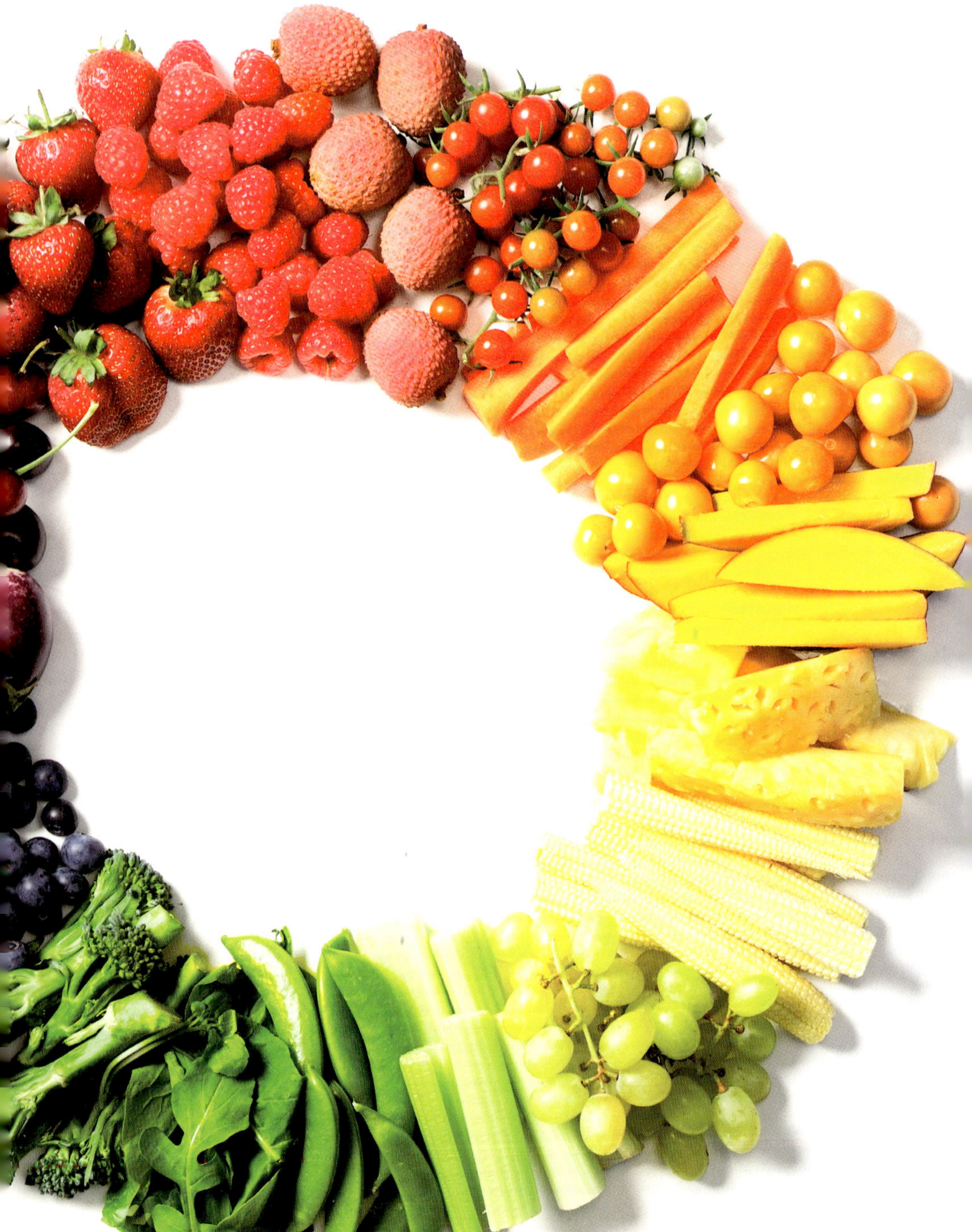

Je me réconcilie avec l'équilibre

Parce qu'il faut manger de tout, et le plus varié possible, Weight Watchers ne vous interdit rien, mais vous guide pour apprendre à faire les bons choix parmi les aliments et leurs nutriments essentiels.

Je renoue avec les fruits et les légumes

Le PNNS recommande au moins 5 portions de fruits et de légumes par jour, ce que trop peu de consommateurs respectent (73 % des Français ne suivent pas cette recommandation*). Parce qu'ils sont riches en eau, en fibres rassasiantes, en vitamines, en minéraux et en oligoéléments, le programme Weight Watchers les met à l'honneur et recommande d'en consommer à chaque repas. Vous allez voir, c'est simple, bon, sain... et cela fait partie des vrais bons réflexes à adopter !

* *D'après l'étude effectuée en 2010 par le CCAF - Comportements et Consommations Alimentaires des Français - du CREDOC - Centre de Recherche pour l'Étude et l'Observation des Conditions de vie.*

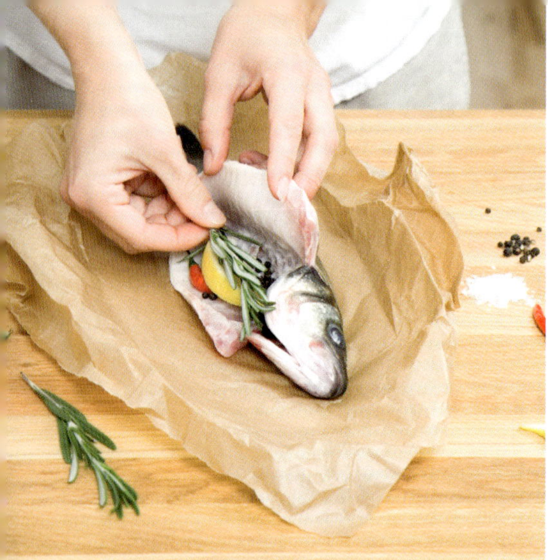

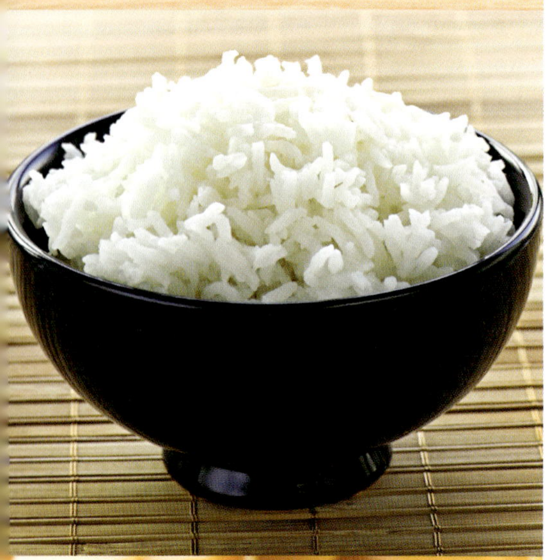

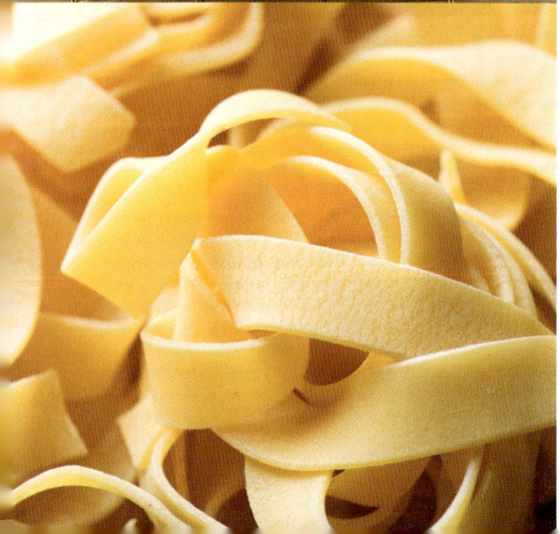

Je choisis mes protéines

Parce que les protéines sont rassasiantes, participent au maintien de la masse musculaire et ne sont pas stockées sous forme de graisses, elles sont un atout à ne pas négliger et Weight Watchers vous recommande leur consommation à chaque repas. Dans le cadre des « Journées Sans Compter », certaines de ces protéines, particulièrement maigres, peuvent être consommées « à satiété » : vous serez rassasié sans compromettre votre programme.

Vous ne savez pas lesquelles choisir ? Vous n'aimez pas la viande ? Vous détestez le poisson ? Qu'importe, le choix est incroyablement large, et Weight Watchers vous aide à choisir les meilleures sources de protéines, à la fois rassasiantes et légères.

Je redécouvre les (bons) sucres

Également appelés glucides, ils ont longtemps été mis à l'index dans les régimes, ce qui était une grossière erreur ! En effet, tous les sucres ne sont pas à mettre dans le même sac : si certains, autrefois dits « rapides », favorisent le surpoids et doivent être limités (sans être pour autant bannis), d'autres favorisent le déstockage, tout en ayant un très fort potentiel satiétant : ils calent et fournissent l'énergie dont vous avez besoin !

Du coup, un grand nombre de bons sucres (glucides) peuvent être consommés à satiété dans le cadre des « Journées Sans Compter » pour vous aider à vous caler efficacement.

Je manie intelligemment les matières grasses

Certes, les matières grasses sont redoutablement caloriques et peuvent faire « exploser le budget » quotidien d'un candidat à la perte de poids. Mais elles n'en demeurent pas moins indispensables à l'organisme, tant sur le plan de l'énergie que pour la qualité de la peau ou la fabrication d'hormones.

Avec Weight Watchers, vous allez simplement apprendre à limiter les graisses cachées (généralement les plus nocives) et à privilégier les bonnes, en les consommant avec modération.

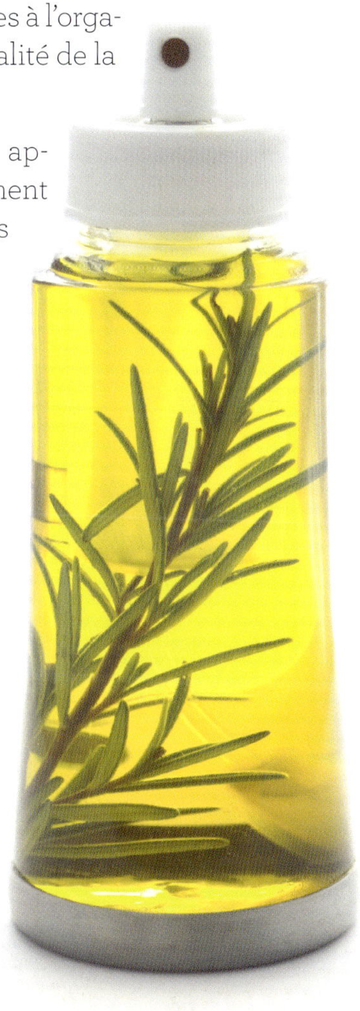

Je garde confiance en moi

L'amaigrissement stagne un peu ? Vous avez peur de ne pas y arriver ? Vous partez en vacances et ne savez pas comment gérer votre alimentation ? Votre motivation flanche ? Dans tous les cas, Weight Watchers est là, avec vous !

En misant sur vos points forts, en vous soutenant dans les moments difficiles, vous parvenez ensemble à de vrais résultats durables. Vous allez retrouver, en même temps qu'une silhouette amincie, l'estime de vous et la confiance en vous : oui, vous allez y arriver, et vous aurez de quoi être fier !

Je suis soutenu et valorisé

Chez Weight Watchers, tout le monde est avec vous pour vous soutenir quand vous en avez besoin, et reconnaître vos progrès. Vous êtes fier de votre succès ? L'équipe aussi l'est pour vous ! D'ailleurs, dès que votre stabilisation est terminée, vous obtenez le statut privilégié d'Adhérent Or, ce qui vous permet de retourner en réunion gracieusement quand vous le souhaitez.

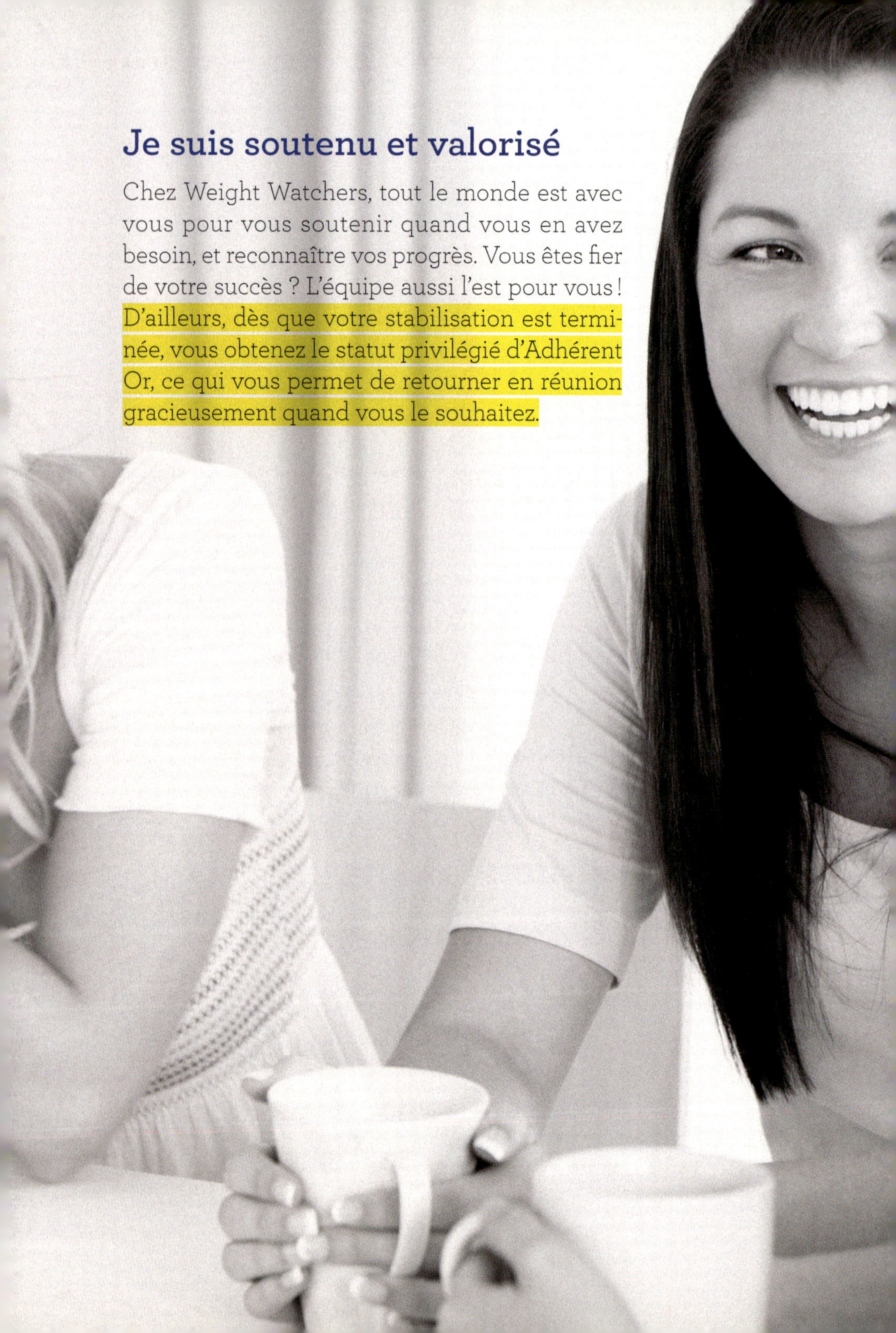

J'ai maigri, et après ?

Le pourquoi et le comment d'une vraie stabilisation

Si beaucoup, pour ne pas dire tous les régimes, échouent à moyen et à long terme, c'est souvent parce que sitôt les kilos perdus, la vie « normale » reprend. Certes on a restreint son alimentation, on a maigri... Seulement, dès qu'on arrête de se serrer la ceinture, on reprend systématiquement le poids qu'on a perdu.

Un poids stabilisé, c'est un poids relativement constant, c'est-à-dire avec une variation de 2 kg autour du poids choisi.

En effet, on renoue avec la même alimentation qu'autrefois ainsi que son cortège de mauvaises habitudes, qui, finalement, ont simplement été mis entre parenthèses pendant le temps du régime.

Pourtant l'organisme, lui, s'est habitué à fonctionner avec moins d'énergie (donc de calories), et son métabolisme de base (c'est-à-dire ses dépenses « naturelles » pour accomplir ses fonctions vitales) a diminué : il a appris à fonctionner « à l'économie », à dépenser moins.

Non à la reprise de poids !

Du coup, quand on arrête le régime et qu'on retourne à une alimentation « normale », forcément plus riche que celle qui a permis de maigrir, l'organisme, qui a appris la privation, va recevoir plus que ce dont il a besoin et qui lui est utile. Logiquement, il va alors stocker tous les excès afin de prévoir les prochaines disettes ! Résultat ? Une reprise des kilos perdus, plus ou moins rapidement, et très souvent avec un bonus supplémentaire dont on se serait bien passé ! Le risque majeur ? Entamer un nouveau régime, suivi d'une nouvelle reprise de poids et de son bonus, et ainsi de suite jusqu'à voir l'aiguille de la balance pencher, de plus en plus au fil des mois et des années, du mauvais côté.

Effectuer une période de stabilisation qui va permettre, une fois l'objectif atteint, de « fixer» le nouveau poids et de consolider les nouvelles bases alimentaires.

Fini l'effet yo-yo !

Chez Weight Watchers, cet effet yo-yo est exactement à l'opposé du but recherché ! En effet, il ne s'agit pas uniquement de maigrir, mais aussi de rester mince, sinon à quoi bon. Sauf à avoir deux garde-robes et un moral en berne à chaque reprise de poids ?

Pour cela, une seule méthode : effectuer une période de stabilisation qui va permettre, une fois l'objectif atteint, de « fixer » le nouveau poids et de consolider les nouvelles bases alimentaires. C'est une transition indispensable, qui ne doit jamais être négligée ou raccourcie, sous peine de reprise de poids. Pendant cette phase de transition, d'un minimum de 6 semaines, vous augmentez votre « Budget hebdomadaire », semaine après semaine, jusqu'à ce que votre poids se stabilise. C'est en quelque sorte une phase de réadaptation surveillée, et, là encore, c'est un des points forts de la méthode : on garde une alimentation saine, on prévoit ses petits excès, on compense ses repas trop riches : bref on gère son alimentation pour intégrer et « fixer » ses bonnes habitudes afin de ne pas regrossir !

Après cette période clé qui va permettre de « fixer » le poids dans la durée, chez Weight Watchers, vous obtenez le statut privilégié d'Adhérent Or, ce qui signifie que vous avez atteint votre objectif, et que vous pouvez revenir en réunion quand vous le souhaitez, et gratuitement : une jolie façon de fêter votre succès ! À ce stade, vous savez manger « comme il le faut » et vous gardez le contrôle sur votre nouvelle silhouette : n'est-ce pas l'idéal ?

« La stabilisation est l'une des très grandes forces de l'approche Weight Watchers. Maigrir est relativement facile, même avec un régime farfelu, à la mode. Cependant, le véritable test de la qualité de la transformation du comportement alimentaire, c'est la capacité à conserver son poids sans reprendre tous les kilos perdus. »

France Bellisle, Directeur de recherche INRA.

Toutes ces femmes et tous ces hommes avaient des kilos à perdre : parfois moins de 10 kilos, parfois plus de 30 kilos... Après des années d'errance, de mal-être et parfois (souvent !) de régimes fantaisistes, de poids en yo-yo et de culpabilité, tous ont, un jour, franchi la porte d'une réunion Weight Watchers. Leurs expériences sur la balance, dans le miroir et... dans la tête ? Ces adhérent(e)s vous les racontent.

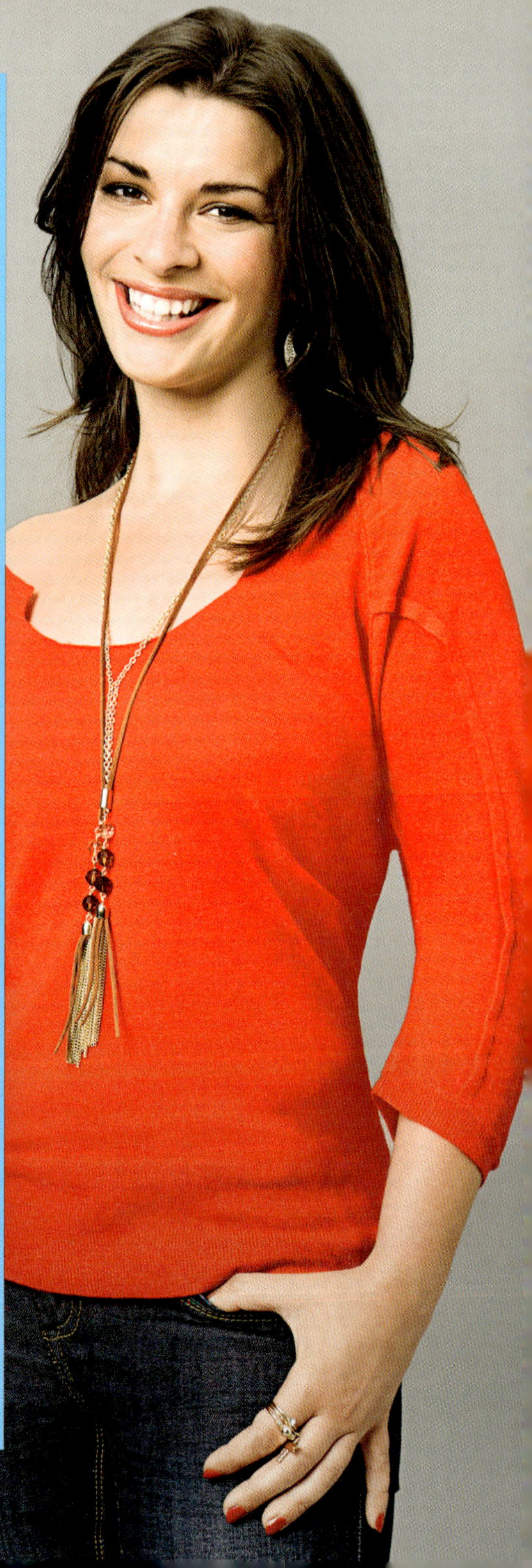

5

J'ai maigri avec Weight Watchers.

Enfin le succès longue durée !

Cléaure

25 ans, architecte d'intérieur, Lille
- 34 kg

Ambassadrice Weight Watchers 2011, catégorie « - de 25 ans »

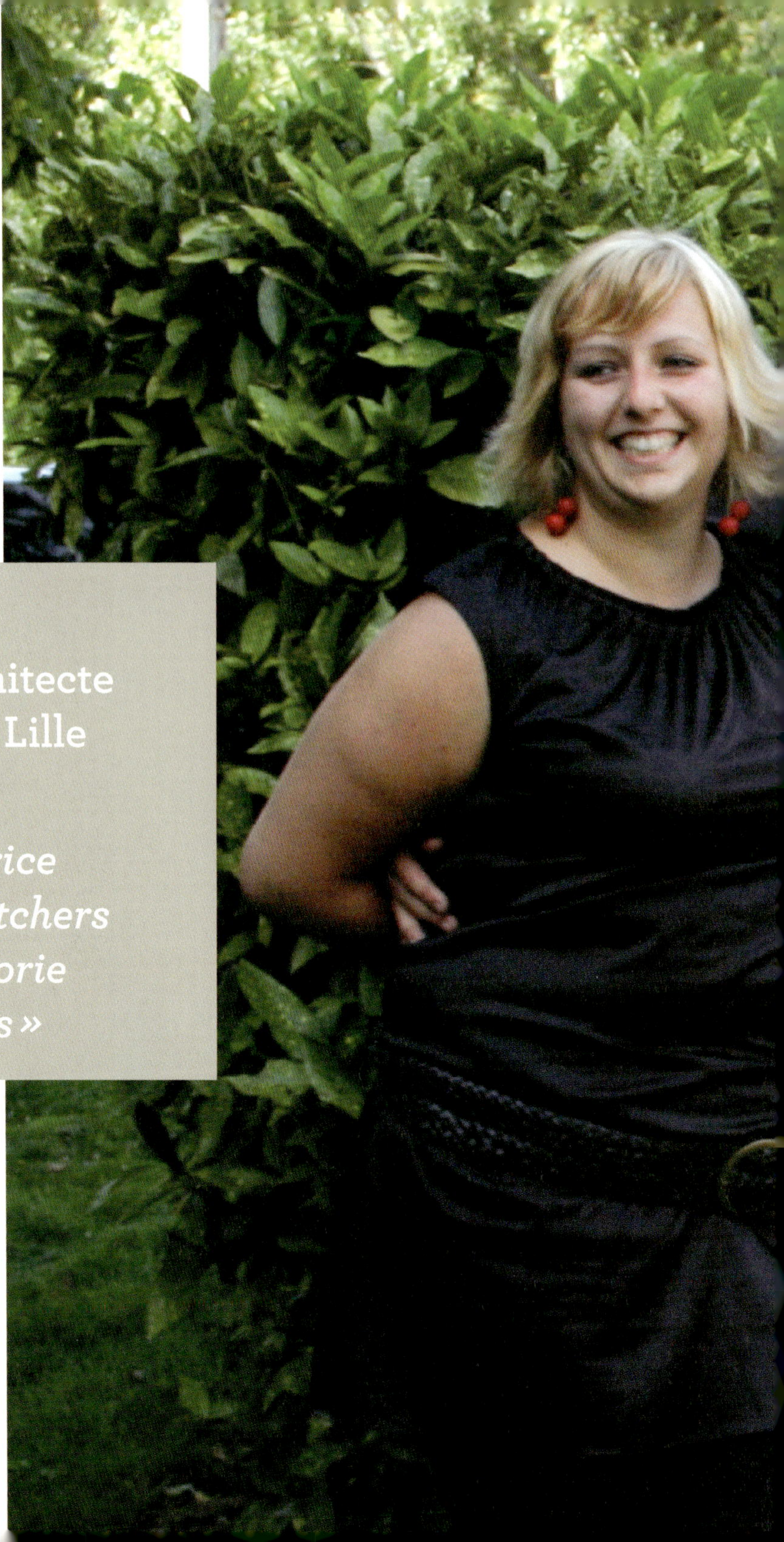

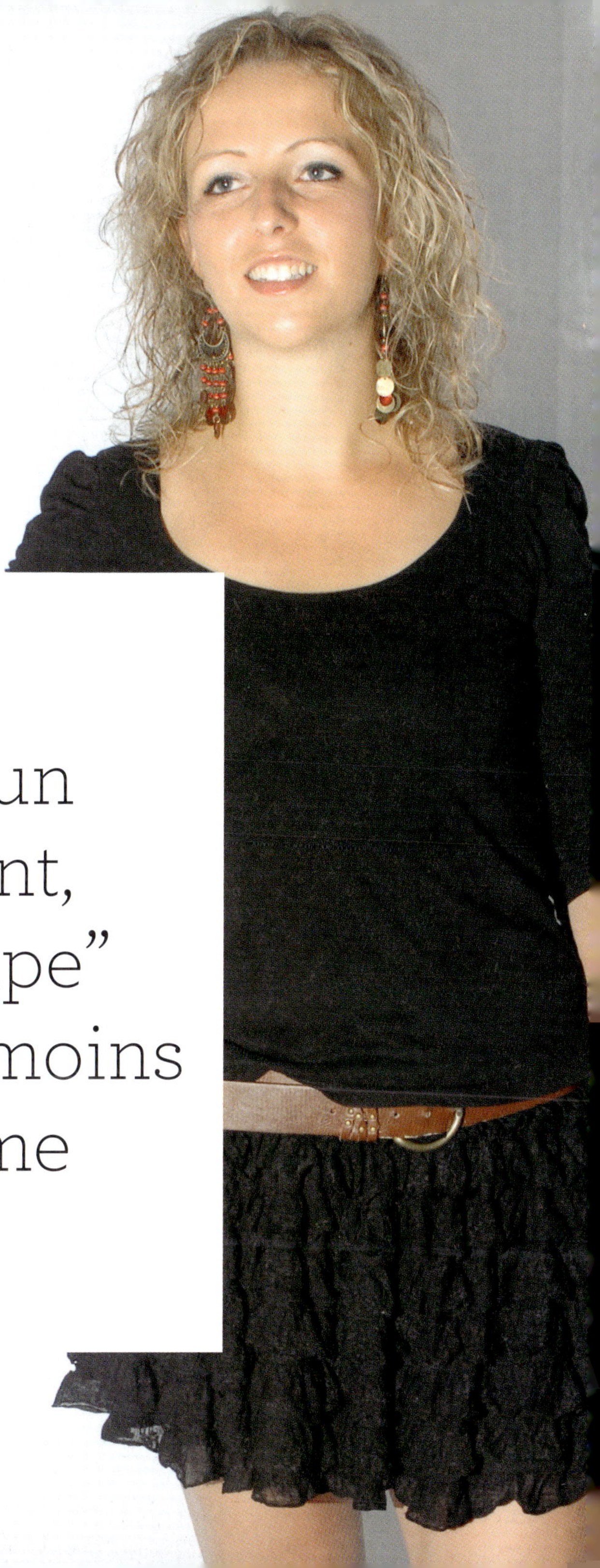

« Je m'offrais une robe, ou un autre vêtement, à chaque "étape" (moins 5 kg, moins 10 kg), pour me féliciter... ! »

Dans ma famille, personne n'est mince et le surpoids est considéré comme une chose normale.

« J'étais différente des autres enfants, je ne mangeais pas comme eux, j'étais la grosse rigolote qui s'assume... »

On pense qu'être mince est juste impossible, question de constitution ! Très jeune déjà, j'étais grande et d'un gabarit supérieur à la normale. Dès l'âge de 5-6 ans, le pédiatre a prévenu mes parents qu'il fallait me mettre au régime pour que je ne devienne pas obèse... Résultat : dès l'enfance, j'ai été privée de sucreries, de gâteaux, etc., et on m'avait clairement signifié que jamais de ma vie je ne mangerais de crème au chocolat ou d'autres douceurs considérées comme interdites : un vrai traumatisme !

Jusqu'à l'adolescence, j'ai enchaîné des régimes divers et j'ai mangé différemment des autres enfants.

À 11 ans, j'étais au régime « zéro graisse », et après 17 heures je n'avais le droit de manger que des fruits et des légumes ! Je faisais au moins un régime par an, et j'ai vraiment eu la sensation de détraquer mon corps, alors que, si jeune, il aurait sans doute simplement fallu me pousser à l'exercice...

À l'adolescence, j'ai tout abandonné ou presque...

... et j'ai enfilé la panoplie de la grosse rigolote qui s'assume. Mais, dans la réalité, j'étais plutôt un clown triste, et si je me mettais en avant, c'était seulement pour masquer mon mal-être. Chez moi, je me lâchais et, dès que ça n'allait pas, je plongeais dans le réfrigérateur ou je filais acheter des sucreries en cachette. Mon estomac était si dilaté que je n'étais jamais rassasiée très longtemps, je crois que mon corps ne savait plus dire « stop » à la nourriture...

> « À 23 ans, je pesais 112 kg, j'en étais arrivée à cette extrémité : me faire poser un anneau gastrique... »

J'ai continué de grossir jusqu'à 23 ans, je pesais alors 112 kilos. J'avais attaqué un autre régime avec un endocrinologue, mais je n'étais pas assez cadrée et même si je ne mangeais que des salades, celles-ci étaient bien trop riches ! Pourtant, ce régime semblait être le dernier espoir avant de passer aux choses « sérieuses » : je m'étais résolue à me faire poser un anneau gastrique. Mais quelques semaines avant d'en arriver à cette extrémité, un rendez-vous avec ma gynécologue a provoqué un vrai déclic.

J'avais une tension artérielle trop forte, et elle m'a clairement dit que, étant donné mon surpoids, envisager une grossesse risquait d'être très compliqué, que mon corps allait trop souffrir...

J'ai alors réalisé que mon surpoids n'était plus seulement un problème esthétique, mais que ma santé était en jeu et que toute ma vie risquait d'être perturbée à court, moyen et long terme. J'étais complètement bouleversée.

Weight Watchers ? Au début, je n'y croyais pas trop...

C'est ma gynécologue qui m'a conseillé d'essayer. C'était ma dernière chance avant l'intervention chirurgicale pour la pose d'un anneau, j'y suis donc allée. Résultat : à la fin de la première semaine, j'avais perdu 2,2 kilos et, surtout, j'avais mangé ce que je voulais ! Aucun aliment n'était interdit : une grande nouveauté pour moi ! C'est cette ouverture et cette absence d'interdits qui m'ont toujours motivée : moi qui, depuis le plus jeune âge, était privée de tous les aliments « dangereux » sans parvenir à perdre du poids (et même, pire, en grossissant toujours), voilà que je pouvais manger de tout... en mincissant ! J'ai découvert que je pouvais équilibrer mon alimentation, sans frustration, en compensant quand c'était nécessaire, en apprenant simplement à mieux gérer mon alimentation.

En 1 an (suivi de 6 mois de stabilisation), j'ai perdu 34 kilos, normalisé ma tension, récupéré santé et énergie, et j'ai repris le sport plus intensivement (je me suis mise au footing, très progressivement mais régulièrement). Et, surtout, plus rien ne m'est interdit, plus jamais de régime frustrant, de nourriture grignotée en cachette, de culpabilité...

Manger est redevenu un plaisir, un moment de partage et de convivialité !

Je suis en forme, physiquement mais aussi moralement, je me suis réconciliée avec mon corps et ma silhouette, je ne fuis plus les miroirs. Je suis très fière de ce résultat parce que je l'ai obtenu seule, envers et contre tous (certains ont même été hostiles lorsqu'ils m'ont vu maigrir autant) et que j'y suis arrivée !

Le commentaire de Weight Watchers

Cléaure est l'exemple type de l'enfant, puis de l'adolescente soumise à une restriction alimentaire, sans lui apprendre quoi que ce soit. Le fait de ne plus subir d'interdits, de savoir comment manger équilibré, de connaître les limites à ne pas dépasser – maigrir d'abord, puis se stabiliser –, ont fait toute la différence.

Laëtitia J'ai trouvé très important le faible coût de la méthode car comme j'étais en congé parental, je surveillais de très près mon budget : cela avait été un vrai frein avant. Mieux, je me suis rendu compte qu'en mangeant mieux, et plus simple avec Weight Watchers (puisque j'achetais plus de produits « bruts » que je préparais moi-même), j'y gagnais largement !

Valérie J'aime que rien ne soit imposé, ni interdit, ce qui permet à chacun d'aller dans sa propre direction, en fonction de ses envies, sans suivre un schéma imposé rébarbatif.

Laëtitia J'ai adoré qu'on me laisse libre, qu'on ne m'oblige à rien, et surtout pas à acheter des produits ou compléments ou autres gadgets comme cela se passe dans beaucoup d'autres méthodes qui, finalement, finissent par coûter très cher.

Alizé Moi qui suis des études de médecine, j'apprécie de trouver cette méthode rassurante sur le plan scientifique, en adéquation avec les recommandations de santé et le PNNS.

Odile J'ai retrouvé le plaisir d'être séduisante, de m'offrir de nouveaux vêtements et de la jolie lingerie pour ma « nouvelle poitrine ». C'est essentiel de se sentir bien dans sa peau, et même si j'ai toujours été coquette, je peux me permettre des tenues que je n'aurais pas portées avant !

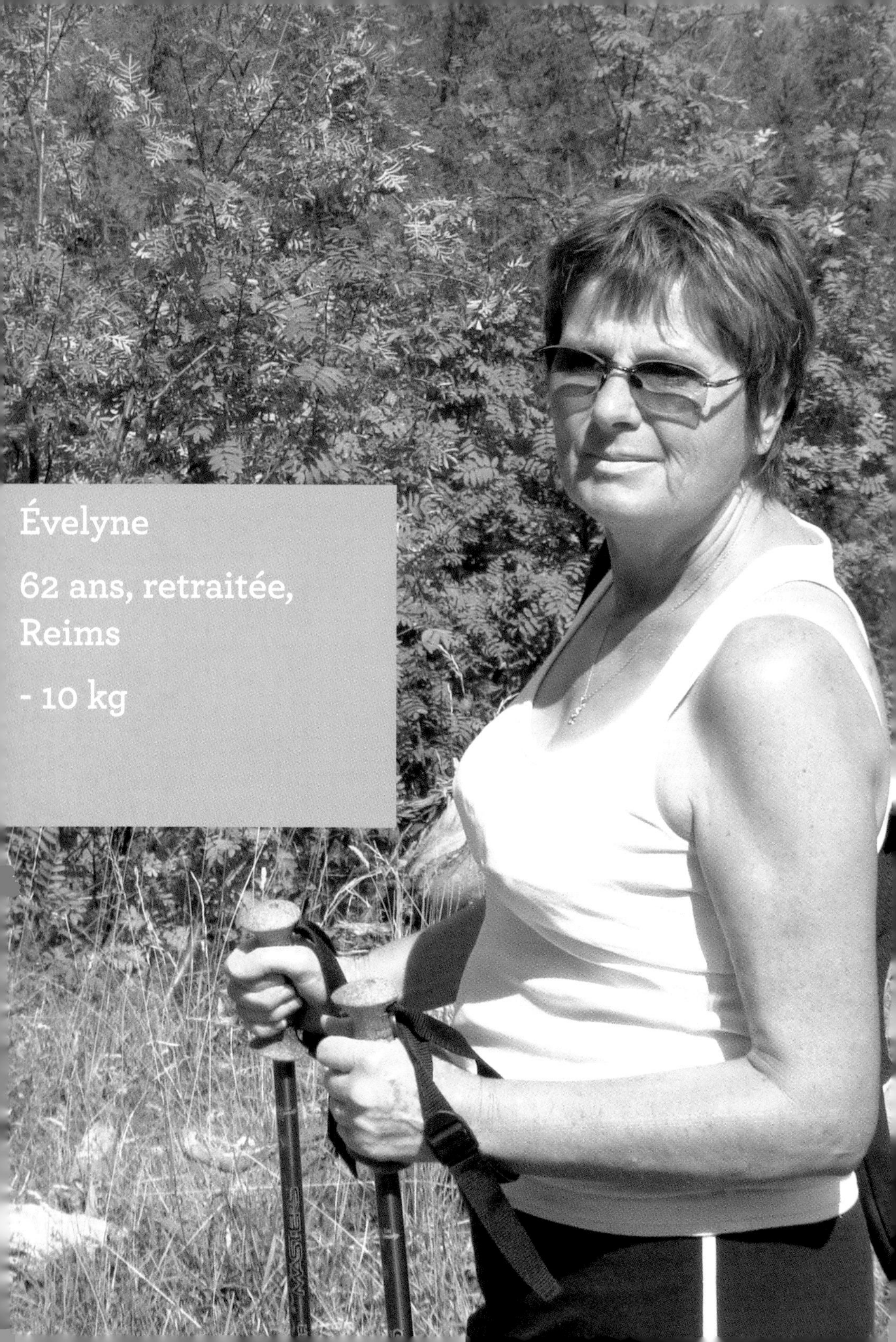

Évelyne

62 ans, retraitée,
Reims

- 10 kg

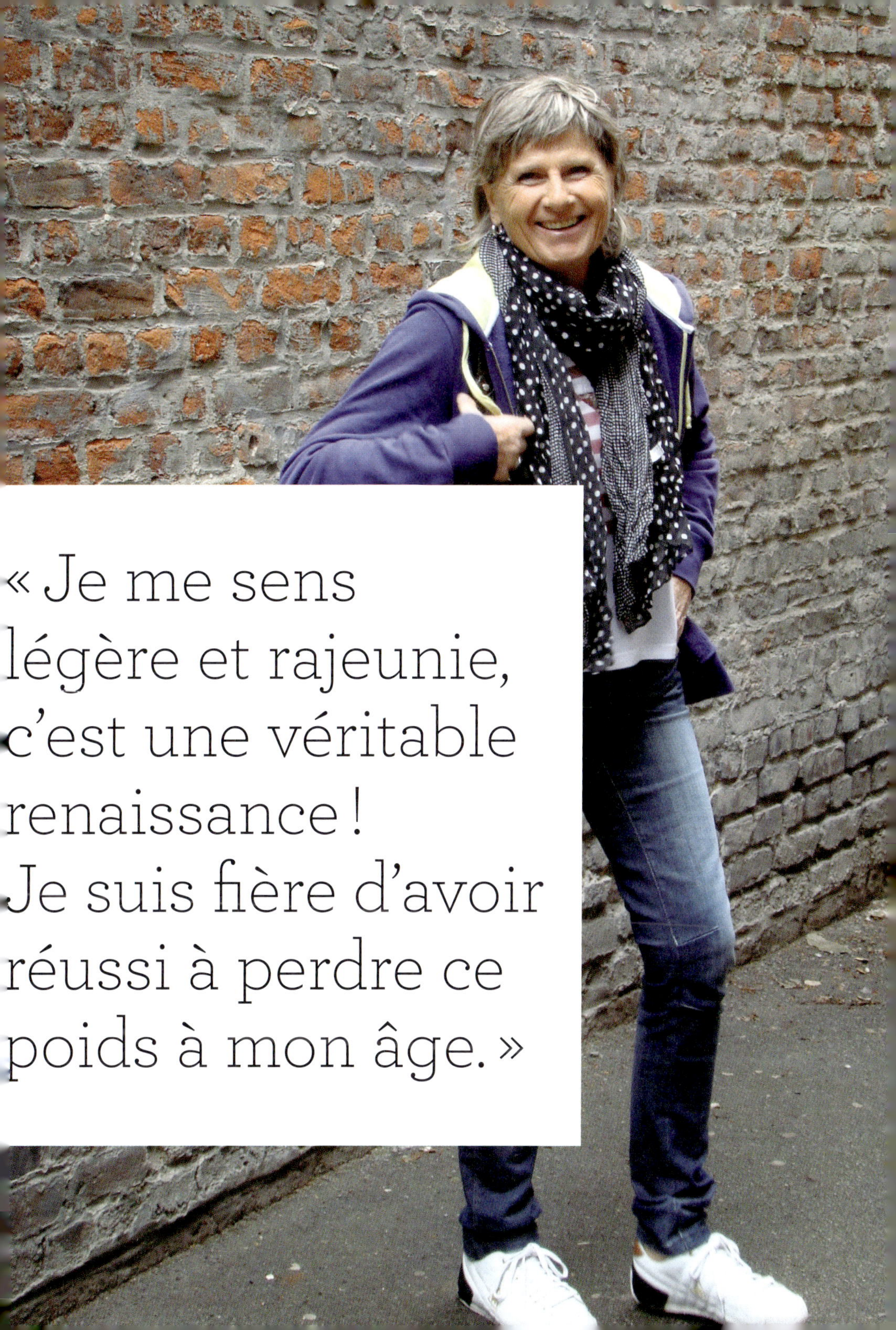

« Je me sens légère et rajeunie, c'est une véritable renaissance ! Je suis fière d'avoir réussi à perdre ce poids à mon âge. »

J'ai lutté toute ma vie contre le surpoids

Dans ma famille (nous sommes 8 enfants), pratiquement tout le monde, y compris ma mère, est en surpoids. J'ai donc tout essayé depuis des années, même les régimes les plus fantaisistes. Mais quand j'ai cumulé ménopause, problèmes de thyroïde et arrêt du tabac, j'ai pris 10 kilos, que j'ai traîné pendant 10 ans. Cependant, mon surpoids n'était pas colossal, et mon médecin n'aimant pas les régimes, j'essayais de manger à peu près équilibré, mais je faisais pas mal d'erreurs sur le plan nutritionnel, notamment en mangeant trop le midi et pas assez le soir. J'en avais vraiment assez, j'avais l'impression de me priver en permanence alors que je restais trop ronde !

J'ai vite découvert que Weight Watchers n'est pas un régime !

« Quand il y a des restes (d'un gâteau par exemple), au lieu de me forcer à finir pour ne pas le gâcher, je congèle ! C'est superpratique... »

Alors, j'ai décidé de tenter la méthode Weight Watchers, en me disant que c'était mon dernier essai de régime. Mais j'ai vite découvert que ce n'est pas un régime ! Au début, j'avais tellement l'habitude de frustrer mon corps et mon esprit que je ne consommais même pas le nombre de ***ProPoints***® qui m'était recommandé ! Dès que j'ai compris qu'il fallait pourtant respecter ce quota, ma perte de poids s'est amorcée très vite et j'ai maigri très régulièrement : moins 10 kilos en 6 mois.

Finies les « diètes » violentes qui se terminent systématiquement par des débordements. Aujourd'hui, je suis stabilisée depuis plus de 1 an et je n'ai pas repris de poids. J'ai intégré la méthode et, sans me surveiller excessivement car mon corps a pris ses repères, j'ai vraiment acquis de nouvelles habitudes alimentaires : je cuisine beaucoup, je compose de belles assiettes colorées et variées que je mange — ou plutôt que je déguste — tranquillement, en prenant le temps de les savourer au lieu de me « remplir ». Face à un aliment « 100 % plaisir », un dessert au restaurant par exemple, je prends le temps de m'interroger : en ai-je vraiment envie, ai-je faim ? Si la réponse est oui, je me l'autorise sans culpabilité. Sinon… j'oublie : je ne mange plus pour compenser, j'ai retrouvé une vraie sérénité face à la nourriture.

J'ai retrouvé le plaisir de m'habiller

Depuis que j'ai perdu du poids, je suis passée du 42-44 au 38 ! Je me sens légère et rajeunie, je n'ai plus de problème de genoux et mon taux de cholestérol a diminué de moitié : c'est une véritable renaissance ! Je suis fière d'avoir réussi à perdre ce poids à mon âge, cela me prouve, ainsi qu'à tout le monde, qu'on peut maigrir même quand on n'a plus 30 ans…

Le commentaire de Weight Watchers

Prendre du poids avec l'âge n'est pas une fatalité. Certes, vouloir conserver le même poids à 50 ans qu'à 18 ans n'est pas très réaliste, mais peser 10 kg de plus qu'à 40 ans n'est pas non plus l'idéal… Cependant, il peut être un peu plus difficile de perdre du poids, d'où la nécessité d'avoir une alimentation équilibrée, variée, laissant la part au plaisir de manger, pour prendre le temps de l'amaigrissement et surtout les bonnes habitudes qui vont permettre de maintenir son poids.

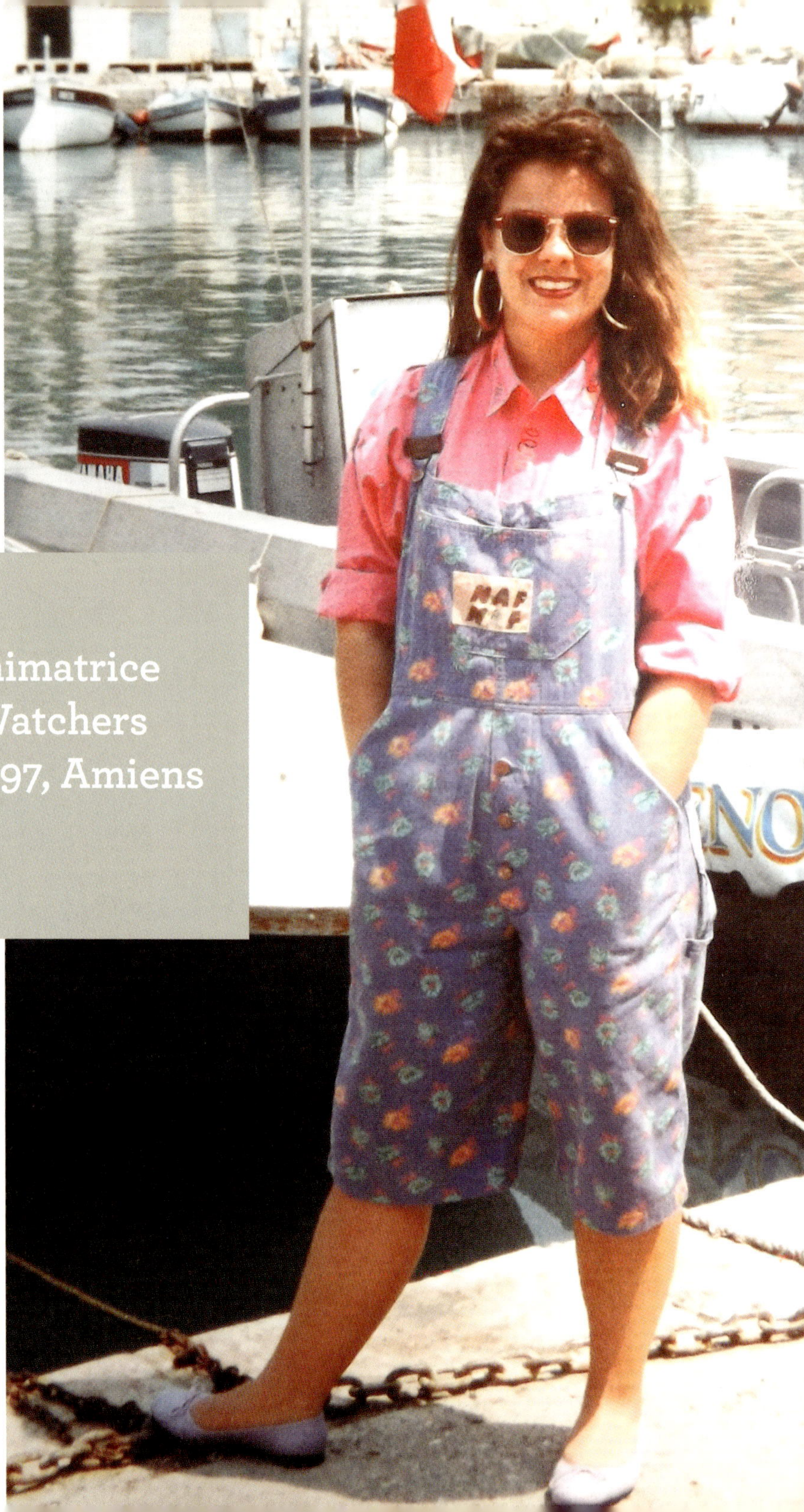

Valérie

41 ans, animatrice Weight Watchers depuis 1997, Amiens

- 18 kg

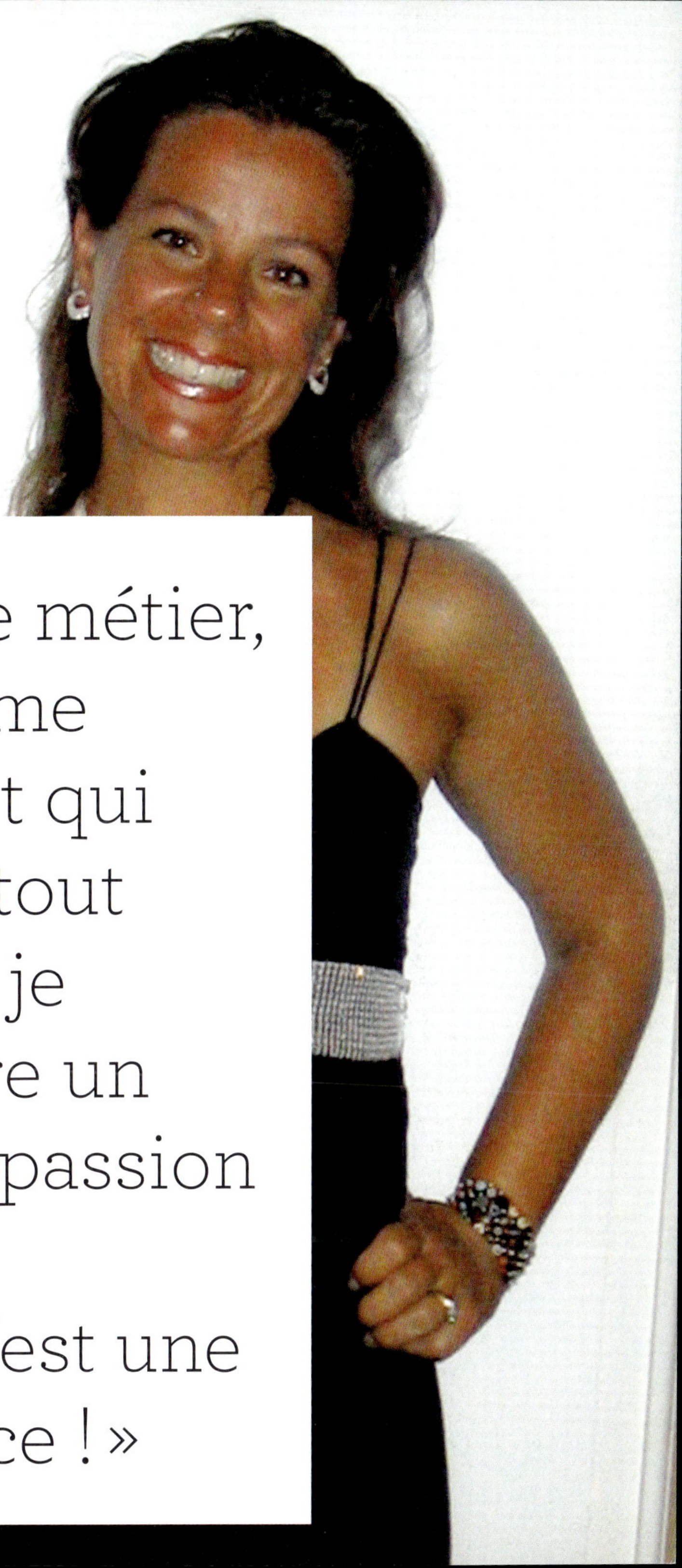

« J’adore ce métier, dont je ne me lasse pas, et qui m’apporte tout autant que je donne. Faire un métier par passion n’est pas si fréquent, c’est une vraie chance ! »

Pourquoi je suis devenue animatrice

Originaire de Nice, j'ai toujours eu depuis l'adolescence des soucis avec mon poids. J'ai donc suivi le programme Weight Watchers en 1988 et j'ai maigri. Mais je n'avais pas tout à fait intégré l'intérêt de la stabilisation et, après deux déménagements successifs (le second pour aller à Amiens), entre nouvelles habitudes et changements de vie, j'ai recommencé à mal manger, et donc à grossir.

J'étais alors responsable dans un magasin de vêtements, il fallait porter les tenues « maison », qui s'arrêtaient au 42-44 mais dans lesquelles je ne rentrais plus !

Comme je savais que la méthode Weight Watchers fonctionnait bien, je me suis donc réinscrite en 1996. J'ai perdu 18 kilos en 7 mois, et j'ai retrouvé avec bonheur ma taille 38 !

J'étais de plus en plus convaincue par cette méthode globale

> « Quel bonheur de les voir progresser, reprendre confiance et motivation, jusqu'à parvenir ensemble à atteindre leurs objectifs ! »

Au fur et à mesure des réunions, je prenais vraiment conscience de leur intérêt, du soutien qu'elles m'apportaient. L'animatrice me prenait souvent en exemple. En avril 1997, alors que j'étais en stabilisation, elle est partie à la retraite et elle m'a proposé de la remplacer et d'entrer à mon tour dans la grande aventure Weight Watchers. Un heureux concours de circonstances !

J'adore ce métier, dont je ne me lasse pas, et qui m'apporte tout autant que je donne. Faire un métier par passion n'est pas si fréquent, c'est une vraie chance ! J'ai la sensation d'avoir une véritable utilité, d'apporter aide et soutien aux adhérents, de travailler avec eux à leur réussite. Quel bonheur de les voir progresser, reprendre confiance et motivation, jusqu'à parvenir ensemble à atteindre leurs objectifs ! Pour beaucoup d'adhérents, Weight Watchers est la dernière chance, et notre meilleure publicité, c'est le bouche à oreille parce que ça marche !

> **« Pour beaucoup d'adhérents, Weight Watchers est la dernière chance, et notre meilleure publicité, c'est le bouche à oreille parce que ça marche ! »**

Chez Weight Watchers, mon parcours réussi me permet de mieux soutenir et de donner confiance aux autres. Nous prouvons qu'il est possible non seulement de maigrir, mais aussi de rester mince sur le long terme : finalement, maigrir n'est qu'une étape, la vraie finalité est de parvenir à maintenir son poids. J'ai souffert à une période de ma vie de mes kilos en trop et les efforts que j'ai faits me permettent de rassurer, avec raison, les nouvelles adhérentes qui n'osent plus y croire : Weight Watchers leur montre que c'est possible !

Mon travail est tout sauf routinier – j'ai plus que doublé les réunions sur Amiens et j'ai également un rôle de coordination des équipes sur tout un secteur –, nous avons de nombreuses formations, nos groupes d'adhérents sont toujours différents, et je trouve cela très enrichissant, professionnellement et personnellement.

Certains adhérents restent avec nous pendant plusieurs mois, voire plusieurs années, et je trouve formidable de créer des échanges entre des personnes qui ne se seraient sans doute jamais croisées (et encore moins parlé) dans la vie « normale », mais qui, ici, se réunissent avec un même but, s'entraident les unes les autres et nouent même de solides amitiés. Les réunions sont un atout essentiel en plus du programme alimentaire : elles apportent des informations, mais aussi du soutien, de l'aide, un contact humain chaleureux et encourageant qui font vraiment la différence. Nous arrivons toujours à redonner du courage pendant les moments de démotivation ou de doute, à trouver des solutions aux différents obstacles, à positiver ensemble… C'est incroyablement plus efficace que de pleurer seul devant son miroir ou ses placards !

Le commentaire de Weight Watchers

L'animatrice est le cœur de la réunion, c'est elle qui accueille, guide, conseille, félicite, remotive, bref c'est celle qu'on a envie de revenir voir chaque semaine ! La plupart des animatrices sont des femmes qui ont suivi le programme, adhéré à son efficacité et qui souhaitent « boucler la boucle » en aidant à leur tour des personnes à maigrir. C'est bien plus qu'un métier.

Karima Auparavant, j'avais consulté un nutritionniste mais je le voyais une seule fois par mois. Du coup je ne me surveillais vraiment que la semaine avant mon rendez-vous ! Ma réunion hebdomadaire a donc été un excellent garde-fou, d'autant que, par chance, elle avait lieu le lundi… j'étais donc sage le week-end !

Évelyne J'ai fréquenté assidûment le site Internet car c'est une mine d'idées de menus et de recettes gourmandes. J'ai aussi beaucoup apprécié d'y trouver les nombreux témoignages, parfaits pour me remotiver quand j'en avais besoin… Super utile, et parfaitement complémentaire des réunions !

Laëtitia Un an et demi après ma stabilisation, je suis toujours inscrite sur le site et je continue de le fréquenter régulièrement pour découvrir de nouvelles recettes, calculer le nombre de *ProPoints*® d'un aliment nouveau, lire des articles…

Alizé Le site est vraiment ludique et agréable. J'ai notamment beaucoup utilisé le créateur de recettes pour comptabiliser le nombre de *ProPoints*® d'une recette, et le suivi de poids et de mensurations a vraiment accru ma motivation.

Émilie Je suis devenue plus sûre de moi, j'ai le contact extrêmement facile et je prends sans difficulté la parole à une réunion… En fait, mon comportement a changé, je me suis « affirmée » dans tous les domaines : par exemple, moi qui rêvais de sensations fortes, j'ai fait du saut à l'élastique, en parachute… Je m'autorise tout, plus rien ne m'arrête !

Angélique Je me suis acheté un jean ! Je n'en avais pas porté depuis mon adolescence tellement je me trouvais moche dedans… Aujourd'hui, c'est mon vêtement de prédilection, je devrais même dire mon uniforme !

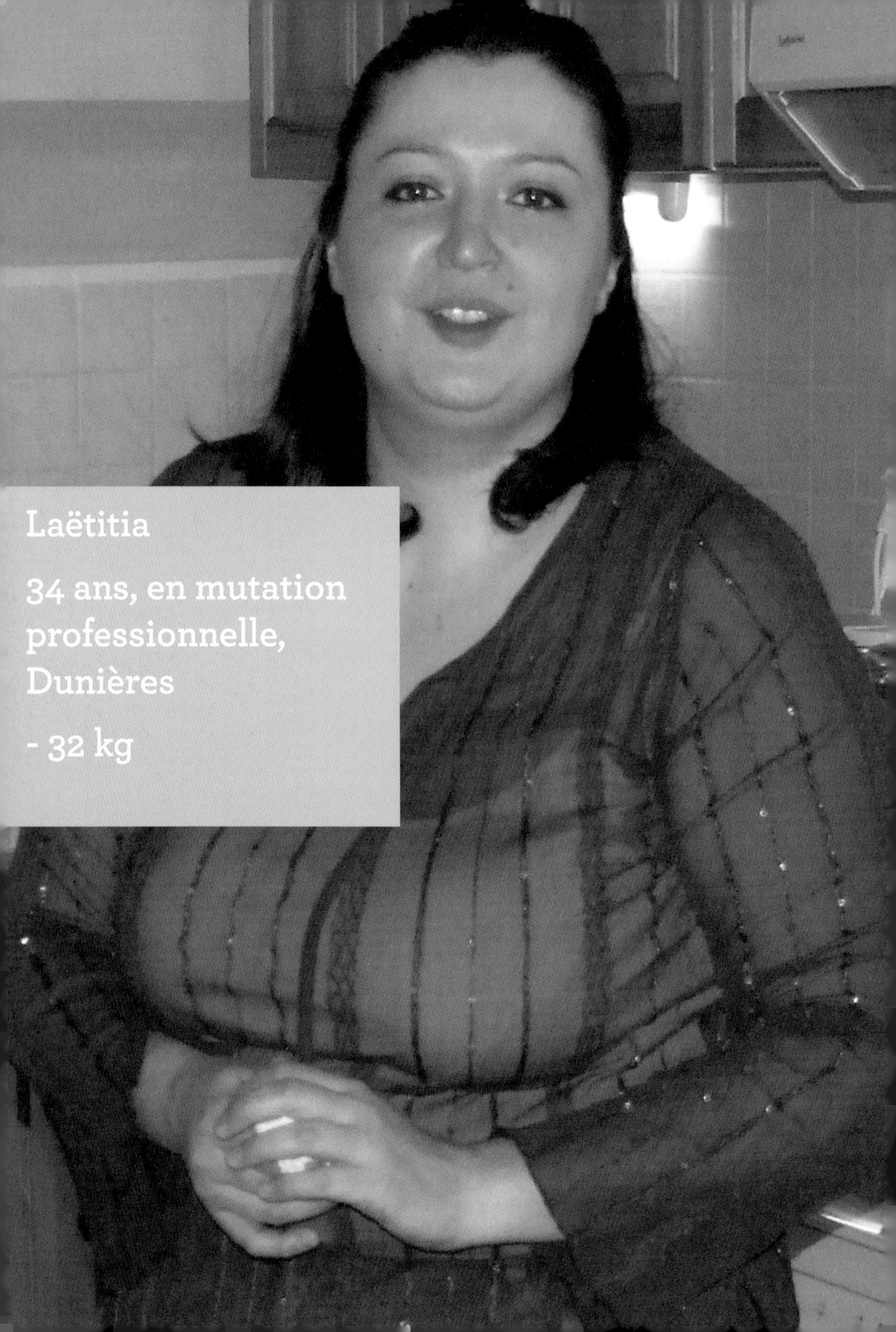

Laëtitia

34 ans, en mutation professionnelle, Dunières

- 32 kg

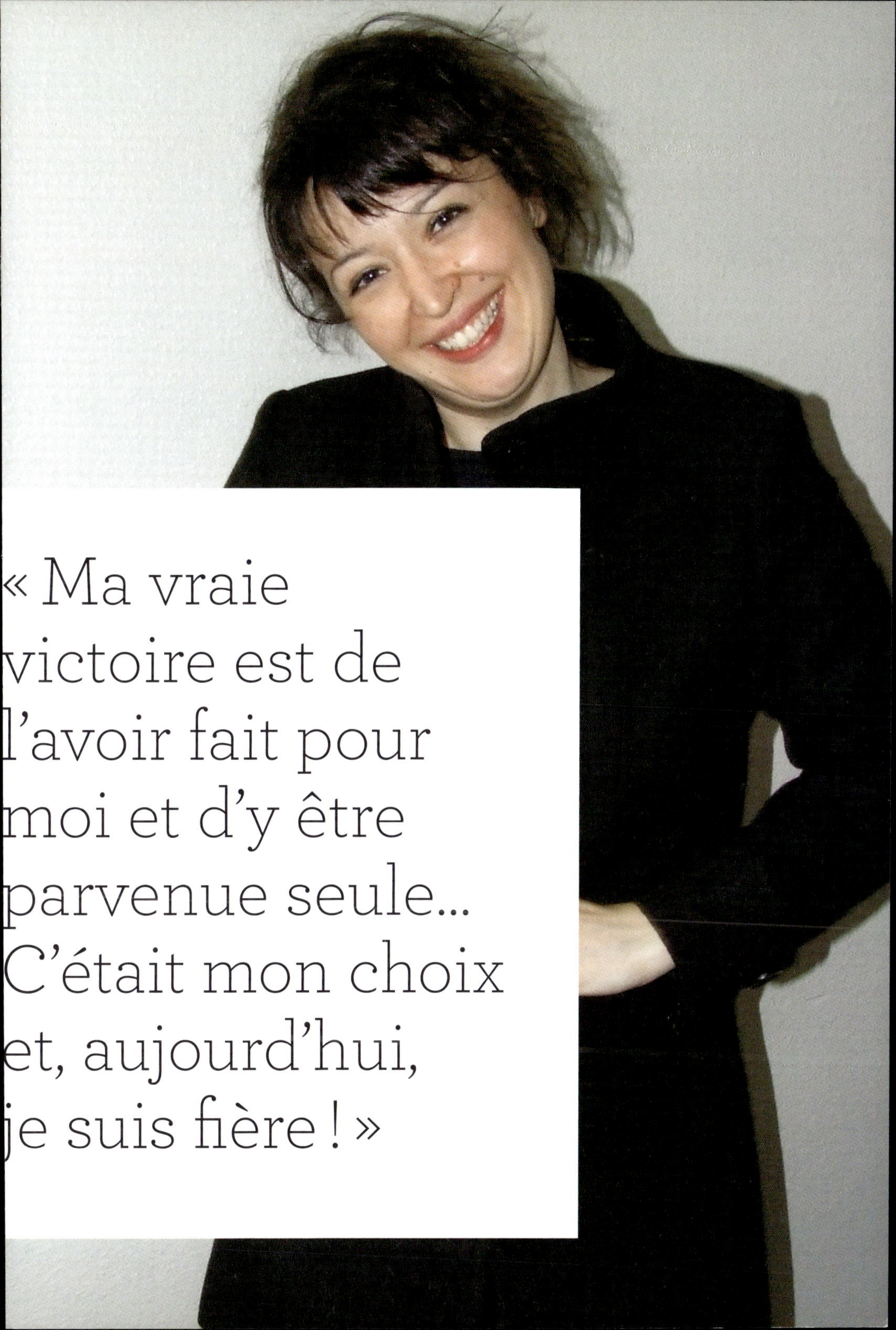

« Ma vraie victoire est de l'avoir fait pour moi et d'y être parvenue seule… C'était mon choix et, aujourd'hui, je suis fière ! »

J'ai essayé divers genres de régimes

J'ai commencé à grossir vers 20 ans avec de gros soucis d'équilibre de repas. J'ai consulté fréquemment des médecins nutritionnistes ou des diététiciennes, j'ai aussi essayé divers genres de régimes (soupe au chou, sachets hyperprotéinés, hypocaloriques, etc.), mais le schéma était toujours le même avec ou sans médecin : je perdais 5 kilos, et j'en reprenais 10 deux ou trois mois après. En fait, je mangeais beaucoup trop, trop gras, et en plus je ne faisais aucun sport.

Par chance, j'ai perdu sans difficulté les kilos que j'avais pris lors de mes grossesses (deux fois 10 kilos environ), mais pour les autres, rien n'y faisait.

Au bout d'un moment, j'en ai eu assez, et j'ai tout abandonné

Pendant 5 ans, je n'ai plus rien contrôlé, j'avais d'autres préoccupations. Je m'étais en quelque sorte résignée à mourir obèse. Pourtant, je me sentais mal, j'étais en souffrance, très agressive quand on me parlait de ma corpulence, même quand c'était pour me rassurer (« tu te portes bien »). J'étais blessée, et je n'avais plus aucune considération pour moi-même : je m'étais enfermée dans ma souffrance, il ne fallait rien me dire…

« Il existait forcément une méthode pour moi, mais je savais aussi que j'étais incapable de me priver de manger. »

Le déclic ?

Des retrouvailles avec des amis de la faculté que je n'avais pas vus depuis de nombreuses années : 15 jours avant, j'en étais déjà malade car j'avais pris 32 kilos depuis ! J'étais métamorphosée, ce n'était plus moi, je me sentais complètement déformée. Quand j'ai vu qu'une ancienne bonne copine étudiante, avec deux enfants, était devenue mannequin et avait conservé et entretenu une silhouette parfaite, j'étais littéralement effondrée. Un gros coup de blues... Je me suis donc dit qu'il existait forcément une méthode pour moi, mais je savais aussi que j'étais incapable de me priver de manger.

Je me suis inscrite sur le site Web de Weight Watchers

Alors j'ai réfléchi et je me suis souvenue qu'à chaque fois qu'on m'avait dit du bien d'un régime, c'était Weight Watchers. Pourtant, j'étais un peu réticente, d'une part parce que j'avais aussi entendu beaucoup d'idioties et, d'autre part, parce que je ne m'imaginais pas du tout assister à des réunions où on allait me dire ce qu'il faudrait que je fasse !

« Je voulais être ma seule juge. En revanche, j'ai joué la carte du "100 % honnêteté" envers moi-même. »

Une nuit d'insomnie, je suis allée regarder leur site... et je m'y suis inscrite pour 3 mois. Histoire de leur « donner une chance », me disais-je ! De toute façon, mon objectif n'était même plus de maigrir, mais au moins de ne plus grossir.

Pour moi, il n'était pas question d'aller aux réunions car je n'aime pas trop ce côté « communauté », et je n'ai prévenu personne de ma démarche. J'estimais que cela ne regardait que moi, je ne voulais pas qu'on me « coupe les pattes ». Je voulais être ma seule juge. En revanche, j'ai joué la carte du « 100 % honnêteté » envers moi-même.

Petit à petit, j'ai transformé mes recettes régionales

Au tout début, je me suis contentée de regarder le site après chaque repas : comme je faisais des tas de bêtises, cela me permettait d'en prendre conscience et de me corriger progressivement.

J'ai aussi commencé à adapter ma cuisine car, d'origine bretonne, j'avais la main lourde sur le beurre et la crème ! J'ai donc transformé mes recettes régionales, trouvé des astuces, je calculais le nombre de ***ProPoints***® des recettes et j'adaptais les quantités.

Quand je recevais à la maison, cela me faisait rire — et me réconfortait — que mes convives mangent Weight Watchers sans le savoir... Car je n'ai rien dit, pas même à ma mère, avant d'avoir perdu une quinzaine de kilos et que l'on commence vraiment à m'interroger !

J'ai également consulté des forums, mais sans y participer : je me contentais d'y piocher les informations qui me manquaient. Puis j'ai fréquenté le site tous les soirs, comme pour faire un point avec moi-même. Au bout d'un moment, je me suis remise à marcher : je me sentais bien moins essoufflée et transpirante, alors je pouvais promener ma fille dans sa poussette sur des kilomètres !

En un an, j'ai perdu 32 kg...

En un an, j'ai perdu 32 kg et attaqué ma période de stabilisation. En famille, tout le monde mangeait la même chose et j'adaptais les quantités pour les enfants (et les desserts) et même mon mari a perdu 17 kg ! Cela fait maintenant un an et demi que mon poids est stable (malgré un petit écart de 2-3 kg lié au stress d'un changement d'orientation professionnelle). Je me surveille, mais je ne « compte » plus : je ne voulais pas être obsédée par le calcul des ***ProPoints***®, pour moi c'était une aliénation...

« Je me surveille, mon poids est stable, mais je ne " compte " plus. »

Mais j'ai gardé les bonnes habitudes alimentaires et, surtout, j'ai retrouvé les sensations : quand je vois tout ce que j'étais capable d'engloutir avant, cela m'effraie parfois.

C'était mon choix et, aujourd'hui, je suis fière

Ma vraie victoire est de l'avoir fait pour moi et d'y être parvenue seule, d'avoir eu assez de volonté... C'était mon choix et, aujourd'hui, je suis fière d'avoir participé au casting Weight Watchers et d'être allée à Paris pour figurer dans la publicité pour la méthode !

Enfin, j'ai eu le plaisir de voir mes enfants apprendre spontanément à manger mieux, sain, tout en prenant beaucoup de plaisir à table.

Le commentaire de Weight Watchers

Comme le programme Weight Watchers n'est pas un régime mais plutôt une « rééducation alimentaire », tous les outils mis à disposition sur Internet permettent de perdre du poids avec une alimentation équilibrée, de délicieuses recettes pour toute la famille et même un programme d'activités physiques pour ceux qui manquent d'idées.

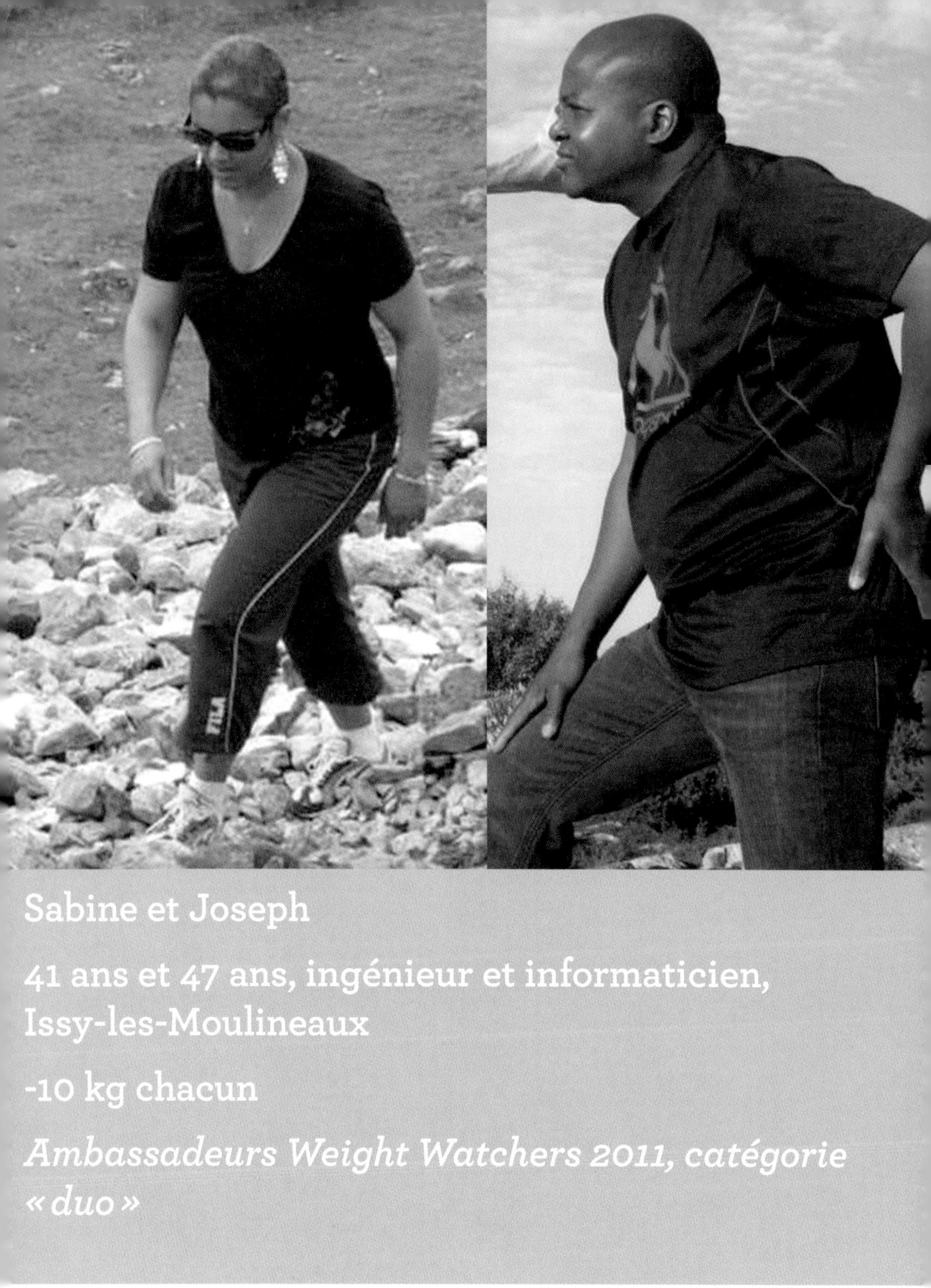

Sabine et Joseph

41 ans et 47 ans, ingénieur et informaticien, Issy-les-Moulineaux

-10 kg chacun

Ambassadeurs Weight Watchers 2011, catégorie « duo »

5

« À deux, c'est mieux ! Ensemble, nous avons retrouvé nos années de jeunesse ! »

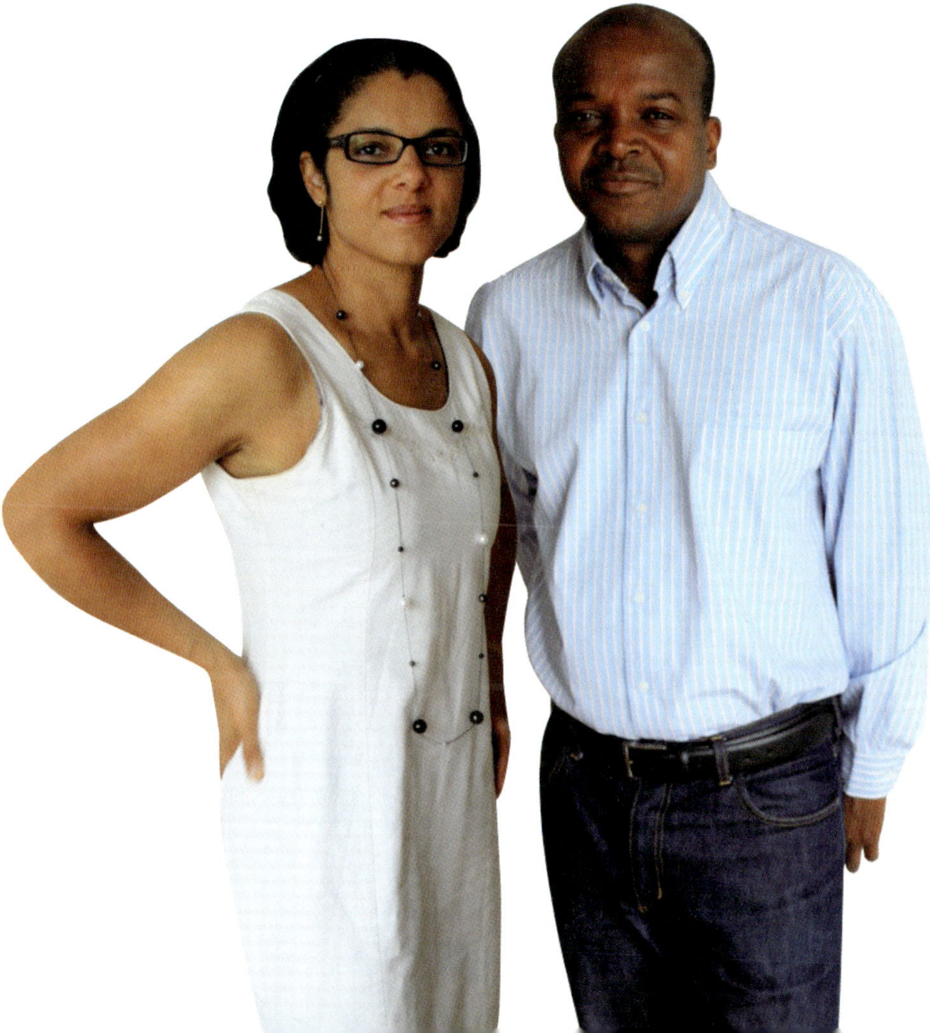

Nous étions mal à l'aise dans notre silhouette

Même si nous avions l'impression de manger plutôt sainement, nous étions tous deux en surpoids et mal à l'aise dans notre silhouette qui s'était alourdie au fil des années. Avec le recul, nous avons réalisé que nous mangions souvent trop, que nous ne compensions pas vraiment nos excès et avions moins d'activité physique.

C'est Sabine qui a eu le déclic à 40 ans en réalisant que plus le temps passait, plus le surpoids serait difficile à perdre avec l'arrivée progressive de la ménopause. Nous avions déjà testé un ou deux régimes que nous abandonnions toujours rapidement.

« Nous avons maigri ensemble en réapprenant les gestes simples de la cuisine de tous les jours. »

Nous recherchions une méthode durable

Nous cherchions absolument une méthode qui soit durable pour acquérir une véritable éducation nutritionnelle : l'intérêt, selon nous, était vraiment d'apprendre à contrôler notre poids sur la durée pour ne plus regrossir !

Sabine a voulu s'engager la première dans la méthode Weight Watchers, et m'a convaincu. J'étais plutôt sceptique et pas très enthousiaste au départ ! Mais, ensuite, tout s'est enclenché assez facilement : nous calculions ensemble notre budget ***ProPoints***® quotidien, avions replanifié nos courses pour les faire plus souvent et avec plus de produits frais, et nous avons pris l'habitude de cuisiner à l'avance pour ne jamais manquer de temps et pouvoir également emporter notre « gamelle » au travail...

Quand l'un dérapait, l'autre servait de garde-fou

Nous avons maigri ensemble en variant nos menus et en réapprenant les gestes simples de la cuisine de tous les jours. Nous continuons d'aimer les bonnes choses comme le vin, le pain ou le foie gras, mais nous en mangeons moins, en le choisissant d'excellente qualité pour nous faire vraiment plaisir ! Nous savons aussi rattraper nos petits excès et réajuster nos repas pour les rééquilibrer alors qu'avant, même avec un gros repas, le suivant était toujours aussi copieux.

Aujourd'hui, nous sommes tous les deux au stade de stabilisation. Nous continuons d'assister ensemble aux réunions... et avons l'impression d'avoir tous les deux retrouvé nos années de jeunesse !

Le commentaire de Weight Watchers

À deux, c'est mieux ! Passé l'enthousiasme des premières semaines, il arrive que la motivation ne soit pas au rendez-vous pour aller en réunion. Si l'on est deux, il y en a toujours un pour « booster » l'autre. Et quand en plus les deux sont dans la même maison, cela simplifie la préparation des repas, et la tentation de « dérailler » devient plus difficile devant quelqu'un qui continue à garder les bonnes habitudes.

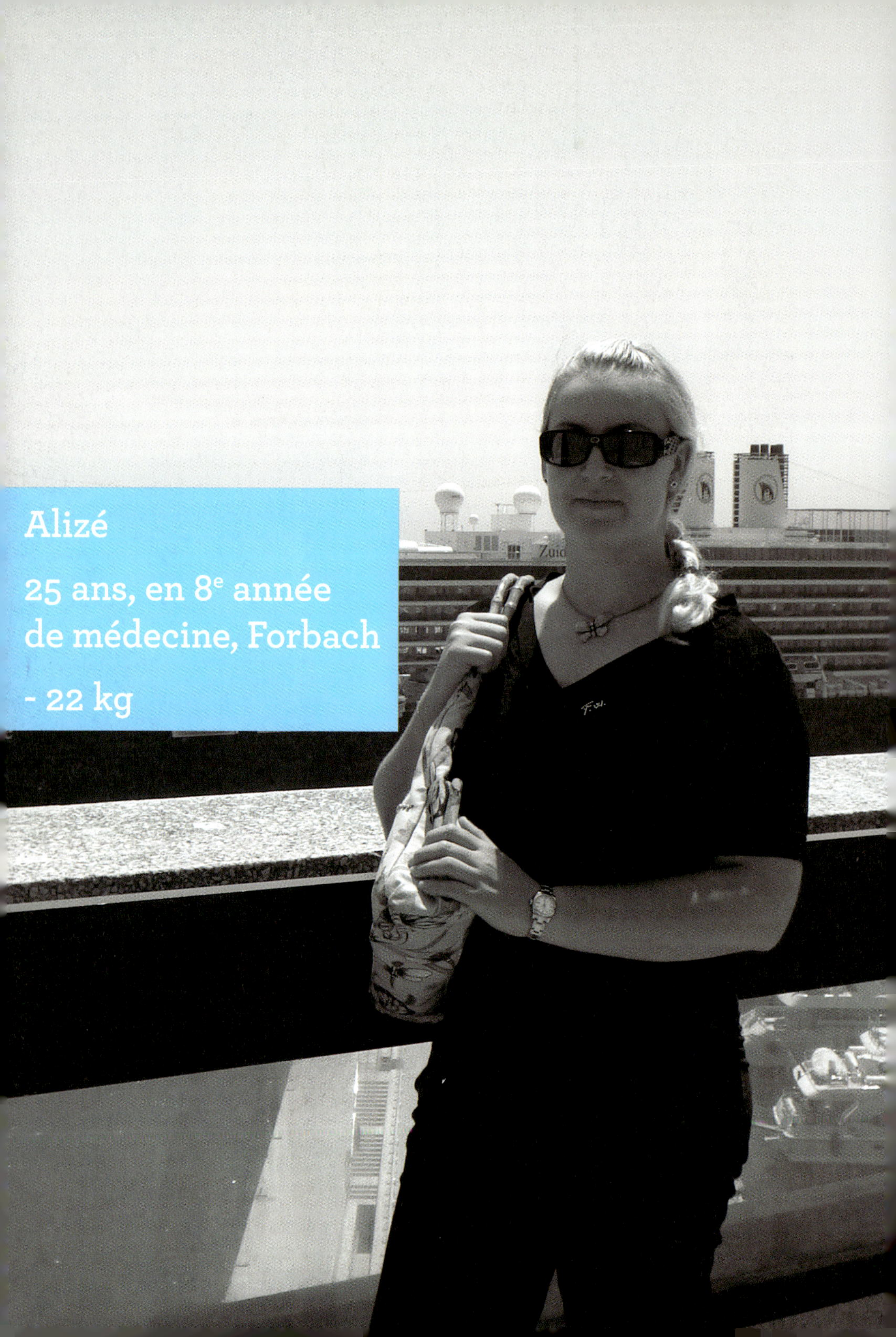

Alizé

25 ans, en 8e année de médecine, Forbach

- 22 kg

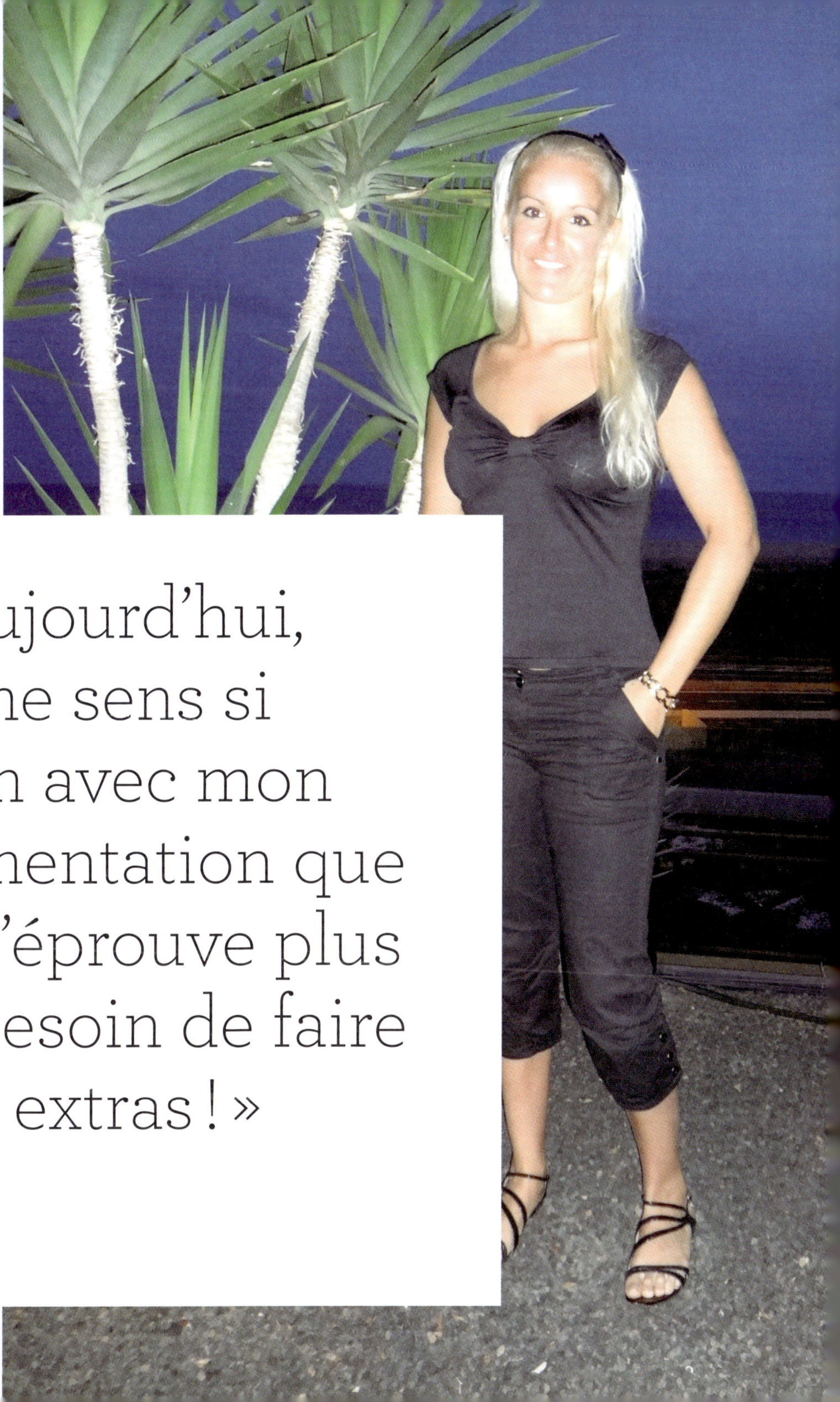

« Aujourd'hui, je me sens si bien avec mon alimentation que je n'éprouve plus le besoin de faire des extras ! »

Je grignotais non-stop pendant que je travaillais

J'ai commencé à grossir pendant ma première année de médecine : entre le stress du concours, la lourdeur des révisions et le fait de vivre seule, mon alimentation est vraiment « partie en vrille » ! Je faisais des repas anarchiques (sandwichs et fast-foods à répétition) et je grignotais non-stop pendant que je travaillais.

Bilan : plus 15 à 20 kilos et une vraie transformation de ma silhouette. Du coup, j'ai enchaîné les régimes pendant plusieurs mois. Mais même quand je perdais du poids, j'étais tellement frustrée et privée que je craquais et culpabilisais aussitôt.

La première réunion m'a emballée

« En réunion, l'ambiance était sympathique et conviviale... J'y ai appris beaucoup de choses.

Aujourd'hui, j'y retourne pour rester motivée et motiver les nouvelles adhérentes ! »

Heureusement pour moi, ma meilleure amie et sa mère m'ont poussée à m'inscrire chez Weight Watchers. J'avoue que j'étais assez sceptique, que j'avais peur que ça soit trop contraignant. Je me trouvais surtout de faux prétextes !

Elles m'ont alors entraînée à une première réunion qui m'a littéralement emballée ! L'ambiance était sympathique et conviviale, les autres adhérents vraiment à l'écoute, et j'y ai appris beaucoup de choses... Cela m'a convaincue et quand j'y suis retournée la semaine suivante, j'avais perdu 2,8 kilos : de quoi vraiment y croire et me motiver !

J'ai trouvé la méthode très simple

« J'ai appris à faire des choix plus raisonnables sans me priver. Et je fais vraiment attention à consommer 5 fruits et légumes par jour ! »

Entre juillet 2009 et mars 2010, j'ai perdu 22 kilos puis me suis stabilisée, sans vraiment de difficultés. J'ai trouvé la méthode très simple à intégrer et à appliquer.

J'ai commencé à faire de vrais repas à heures fixes qui, avec une collation l'après-midi, m'ont évité les grignotages, et j'ai aussi augmenté ma consommation de fruits et de légumes. Lors de mes sorties, j'ai également appris à faire des choix plus raisonnables sans me priver : avant, j'accumulais toutes les erreurs possibles (du gras, du fromage, du chocolat, etc.). Je cuisine beaucoup plus, je me suis offert beaucoup de livres de recettes Weight Watchers et, d'ailleurs, toute ma famille adore quand je rentre le week-end pour leur préparer des petits plats légers mais délicieux !

Aujourd'hui, j'ai renoué avec une activité physique et je bouge plus au quotidien, je pratique surtout la marche et un peu de natation et d'équitation.

Sur le plan alimentaire, j'ai conservé mes bonnes habitudes

Lors de mes gardes, par exemple, je n'hésite pas à apporter des plats que j'ai cuisinés qui sont bien meilleurs que la nourriture de l'hôpital et qui m'évitent de céder aux diverses tentations... J'ai tout simplement appris à dire non, avec politesse mais fermeté !

Finalement, aujourd'hui, je me sens si bien avec mon alimentation que je n'éprouve plus vraiment le besoin de faire des extras !

Le commentaire de Weight Watchers

Beaucoup de personnes sont réticentes à l'idée de la réunion. Certains mythes ont la vie dure, tels que la pesée en public, les réprimandes en cas de reprise de poids ou, au contraire, des applaudissements en cas de perte de poids, etc. La réunion, c'est surtout un endroit où tout le monde se retrouve pour la même raison : perdre du poids ! Or avoir un objectif commun, ne pas se sentir jugé, pouvoir échanger sur ses difficultés ou ses réussites, ce n'est pas quelque chose que l'on peut faire partout.

La réunion, cela ne s'explique pas, il faut y venir pour comprendre.

Béatrice J'avais de Weight Watchers une vision un peu désuète, et j'ai rencontré une équipe moderne, pleine de bon sens et des « membres » proches de mes préoccupations de femme moderne et active.

Alizé Je retourne en réunion une fois par mois environ pour garder un pied dans la méthode mais aussi pour revoir des adhérentes avec lesquelles j'ai sympathisé, pour soutenir les nouvelles... Le fait d'avoir réussi fait de nous des modèles qui peuvent vraiment les aider et les motiver.

Évelyne Un an après l'arrêt du programme, je continue d'aller aux réunions chaque semaine : cela me sert de garde-fou. C'est un moment sympathique et convivial et j'aime les contacts humains. Et puis j'ai entraîné des amies à s'inscrire, alors... Je viens aussi pour les soutenir et les motiver !

Sophie Ma réunion étant le mardi soir, je faisais mes menus pour la semaine juste après, quand j'étais encore « dans l'ambiance », puis mes courses le mercredi, avec une liste précise. Ainsi, pas de dérapage stupide !

Cécile Je ne me surveille plus particulièrement : je mange juste équilibré, mais je me pèse régulièrement, et dès que je reprends un peu de poids, je retourne en réunion pour me motiver et je refais une semaine de programme !

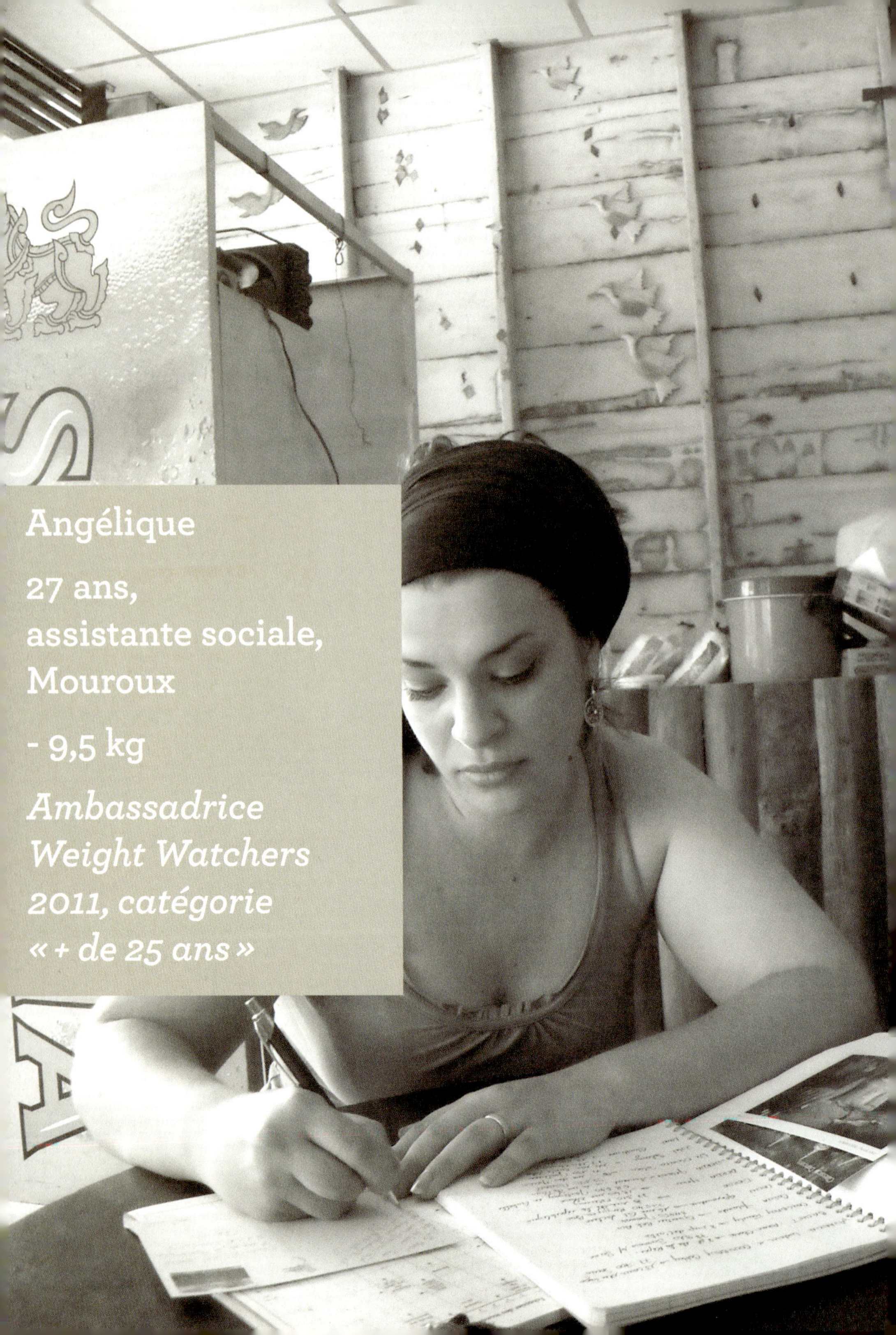

Angélique

27 ans,
assistante sociale,
Mouroux

- 9,5 kg

Ambassadrice Weight Watchers 2011, catégorie « + de 25 ans »

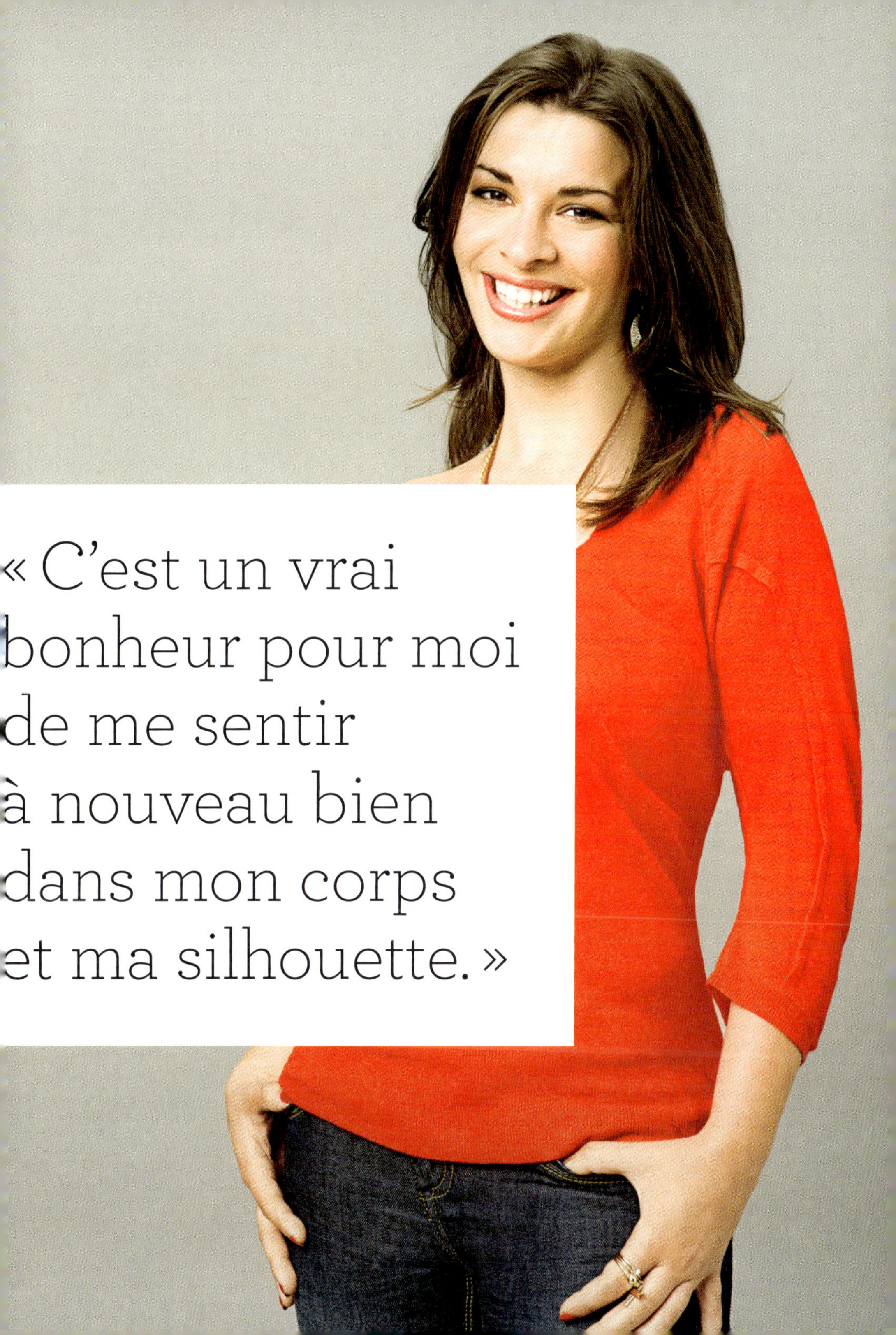

« C'est un vrai bonheur pour moi de me sentir à nouveau bien dans mon corps et ma silhouette. »

En 8 ans de vie de couple, j'ai pris 10 kg

Dès que je me suis installée en couple, j'ai pris du poids progressivement. Bonne cuisine, petites sorties au restaurant, fast-foods : en 8 ans, 10 kg se sont installés sans que je réagisse…

Et cela se voyait : je faisais 2 tailles de vêtement de plus ! Si ça ne dérangeait pas mon compagnon, moi, je n'aimais plus mon image dans le miroir, et je ne supportais pas de faire les boutiques car je me trouvais moche dans tout ce que j'essayais !

Le vrai déclic a été une consultation chez le médecin

Le médecin m'a appris que j'avais un taux de cholestérol phénoménal pour mon âge (25 ans !). Il m'a donc conseillée de manger plus équilibré. Il est vrai que je cuisinais vraiment gras, avec de grandes rasades d'huile d'olive ! Ma mère et ma sœur avaient déjà suivi le programme Weight Watchers, et je connaissais le principe que je trouvais tout à fait adapté à mon profil : pour moi, il n'était pas question de me restreindre, de m'interdire certains aliments ou, à l'inverse, de devoir absolument en consommer d'autres que je n'appréciais pas particulièrement (la viande par exemple). Je voulais également pouvoir m'accorder de petits plaisirs !

> **Il n'était pas question de me restreindre, de m'interdire certains aliments ou, à l'inverse, de devoir absolument en consommer d'autres.**

Je savais que cela serait possible avec Weight Watchers

J'ai donc assisté à ma première réunion en mai 2010. J'ai perdu 8 kg, tout doucement, en 8 mois : c'est un rythme lent, mais je perdais chaque semaine, sans faire de yo-yo, sans me priver et sans jamais avoir faim ! J'ai perdu encore 1,5 kg pendant ma stabilisation et, depuis, mon poids n'a pas bougé.

C'est un vrai bonheur pour moi de me sentir à nouveau bien dans mon corps et ma silhouette, de reprendre plaisir au shopping, et, surtout, de ne plus avoir de problème de cholestérol !

Le commentaire de Weight Watchers

**Weight Watchers est fait pour tous ceux qui aiment manger.
Se priver outre mesure ne sert qu'à provoquer des frustrations, donc des compulsions !
L'essentiel est d'apprendre pourquoi on grossit, comment on maigrit et de quelle manière on maintient son poids. Et comme dit le proverbe : qui va doucement, va longtemps !**

Comment utiliser les menus ?

Chaque journée équivaut à 27 unités ***ProPoints***®. Les déjeuners et les dîners peuvent permuter selon les envies.

Et, chaque jour, une idée recette vous est proposée.

PETIT DÉJEUNER

6 unités *ProPoints*® PAR PERSONNE

DÉJEUNER

10 unités *ProPoints*® PAR PERSONNE

COLLATION

1 unité *ProPoints*™ PAR PERSONNE

DÎNER

10 unités *ProPoints*® PAR PERSONNE

✔ **IDÉE RECETTE**

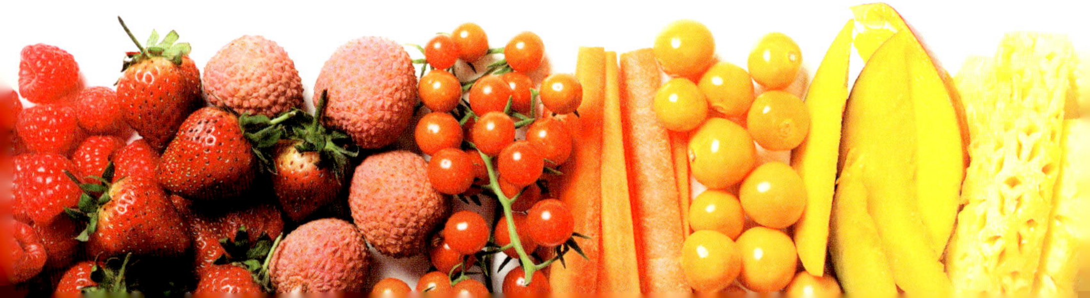

6

4 semaines de menus Weight Watchers

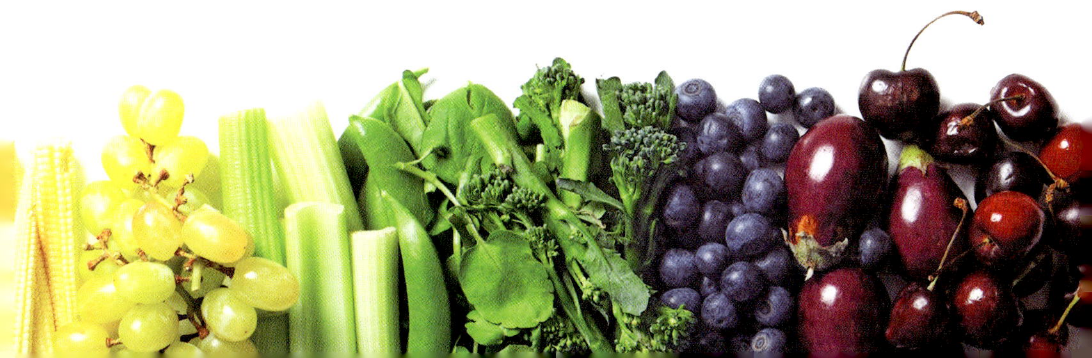

Les menus **Semaine 1** Weight Watchers

Semaine 1

JOUR 1

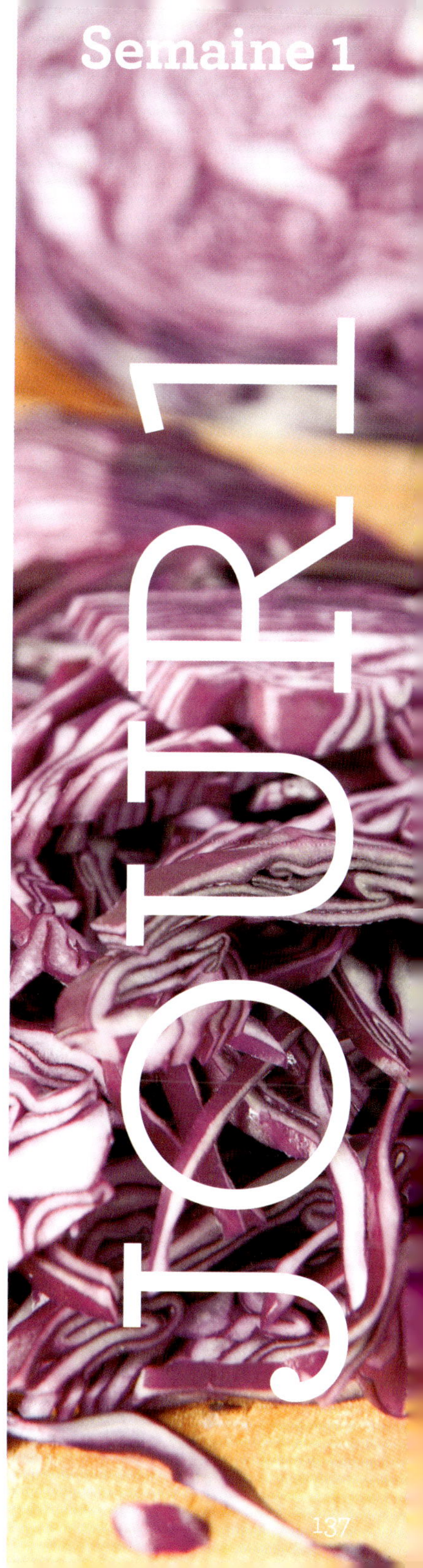

PETIT DÉJEUNER

2 c. à soupe de muesli sucré + 1 bol de lait écrémé + 2 c. à café de chocolat instantané en poudre

FRUIT ½ pamplemousse ou autre fruit de saison

BOISSON café, thé ou tisane

DÉJEUNER

ENTRÉE poireaux + 2 c. à café de vinaigrette allégée

PLAT 1 aileron de raie (120 g) poché + 1 c. à café de beurre et des câpres + 4 c. à soupe de riz

DESSERT 2 petits-suisses à 20 % + 1 kiwi ou autre fruit de saison*

✔ ***IDÉE RECETTE : REMPLACER LE DESSERT PAR UNE MOUSSE AUX CLÉMENTINES**
(voir page 138)

COLLATION

1 yaourt nature + 1 orange ou autre fruit de saison

DÎNER

ENTRÉE salade de chou rouge râpé avec 2 c. à café de vinaigrette allégée

PLAT 1 courgette farcie avec 3 c. à soupe de sauce tomate cuisinée + 1 filet de volaille (120g) + 4 c. à soupe de riz + 2 c. à café de beurre à 41 %

DESSERT 2 petits-suisses à 0 % + 1 poire ou autre fruit de saison

JOUR 1

3 unités ProPoints®
PAR PERSONNE

POUR 4 PERSONNES

PRÉPARATION : 15 MIN

CONGÉLATION : 30 MIN

MOUSSE AUX CLÉMENTINES

CHEZ LE PRIMEUR
- 4 clémentines

AU RAYON FRAIS
- 2 petits œufs
- 400 g de fromage blanc à 0 %

CHEZ L'ÉPICIER
- 3 c. à soupe de sucre en poudre
- 4 pincées de vanille en poudre

1 Presser 2 clémentines pour en recueillir le jus. Séparer les blancs des jaunes d'œufs. Fouetter les jaunes avec le sucre en poudre puis incorporer le jus de clémentine. Ajouter peu à peu le fromage blanc et mélanger jusqu'à l'obtention d'une préparation mousseuse. Monter les blancs d'œufs en neige. Les incorporer à la préparation précédente.

2 Réserver au congélateur pendant 30 minutes pour bien refroidir la mousse. Au moment de servir, peler les 2 clémentines restantes, détacher les quartiers et enlever les membranes blanches qui les entourent.

3 À l'aide de 2 cuillères à soupe, confectionner 4 quenelles de mousse, les répartir dans 4 coupelles. Entourer de quartiers de clémentine. Saupoudrer d'un soupçon de vanille.

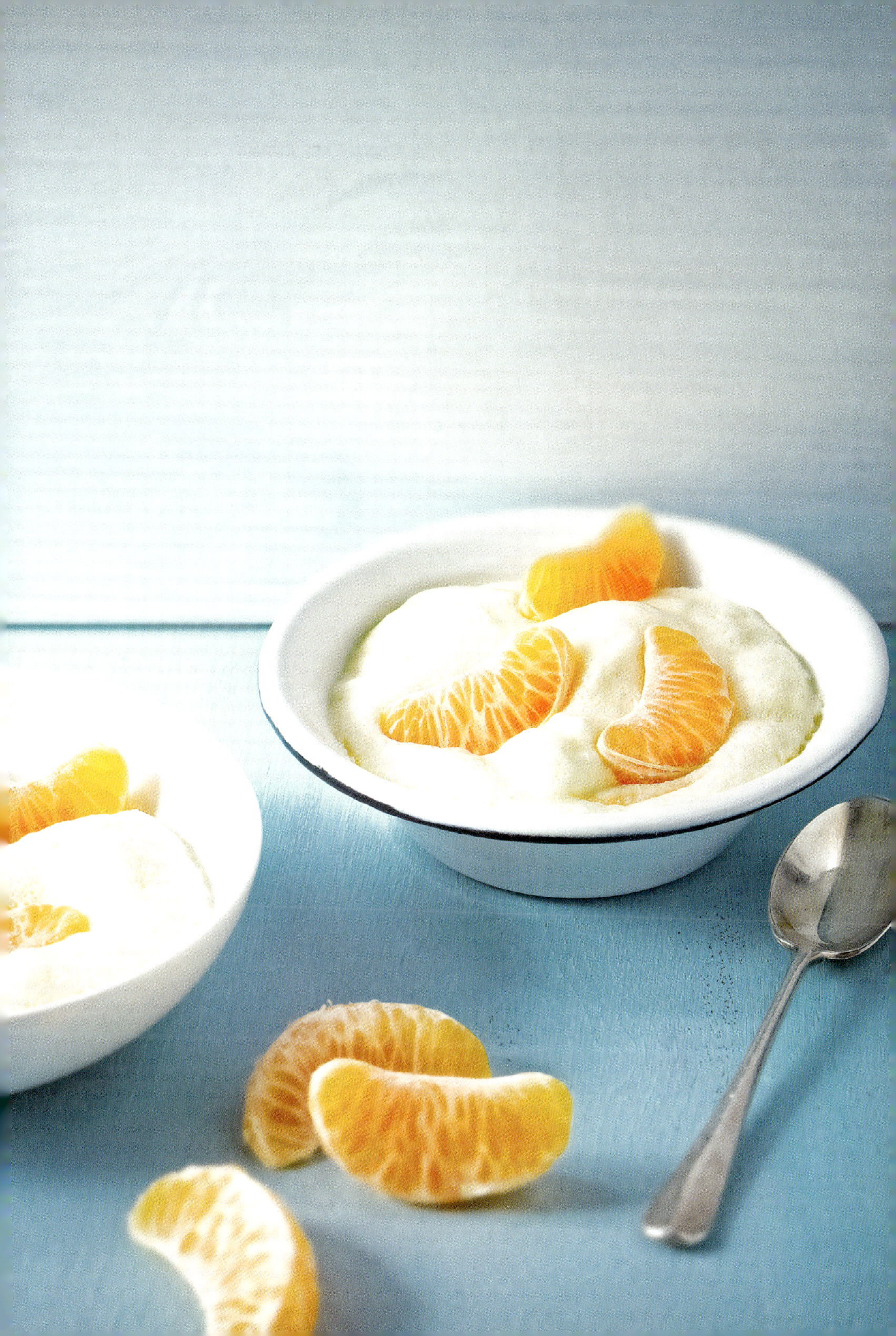

Semaine 1

JOUR 2

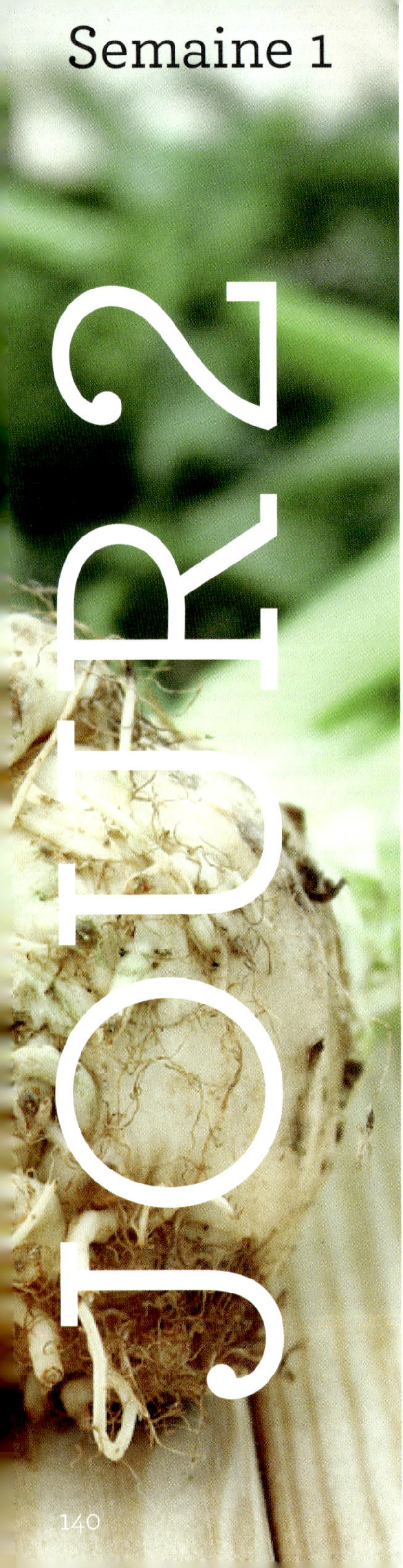

PETIT DÉJEUNER

3 biscottes + 2 c. à café de beurre à 41 % + 2 c. à café de confiture

FRUIT 1 orange ou autre fruit de saison

BOISSON 1 bol de café au lait écrémé

DÉJEUNER

ENTRÉE céleri rave râpé + assaisonnement : ½ yaourt nature, vinaigre, moutarde, sel, poivre*

✔ ***IDÉE RECETTE : REMPLACER L'ENTRÉE PAR UN BAVAROIS À LA TOMATE**
(voir page 142)

PLAT 1 pavé d'autruche (120 g) poêlé + 1 c. à café d'huile + 4 c. à soupe de pâtes au blé complet + 1 c. à soupe de crème fraîche à 15 % + 1 c. à soupe de gruyère râpé allégé

DESSERT clémentines ou autre fruit de saison

COLLATION

1 fromage blanc à 0 % (100 g)

DÎNER

PLAT 1 caille rôtie + aromates : sel, poivre, 1 à 2 c. à soupe de vin blanc + haricots verts avec 1 c. à café d'huile + 1 petite boîte de flageolets (140 g)

DESSERT 1 flan vanille (100 g) nappé de caramel + 1 pomme cuite au four saupoudrée de 1 spéculoos émietté

JOUR 3

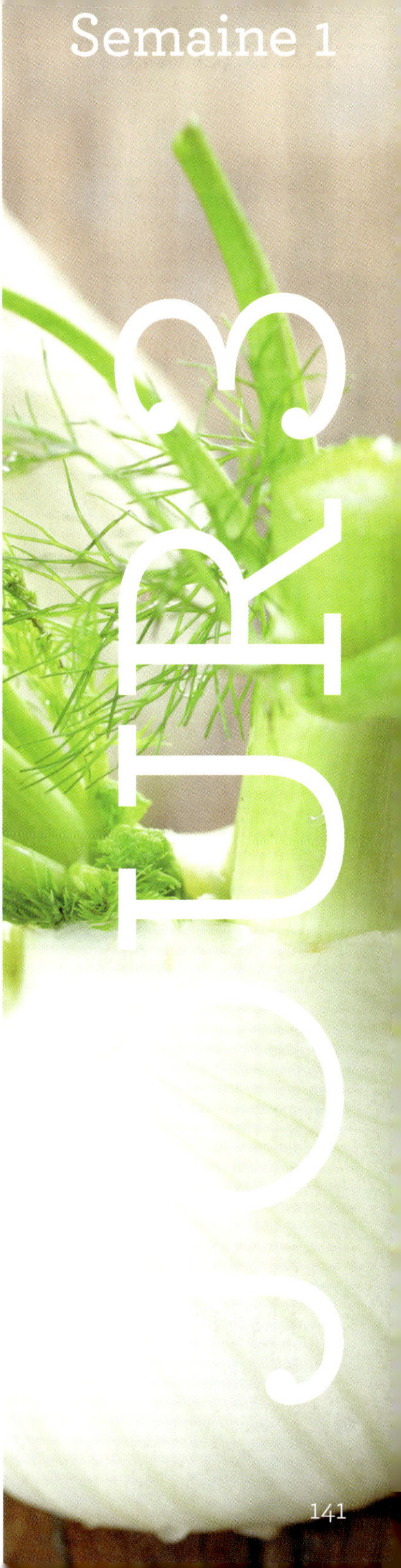

PETIT DÉJEUNER

1/5 de baguette (50 g)

LAITAGE 2 fromages frais à 0 % (50 g)

BOISSON café, thé ou tisane + 1 verre de jus de fruits frais

DÉJEUNER

ENTRÉE fenouil émincé, cuit 8 minutes à l'eau bouillante salée + 1 c. à café d'huile, vinaigre, sel, poivre, aneth

PLAT 1 filet de cabillaud (120 g) en papillote + 1 c. à soupe de crème fraîche à 15 %, aromates + 1 c. à soupe de vin blanc + 4 c. à soupe de blé concassé

DESSERT 1 yaourt nature + 1 banane ou autre fruit de saison

COLLATION

2 petits-suisses à 0 % (100 g)

DÎNER

ENTRÉE betterave en salade avec 1 c. à café d'huile + vinaigre + sel*

✔ ***IDÉE RECETTE : REMPLACER L'ENTRÉE PAR UNE SALADE CROQUANTE D'HIVER** *(voir page 144)*

PLAT 2 crêpes surgelées fourrées béchamel/jambon/fromage + épinards avec 1 c. à soupe de crème fraîche à 15 % + 2 petites pommes de terre

DESSERT 3 c. à soupe de semoule au lait

JOUR 2

1 unité ProPoints
PAR PERSONNE

POUR 4 PERSONNES
PRÉPARATION : 15 MIN
CUISSON : 20 MIN
REPOS : 4 H

BAVAROIS À LA TOMATE

AU RAYON DES SURGELÉS
- 2 c. à soupe d'échalote émincée
- 1 c. à café d'ail haché

CHEZ LE PRIMEUR
- 1 bouquet de basilic
- 60 g de roquette

CHEZ L'ÉPICIER
- 1 c. à café de fond de volaille
- 400 g de concassée de tomates
- 1 c. à soupe de vinaigre balsamique
- 5 feuilles de gélatine
- sel, poivre du moulin

AU RAYON FRAIS
- 2 c. à soupe de crème fraîche allégée à 15 %

1 Dans une casserole, faire fondre l'échalote et l'ail dans un peu d'eau avec le fond de volaille. Verser la concassée de tomates et le vinaigre. Poursuivre la cuisson pendant environ 20 minutes sur feu doux. Rectifier l'assaisonnement en sel et poivrer.

2 Retirer la préparation du feu et placer les feuilles de gélatine dans de l'eau froide pendant environ 5 minutes. Essorer les feuilles de gélatine, les déposer dans la fondue de tomates encore chaude et mélanger de façon à bien dissoudre la gélatine.

3 Rincer, sécher et ciseler les feuilles de basilic. Les incorporer dans la préparation refroidie avec la crème fraîche. Répartir la préparation dans des petits moules en silicone. Laisser prendre au réfrigérateur environ 4 heures.

4 Démouler les bavarois sur des assiettes et les servir entourés de roquette.

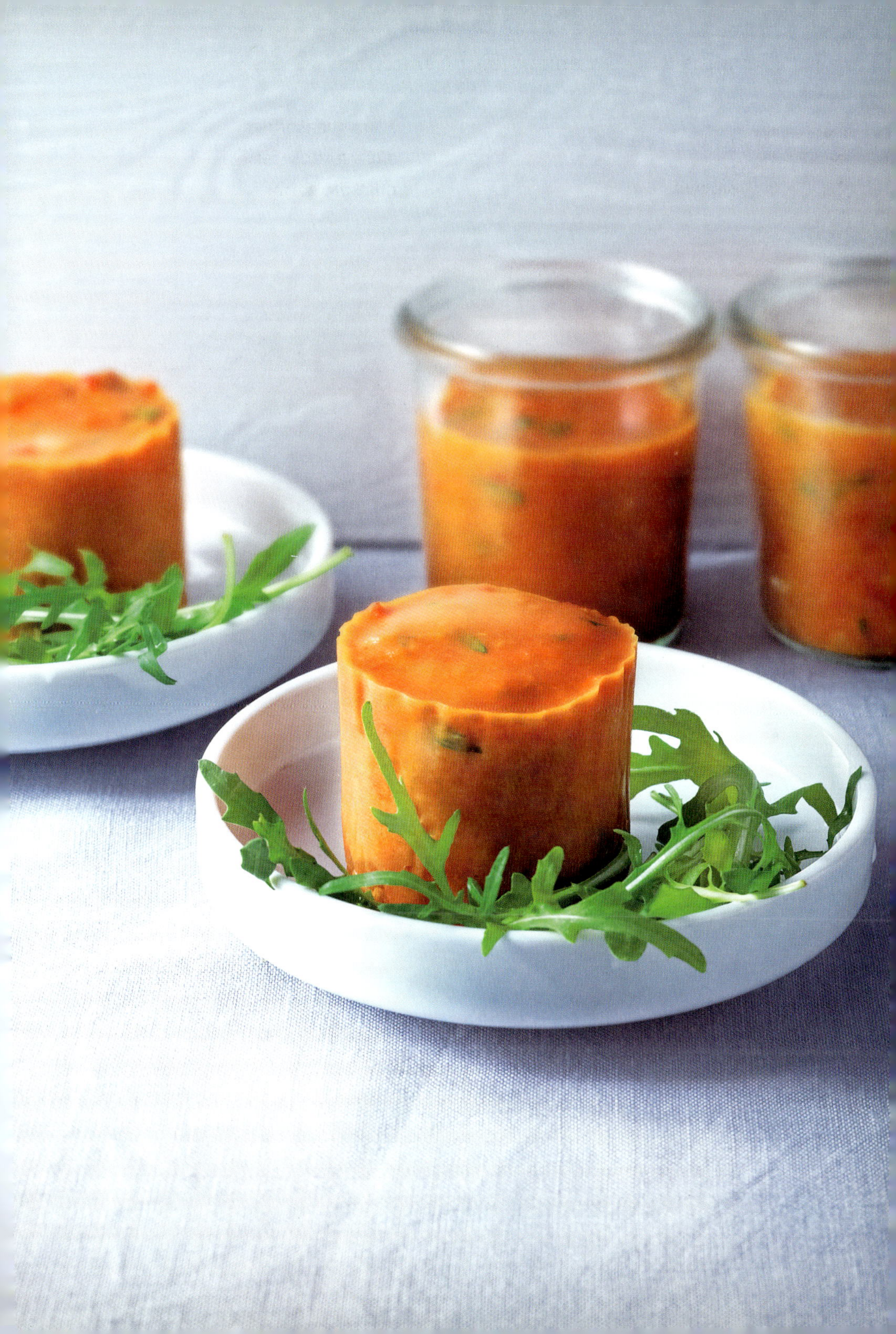

JOUR 3

1 unité ProPoints

PAR PERSONNE

POUR 4 PERSONNES

PRÉPARATION : 15 MIN

SALADE CROQUANTE D'HIVER

CHEZ L'ÉPICIER

- 1 c. à soupe de moutarde
- 1 c. à café de vinaigre de cidre
- 2 c. à café d'huile de noix
- sel, poivre du moulin

AU RAYON FRAIS

- 1 yaourt à 0 %

CHEZ LE PRIMEUR

- 300 g de carotte
- 100 g de betterave rouge, crue
- 200 g de chou blanc
- 1 gros oignon blanc
- 1 c. à soupe de persil ciselé

1 Mélanger la moutarde, le vinaigre, l'huile et le yaourt. Saler, poivrer et réserver au frais.

2 Peler et râper les carottes et la betterave à l'aide d'une grosse grille. Émincer finement le chou. Peler et couper l'oignon, le détailler en rondelles puis en petits dés.

3 Dans un saladier, mélanger tous les légumes avec l'oignon et le persil. Arroser de sauce et remuer.

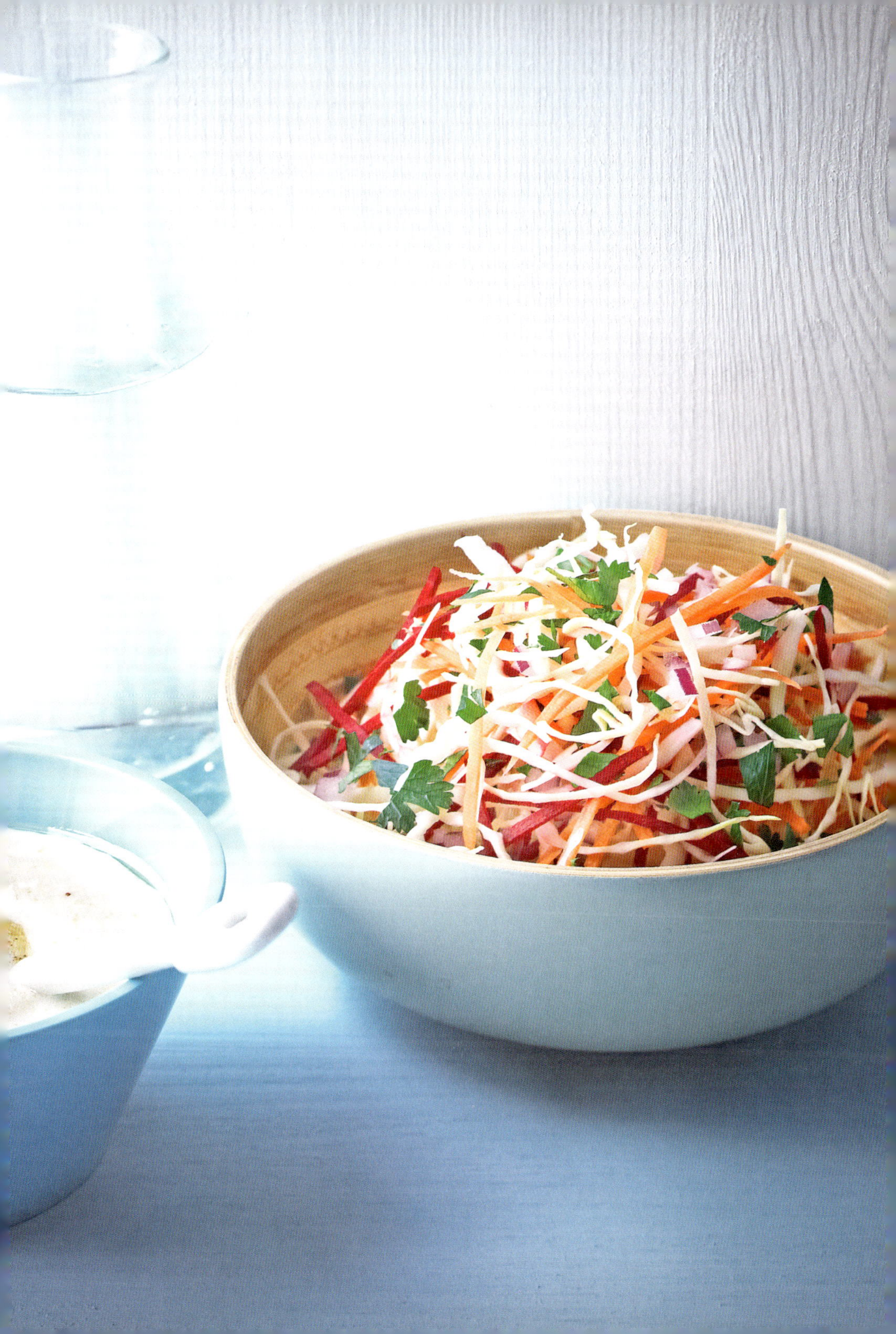

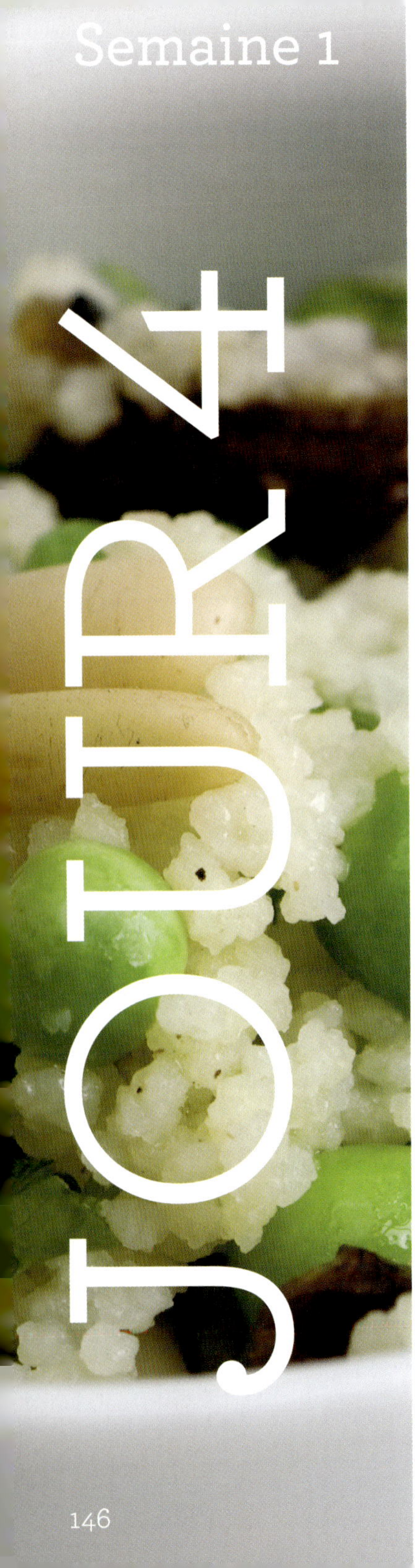

Semaine 1

JOUR 4

PETIT DÉJEUNER

1 tranche de brioche* + 2 c. à café de confiture

✔ *IDÉE RECETTE : REMPLACER LA BRIOCHE PAR 2 PANCAKES AUX FLOCONS D'AVOINE *(voir page 148)*

FRUIT kiwi ou autre fruit de saison

BOISSON 1 bol de lait écrémé + café, thé ou tisane

DÉJEUNER

ENTRÉE potage de légumes sans féculents

PLAT 5 c. à soupe de pâtes avec sauce bolognaise + 1 steak haché à 5 % (100 g) revenu avec un oignon dans 1 c. à café d'huile d'olive, avec 5 cl de vin blanc, origan + 1 boîte de pulpe de tomates

DESSERT fromage blanc à 0 % nature (100 g) + litchis ou autre fruit de saison

COLLATION

1 entremets au soja nature (100 g)

DÎNER

PLAT 2 côtelettes d'agneau cuites au gril avec 3 c. à soupe de semoule cuite nature + 1 c. à café rase de raisins secs + légumes surgelés pour couscous poêlés avec 1 c. à café d'huile d'olive et épices

DESSERT 1 boule de sorbet à la noix de coco

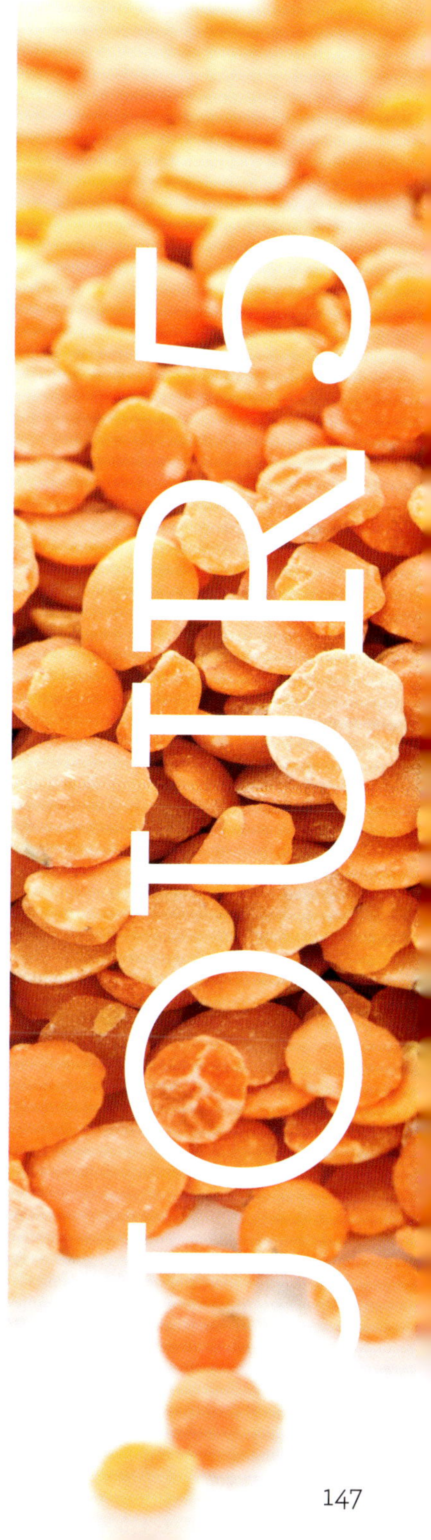

PETIT DÉJEUNER

2 tranches de pain de seigle + 1 tranche de jambon blanc dégraissé et découenné

LAITAGE 2 fromages frais à 0 % (50 g)

FRUIT 1 orange

BOISSON café, thé ou tisane + 1 c. à café de sucre

DÉJEUNER

PLAT 4 tranches de filet mignon de porc (100 g) + ratatouille cuisinée avec 1 c. à café d'huile d'olive + 180 g de quinoa

DESSERT 1 yaourt à 0 % nature + 1 pomme ou autre fruit de saison

COLLATION

3 c. à soupe de fromage blanc à 0 % + fruits frais coupés en morceaux

DÎNER

ENTRÉE potage de légumes + 2 pommes de terre

PLAT 1 sole (120 g) poêlée + 1 c. à café d'huile* + 5 c. à soupe de lentilles corail

✔ ***IDÉE RECETTE : REMPLACER LE PLAT PAR 1 PORTION DE RAIE AU VINAIGRE DE FRAMBOISE** *(voir page 150)*

DESSERT 2 petits-suisses à 0 %

JOUR 4

3 unités ProPoints®
PAR PANCAKE

POUR 8 PANCAKES
PRÉPARATION : 10 MIN
CUISSON : 15 MIN

PANCAKES AUX FLOCONS D'AVOINE

CHEZ L'ÉPICIER
- 180 g de flocons d'avoine
- 2 c. à café de fructose
- 2 pincées de sel

AU RAYON FRAIS
- 40 cl de lait écrémé
- 1 œuf

1 Mélanger les flocons d'avoine avec le fructose et le sel. Verser le lait chaud sur les flocons et laisser gonfler 5 minutes.

2 Incorporer l'œuf battu. Répartir des cuillerées de pâte dans une grande poêle recouverte d'une feuille de cuisson de façon à confectionner 8 pancakes. Cuire environ 3 minutes de chaque côté.

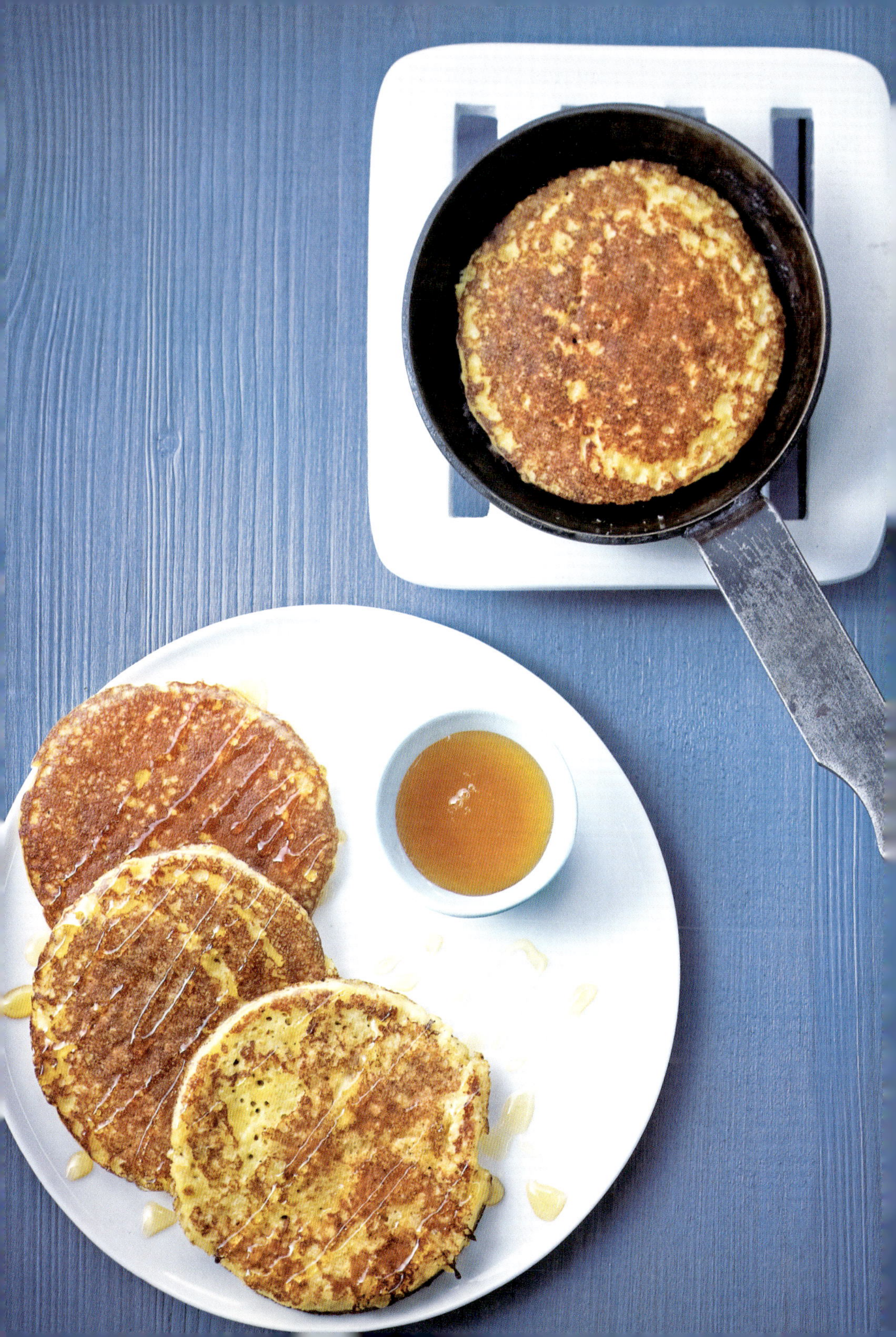

JOUR 5

3 unités ProPoints®
PAR PERSONNE

POUR 4 PERSONNES
PRÉPARATION : 4 MIN
CUISSON : 15 MIN

RAIE AU VINAIGRE DE FRAMBOISE

CHEZ LE POISSONNIER
- 6 portions de raie (de 140 g environ)

AU RAYON FRAIS
- 100 g de fromage blanc à 0 %

CHEZ LE PRIMEUR
- 1 barquette de framboises fraîches (ou surgelées)

CHEZ L'ÉPICIER
- 10 cl de vinaigre de framboise
- sel, poivre

1 Préchauffer le four à 210 °C (th. 7).

2 Dans un plat à four, disposer les portions de raie côte à côte. Verser le vinaigre de framboise et assaisonner de sel et de poivre. Enfourner pour 15 minutes.

3 En fin de cuisson, verser le fromage blanc et mélanger pour lier la sauce. Refaire chauffer légèrement si nécessaire. Décorer avec les framboises fraîches puis servir.

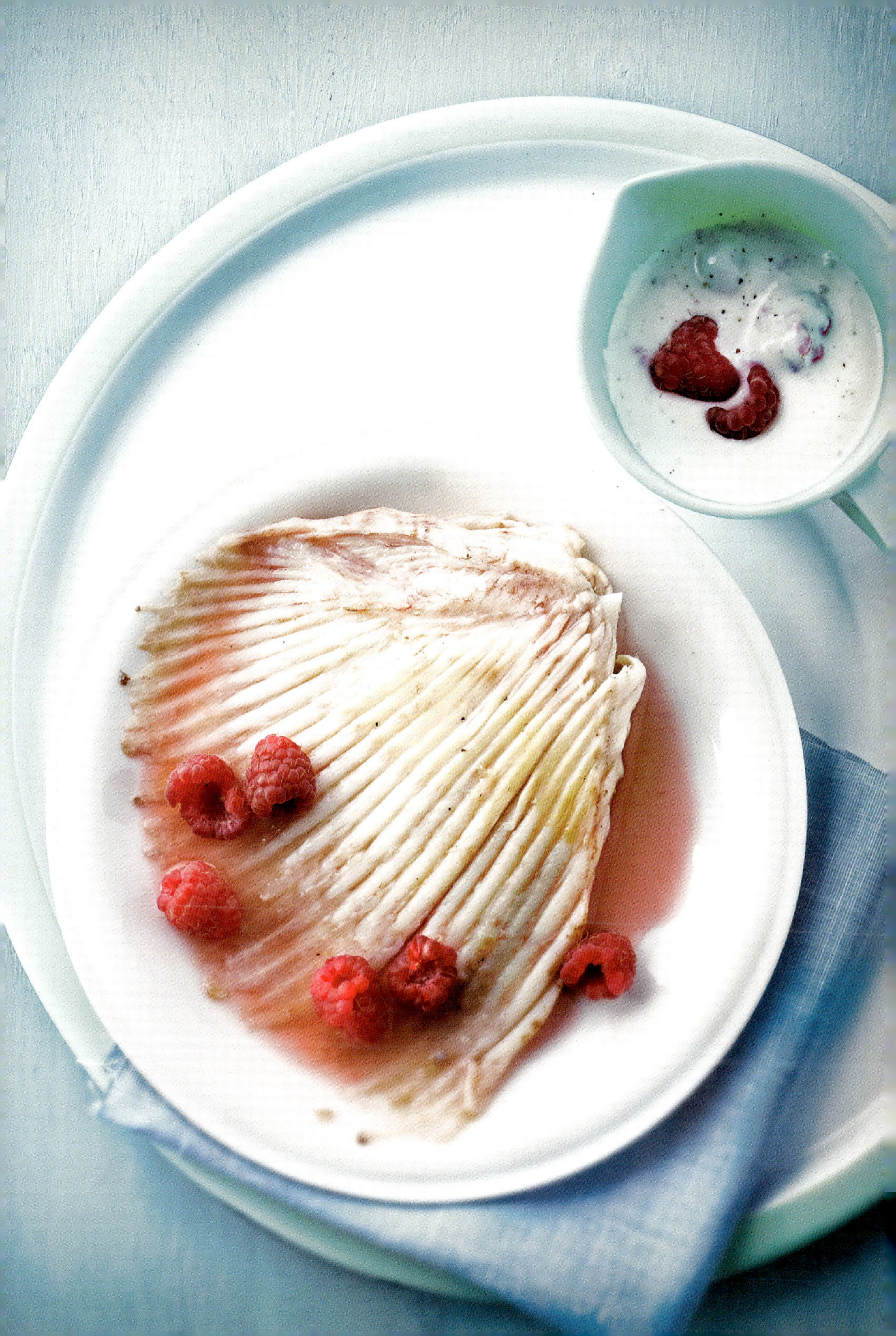

JOUR 6

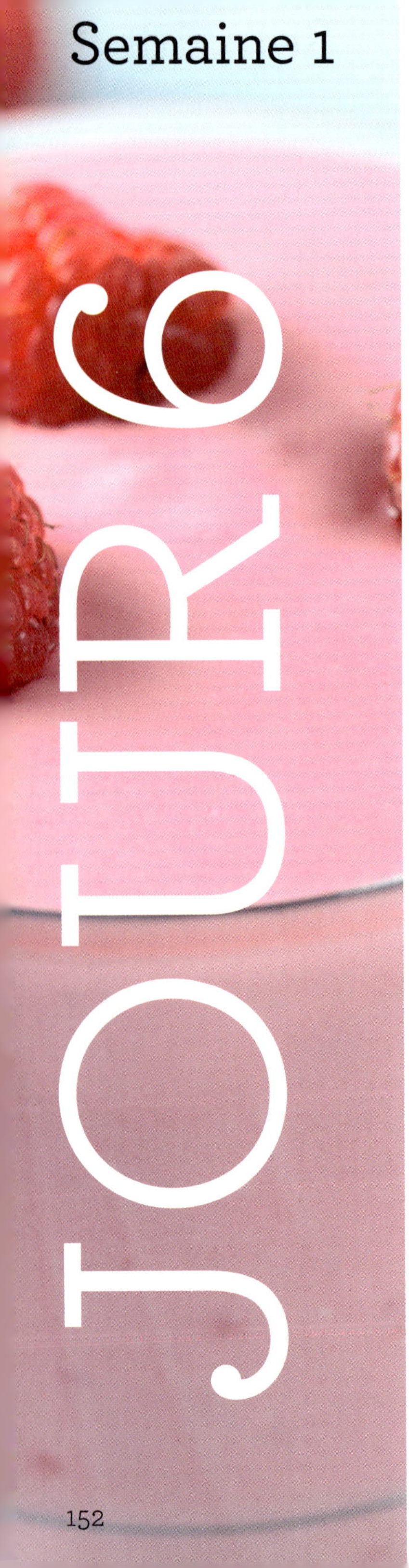

PETIT DÉJEUNER

2 tranches de pain de seigle (50 g) + 2 c. à café de matière grasse à 40 %

FRUIT 3 c. à soupe de cocktail de fruits au sirop

BOISSON café, thé ou tisane

DÉJEUNER

PLAT 1 escalope de poulet (100 g) à la crème avec 1 c. à soupe de crème fraîche à 15 %, moutarde et sel + des champignons de Paris, ail et persil

FROMAGE 1 portion de brie + 1/5 de baguette (50 g)

FRUIT litchis ou autre fruit de saison

COLLATION

smoothie préparé avec des fruits congelés et 1 yaourt nature mixés au blender

DÎNER

PLAT 4 aiguillettes de canard revenues dans 1 c. à café d'huile + 3 petites pommes de terre avec 2 c. à café de beurre allégé à 41 %*

✔ ***IDÉE RECETTE : REMPLACER LE PLAT PAR 1 PORTION DE MAGRET DE CANARD AU MAÏS ET POIVRON DOUX** *(voir page 154)*

DESSERT fromage blanc à 0 % (100 g) + 1 pomme au four avec 1 c. à soupe de caramel liquide

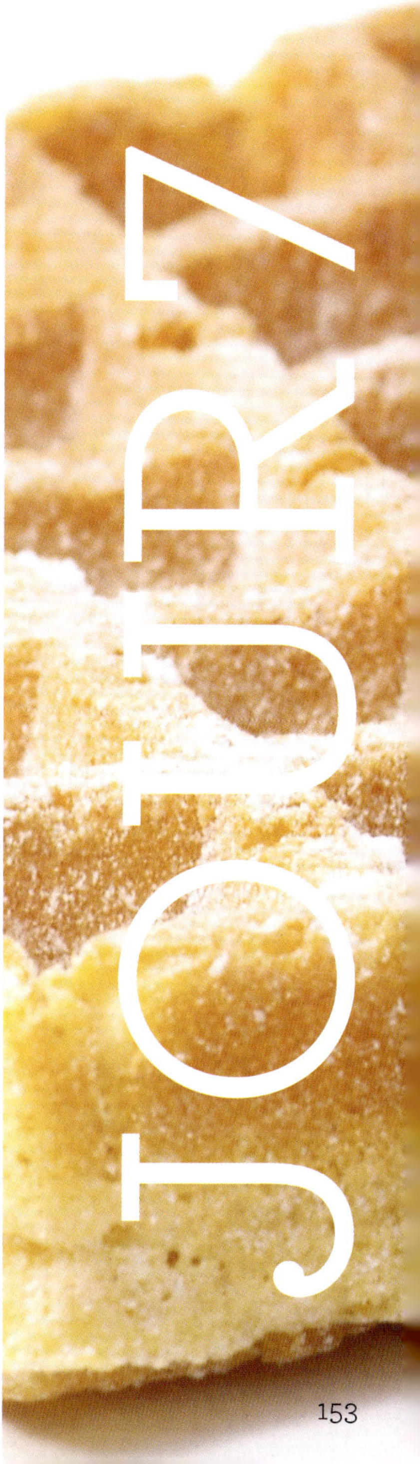

PETIT DÉJEUNER

1 gaufre (50 g) avec 2 c. à café de sucre glace

FRUIT ananas

BOISSON café, thé ou tisane

DÉJEUNER

PLAT club sandwich avec 2 petites tranches de pain de mie, 2 c. à café de mayonnaise allégée, quelques feuilles de salade, rondelles de tomate et 1 petite boîte de crabe au naturel*

✔ ***IDÉE RECETTE : REMPLACER LE PLAT PAR 1 PORTION DE GRATIN MARIN SUR LIT DE LÉGUMES SAUCE MOUTARDE SERVI AVEC 4 C. À SOUPE DE RIZ**
(voir page 156)

DESSERT 6 c. à soupe de fromage blanc à 0 % + 1 c. à café de sucre + banane ou autre fruit de saison

COLLATION

1 yaourt nature (125 g)

DÎNER

ENTRÉE 1 assiette de potage de légumes sans féculents

PLAT 1 œuf sur le plat cuit avec 1 c. à café d'huile + 2 tranches de pain de seigle

DESSERT 3 c. à soupe de riz au lait + 1 poire ou autre fruit de saison

JOUR 6

8 unités ProPoints®
PAR PERSONNE

POUR 4 PERSONNES
PRÉPARATION : 50 MIN
CUISSON : 6 MIN

MAGRET DE CANARD AU MAÏS ET POIVRON DOUX

CHEZ L'ÉPICIER
- 1 boîte de maïs au naturel (250 g)
- sel, poivre

CHEZ LE PRIMEUR
- 2 poivrons rouges
- 2 poivrons verts

AU RAYON FRAIS
- 3 c. à café de beurre

CHEZ LE VOLAILLER
- 480 g de magret de canard

1 Laver, égoutter le maïs sur du papier absorbant. Éplucher les poivrons à l'aide d'un couteau économe, éliminer les graines, couper la chair en petits dés de la grosseur d'un grain de maïs. Les plonger dans l'eau bouillante. À la première ébullition, les rafraîchir dans de l'eau glacée afin qu'ils gardent leur couleur puis les égoutter.

2 Dans une poêle antiadhésive, chauffer le maïs et les poivrons avec le beurre.

3 Dégraisser entièrement les magrets, saler, poivrer. Les faire cuire 3 minutes de chaque côté, laisser reposer 5 minutes dans une feuille de papier d'aluminium.

4 Escaloper les magrets, les dresser sur le plat de service, disposer la garniture dans un petit saladier et la servir à part.

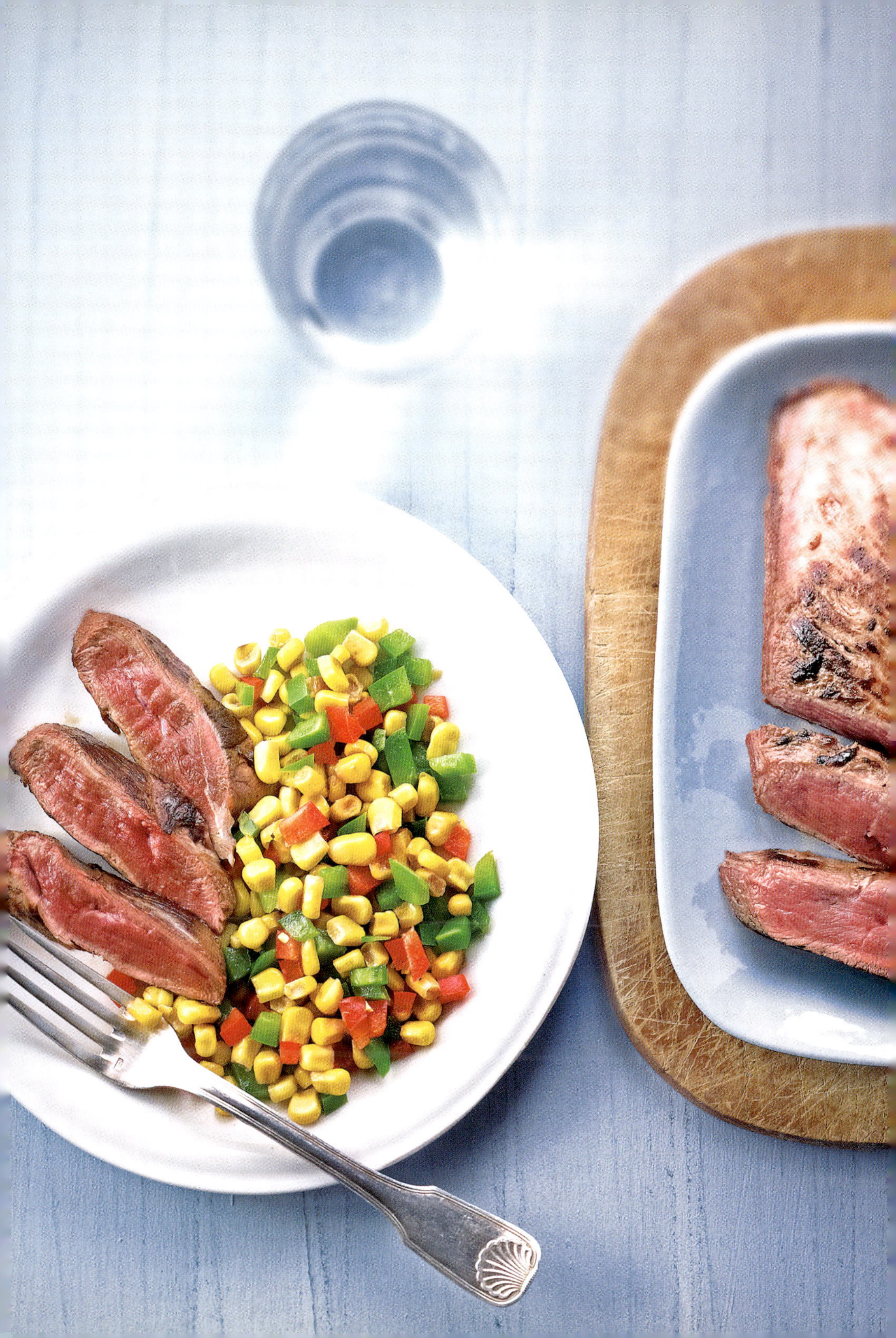

JOUR 7

4 unités ProPoints®
PAR PERSONNE

POUR 4 PERSONNES
PRÉPARATION : 15 MIN
CUISSON : 20 MIN

GRATIN MARIN SUR LIT DE LÉGUMES SAUCE MOUTARDE

CHEZ LE POISSONNIER
- 140 g de filet de saumon
- 280 g de filet de cabillaud

CHEZ LE PRIMEUR
- ½ citron (jus)
- 3 carottes
- 2 blancs de poireau

AU RAYON FRAIS
- 10 cl de crème fraîche liquide à 12 %

CHEZ L'ÉPICIER
- 1 c. à soupe de moutarde forte
- 1 c. à café de fumet de poisson
- 2 c. à café de Maïzena®
- sel, poivre

AU RAYON DES SURGELÉS
- 2 c. à soupe de persil ciselé

1 Préchauffer le four à 230 °C (th. 7-8). Couper chaque filet de poisson en 4 morceaux. Les arroser avec le jus de citron. Éplucher les carottes. Trancher les carottes et les blancs de poireau en fines rondelles. Les blanchir 5 minutes à l'eau bouillante salée. Les égoutter en réservant 25 cl d'eau de cuisson.

2 Délayer le fumet de poisson dans l'eau de cuisson réservée. Battre au fouet la moutarde, la crème fraîche, la Maïzena® et le fumet. Saler et poivrer. Laisser reposer.

3 Dans un plat à gratin, disposer les légumes puis les filets de poisson et leur jus. Incorporer le persil à la sauce moutardée. En napper la préparation. Enfourner 20 minutes.

4 En accompagnement, servir 4 cuillerées à soupe de riz sauvage par personne (à comptabiliser).

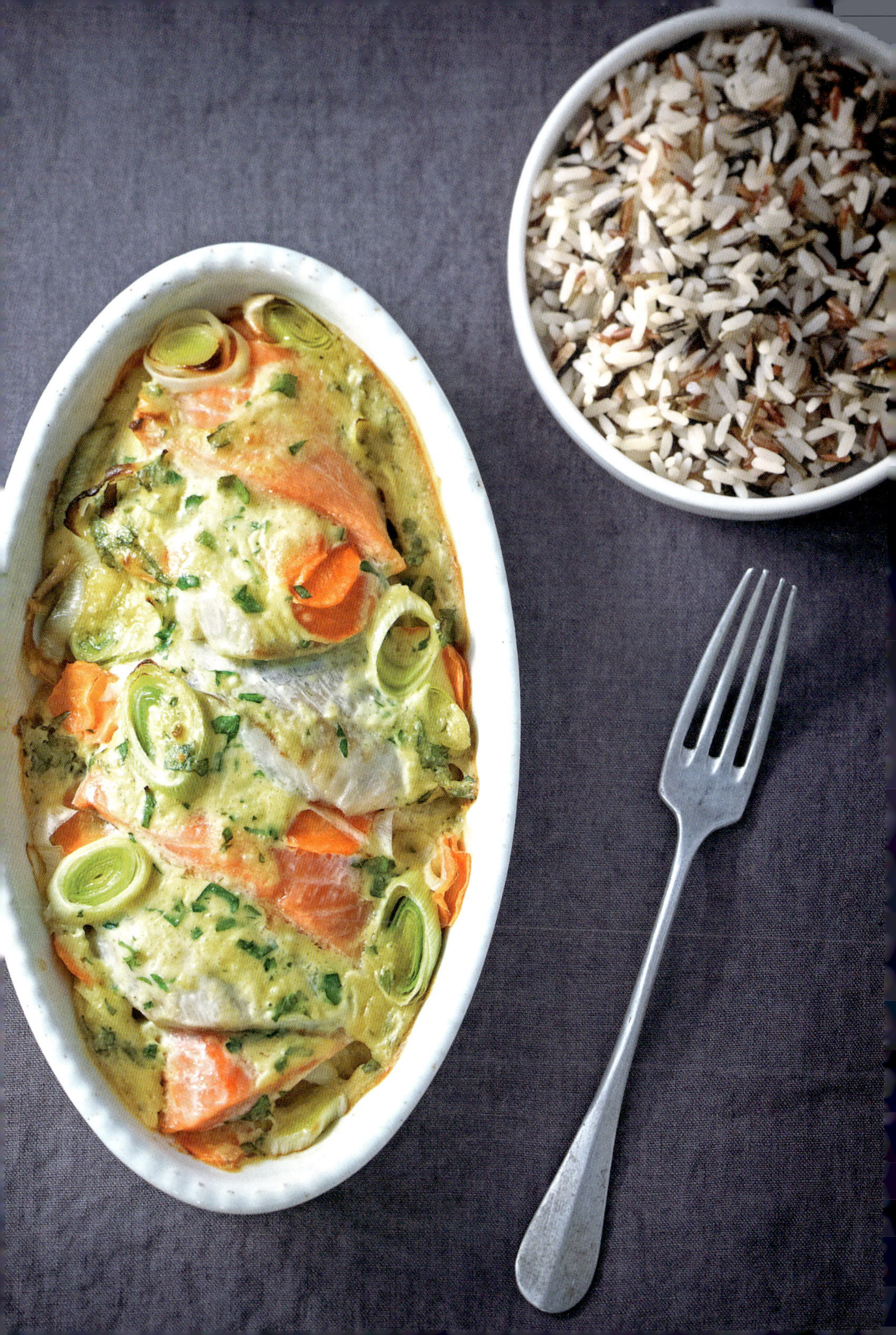

Les menus **Semaine 2** Weight Watchers

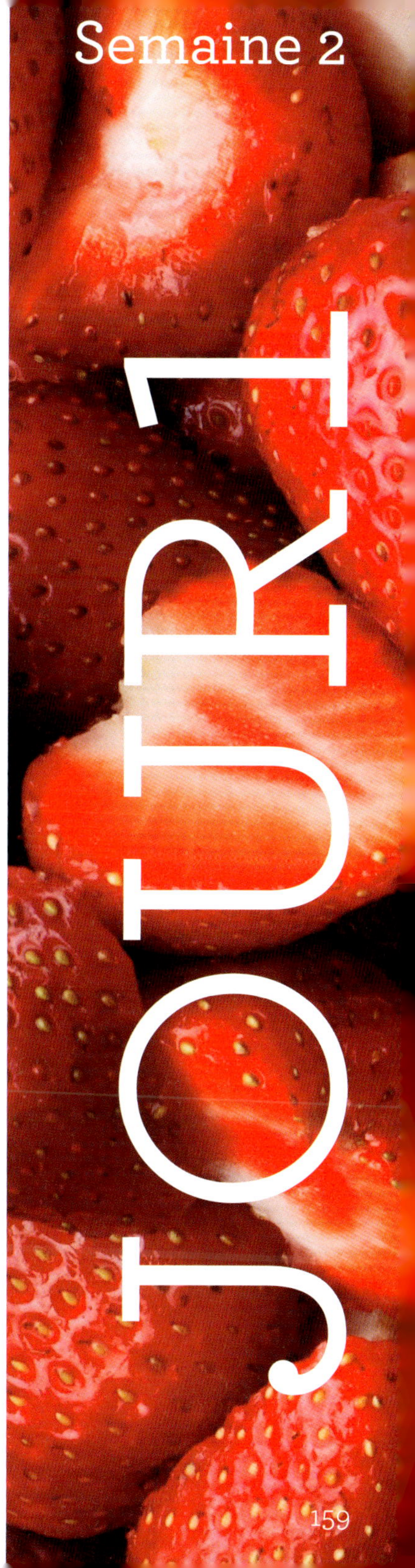

PETIT DÉJEUNER

1 croissant industriel

LAITAGE 1 yaourt à 0 % à la vanille

FRUIT pomme ou autre fruit de saison

BOISSON café ou thé

DÉJEUNER

PLAT 120 g de bavette de bœuf cuisinée avec de l'échalote + 1 c. à café d'huile* + poireaux

✔ ***IDÉE RECETTE : REMPLACER LA BAVETTE PAR 1 PORTION DE BŒUF MIROTON** *(voir page 160)*

FROMAGE 30 g de saint-marcellin + 1 tranche de pain (25 g)

FRUIT abricots ou autre fruit de saison

COLLATION

coupe de fraises + 1 c. à soupe de crème Chantilly allégée

DÎNER

ENTRÉE salade de concombre assaisonnée avec 1 fromage blanc à 0 % (100 g), du vinaigre de xérès et de la ciboulette

PLAT 2 quenelles de volaille + 2 c. à soupe de concentré de tomates + 3 c. à soupe de crème fraîche à 5 % + 4 c. à soupe de riz cuit

FRUIT groseilles ou autre fruit de saison

JOUR 1

5 unités ProPoints®
PAR PERSONNE

POUR 6 PERSONNES
PRÉPARATION : 15 MIN
CUISSON : 40 MIN

BŒUF MIROTON

CHEZ LE PRIMEUR
- 250 g d'oignons émincés
- bouquet garni
- 1 c. à café de persil haché

AU RAYON FRAIS
- 4 c. à café de beurre à 41 %

CHEZ LE BOUCHER
- 600 g de bœuf (dans le collier)

CHEZ L'ÉPICIER
- 1 c. à soupe de farine
- 1 bouillon cube de bœuf
- 3 c. à soupe de concentré de tomates
- 3 c. à café de vinaigre
- 6 c. à café de chapelure
- sel, poivre

1 Préchauffer le four à 180 °C (th. 6).

2 Mettre les oignons à blondir avec le beurre pendant 4 minutes dans une cocotte, détailler la viande en cubes et l'ajouter aux oignons. Laisser dorer 5 minutes. Ajouter la farine, remuer, laisser dessécher 3 minutes.

3 Pendant ce temps, faire fondre au micro-ondes le bouillon cube dans 50 cl d'eau pendant 2 minutes (puissance 1 000 W) puis le verser sur la viande en remuant. Terminer par le concentré de tomates et le bouquet garni, saler, poivrer, couvrir et laisser mijoter 20 minutes sur feu doux.

4 Dans un plat à four, disposer le miroton, arroser de vinaigre, parsemer de chapelure et de persil puis enfourner 15 minutes.

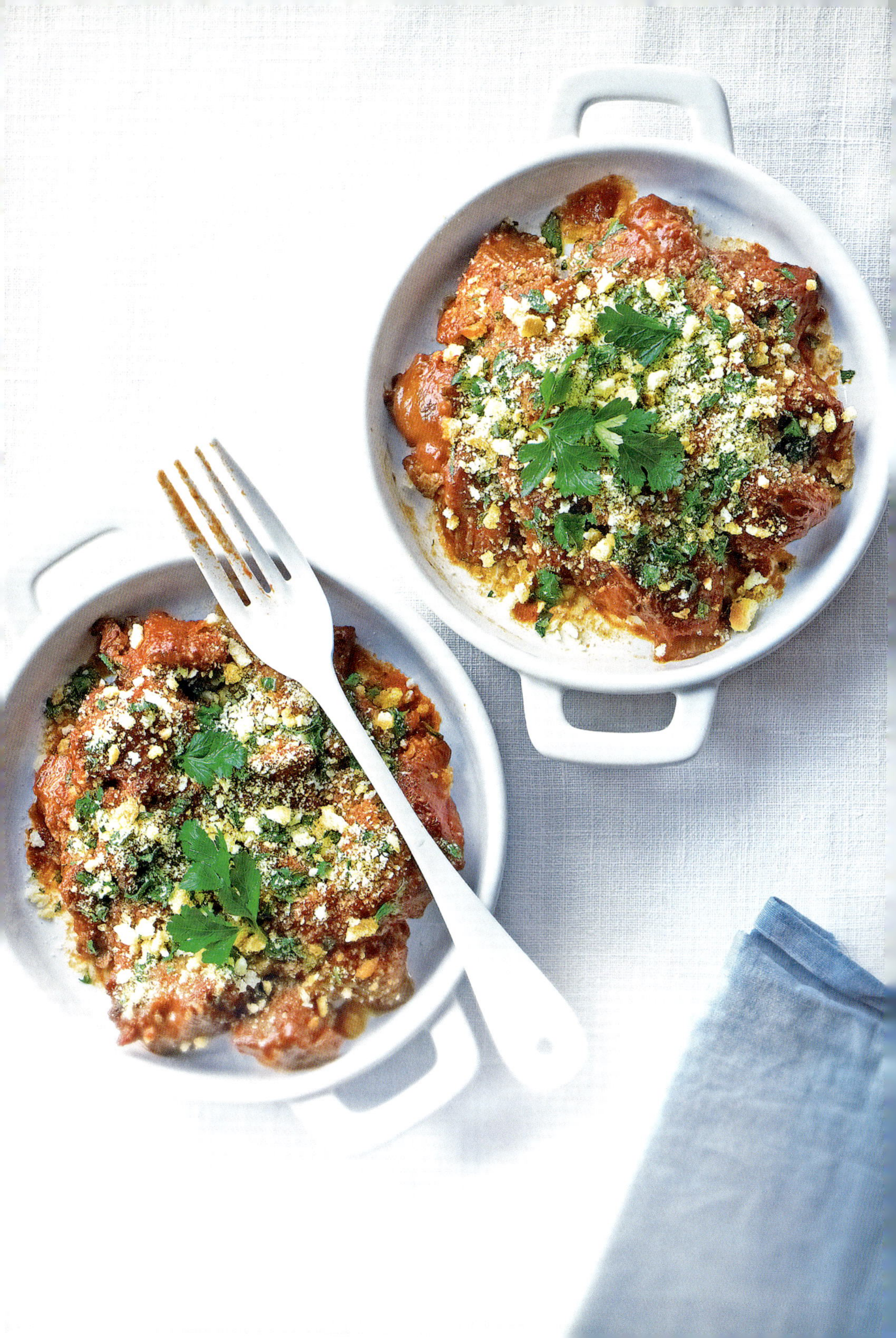

Semaine 2

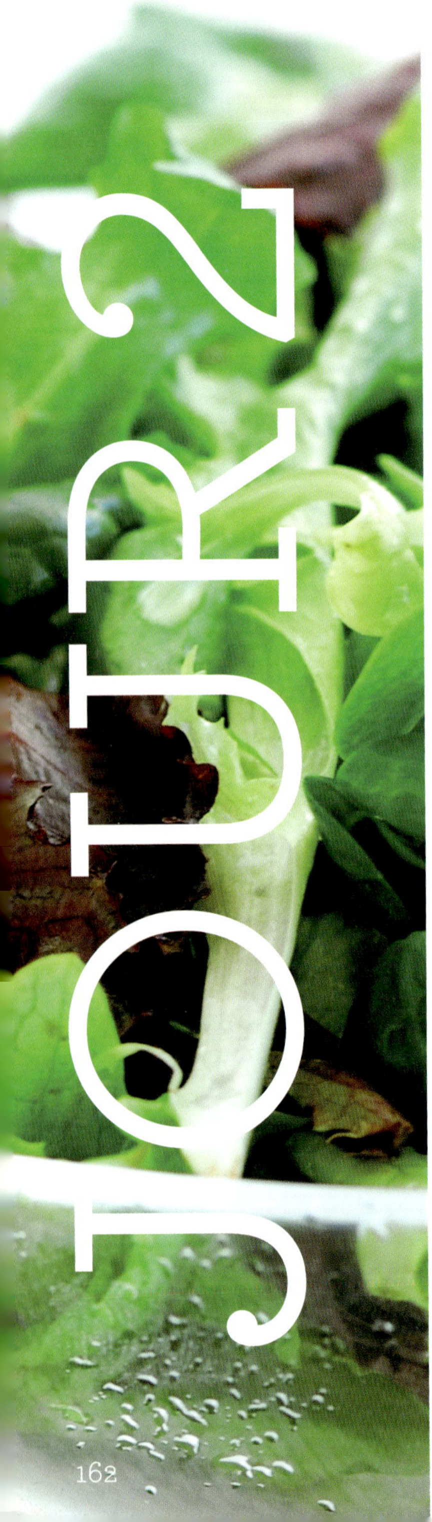

PETIT DÉJEUNER

2 petites tranches de pain de mie grillé + 1 tranche de jambon blanc dégraissé, découenné

LAITAGE 1 fromage frais type demi-sel (25 g)

FRUIT 1 orange ou autre fruit de saison

BOISSON café ou thé + 1 c. à café de sucre

DÉJEUNER

ENTRÉE salade verte avec 1 c. à café de vinaigrette

PLAT 8 c. à soupe de tagliatelles avec de l'aneth
+ 3 c. à soupe de crème fraîche allégée à 5 %
+ 1 tranche de saumon fumé (40 g)

FRUIT pêche ou autre fruit de saison

COLLATION

1 nectarine ou autre fruit de saison + 1 yaourt à 0 % à la vanille

DÎNER

ENTRÉE melon avec 1 tranche de jambon cru

PLAT 1 soufflé au fromage surgelé* + salade verte avec 1 c. à café de vinaigrette

DESSERT 1 fromage blanc à 0 % nature + 3 c. à soupe de compote allégée en sucre

✔ ***IDÉE RECETTE : REMPLACER LE SOUFFLÉ PAR 2 FRIANDS VÉGÉTARIENS**
(voir page 164)

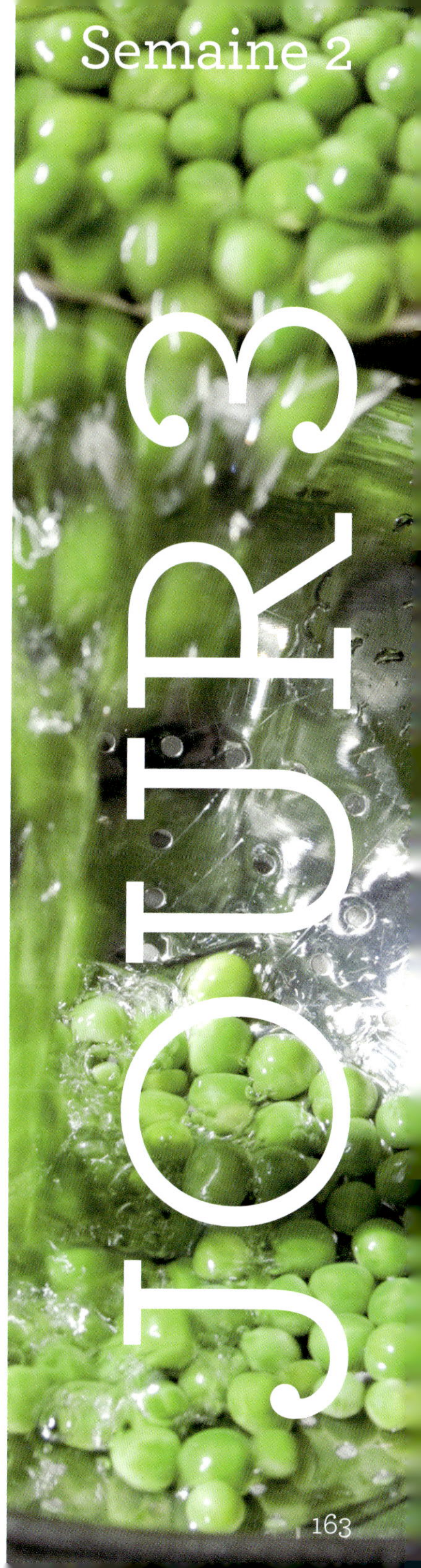

PETIT DÉJEUNER

2 crêpes + 1 c. à soupe de sirop d'érable

FRUIT kiwi ou autre fruit de saison

BOISSON café au lait

DÉJEUNER

PLAT 1 escalope de dinde (120 g) + 5 c. à soupe de petits pois + carottes + 1 c. à café d'huile

DESSERT 1 flan à la vanille (100 g) nappé de caramel + pastèque ou autre fruit de saison

COLLATION

1 yaourt à 0 % aux fruits

DÎNER

PLAT 1 steak de thon frais (100 g) cuisiné avec échalote, oignon, estragon et 1 c. à café d'huile* + brocolis + 2 pommes de terre cuites à l'eau

✔ ***IDÉE RECETTE : REMPLACER LE PLAT PAR 1 PORTION DE TAJINE DE DORADE AU MIEL ET RAISINS BLONDS** *(voir page 166)*

DESSERT 1 fromage blanc à 0 % + prunes ou autre fruit de saison

JOUR 2

5 unités ProPoints®
POUR 2 FRIANDS

POUR 4 PERSONNES
PRÉPARATION : 15 MIN
CUISSON : 15 MIN

FRIANDS VÉGÉTARIENS

CHEZ L'ÉPICIER
- 4 feuilles de riz
- 2 c. à café d'huile de noix
- 100 g de châtaignes au naturel
- ½ c. à café de paprika
- sel et poivre

CHEZ LE PRIMEUR
- 150 g de carotte
- 150 g de chou
- 100 g d'oignon
- 1 c. à café de thym
- 1 c. à soupe de persil
- quelques feuilles de laitue

1 Préchauffer le four à 240 °C (th. 8). Humidifier les feuilles de riz pour les ramollir. Les étaler sur un plan de travail et les plier en deux.

2 Râper la carotte et le chou, émincer finement l'oignon. Faire revenir les légumes dans une poêle antiadhésive avec 1 cuillerée d'huile, ajouter le thym et le paprika. Cuire 5 minutes à feu moyen tout en remuant avec une spatule en bois : éventuellement, ajouter un peu d'eau en cours de cuisson. Saler et poivrer.

3 Écraser les châtaignes à la fourchette ou les mixer brièvement au hachoir électrique. Les mélanger aux légumes poêlés avec le persil. Bien malaxer le tout.

4 Sur chaque feuille de riz, déposer une portion de farce, refermer en rectangle. Badigeonner les friands avec la cuillerée d'huile restante. Enfourner sur une plaque antiadhésive pour 10 minutes en les retournant à mi-cuisson.

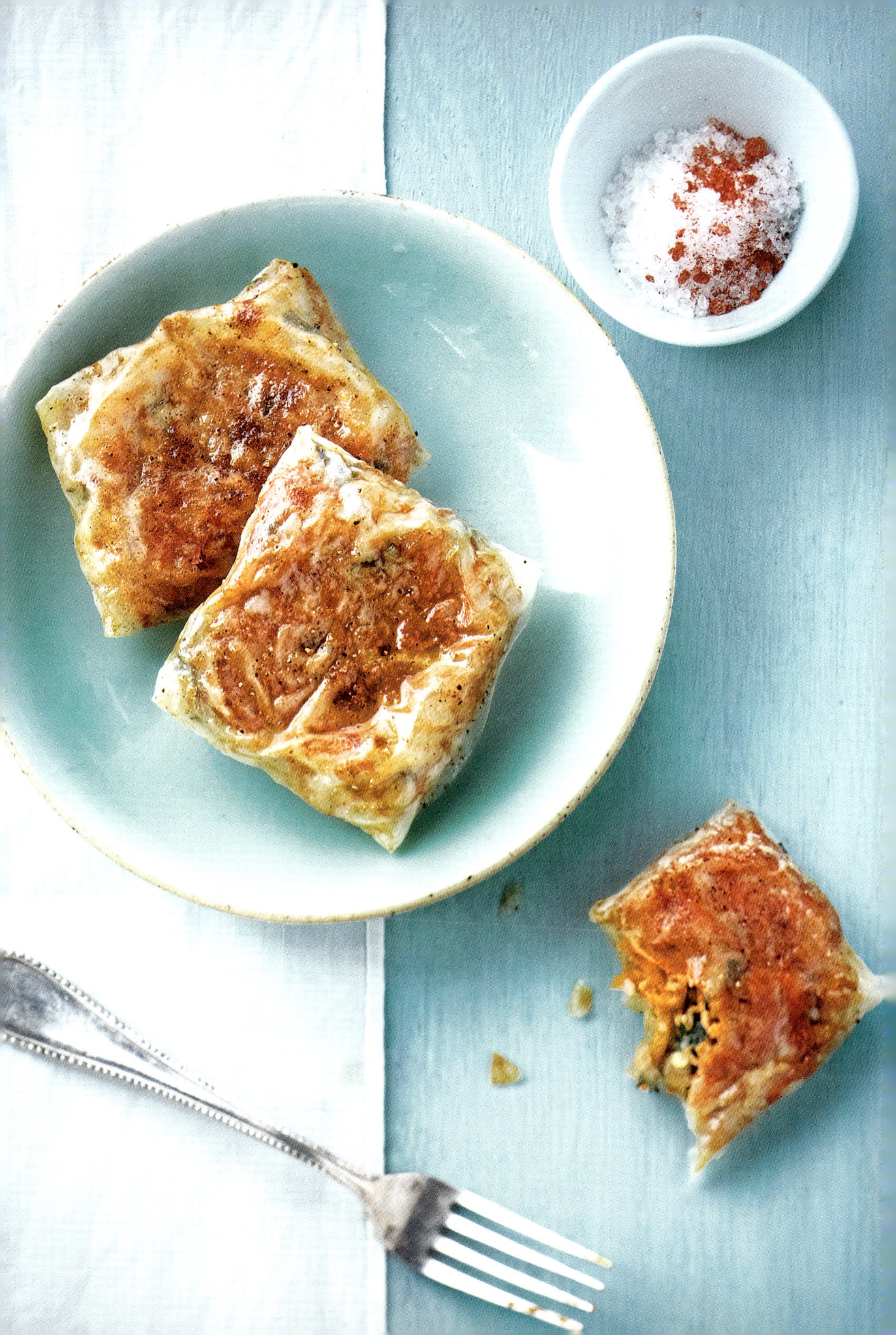

JOUR 3

6 unités ProPoints®
PAR PERSONNE

POUR 6 PERSONNES
PRÉPARATION : 20 MIN
MACÉRATION : 2 H
CUISSON : 40 MIN

TAJINE DE DORADE AU MIEL ET RAISINS BLONDS

CHEZ LE POISSONNIER
- 1 dorade de 1,5 kg (écaillée et vidée)

CHEZ L'ÉPICIER
- 3 c. à café d'huile d'olive
- 1 c. à café de cannelle
- ½ c. à café de piment fort en poudre
- ½ c. à café de ras-el-hanout
- 2 c. à soupe de miel liquide
- 3 c. à soupe de raisins blonds
- sel, poivre

CHEZ LE PRIMEUR
- 3 oignons
- ½ bouquet de persil plat
- 4 c. à soupe de jus de citron

1 Rincer et essuyer la dorade. La couper en 6 tranches épaisses. Dans un plat creux, mélanger 2 cuillerées à café d'huile, 2 cuillerées à soupe d'eau, ½ cuillerée à café de cannelle, ¼ de cuillerée à café de piment fort, le ras-el-hanout et une forte pincée de poivre. Tourner les tranches de poisson dans cette petite marinade. Couvrir. Laisser macérer 2 heures au réfrigérateur.

2 Égoutter les tranches de dorade. Les faire dorer à la poêle dans 1 cuillerée à café d'huile 2 à 3 minutes sur chaque face. Les retirer et les remplacer par les oignons émincés. Les faire revenir 5 minutes. Les saupoudrer du reste de cannelle et de piment. Ajouter le persil ciselé, le miel, le jus de citron et les raisins blonds. Laisser cuire 15 minutes sur feu doux. Saler.

3 Mettre les darnes de poisson dans un plat à tajine (ou dans une cocotte). Recouvrir de la sauce aux raisins. Terminer la cuisson 10 minutes à feu très doux.

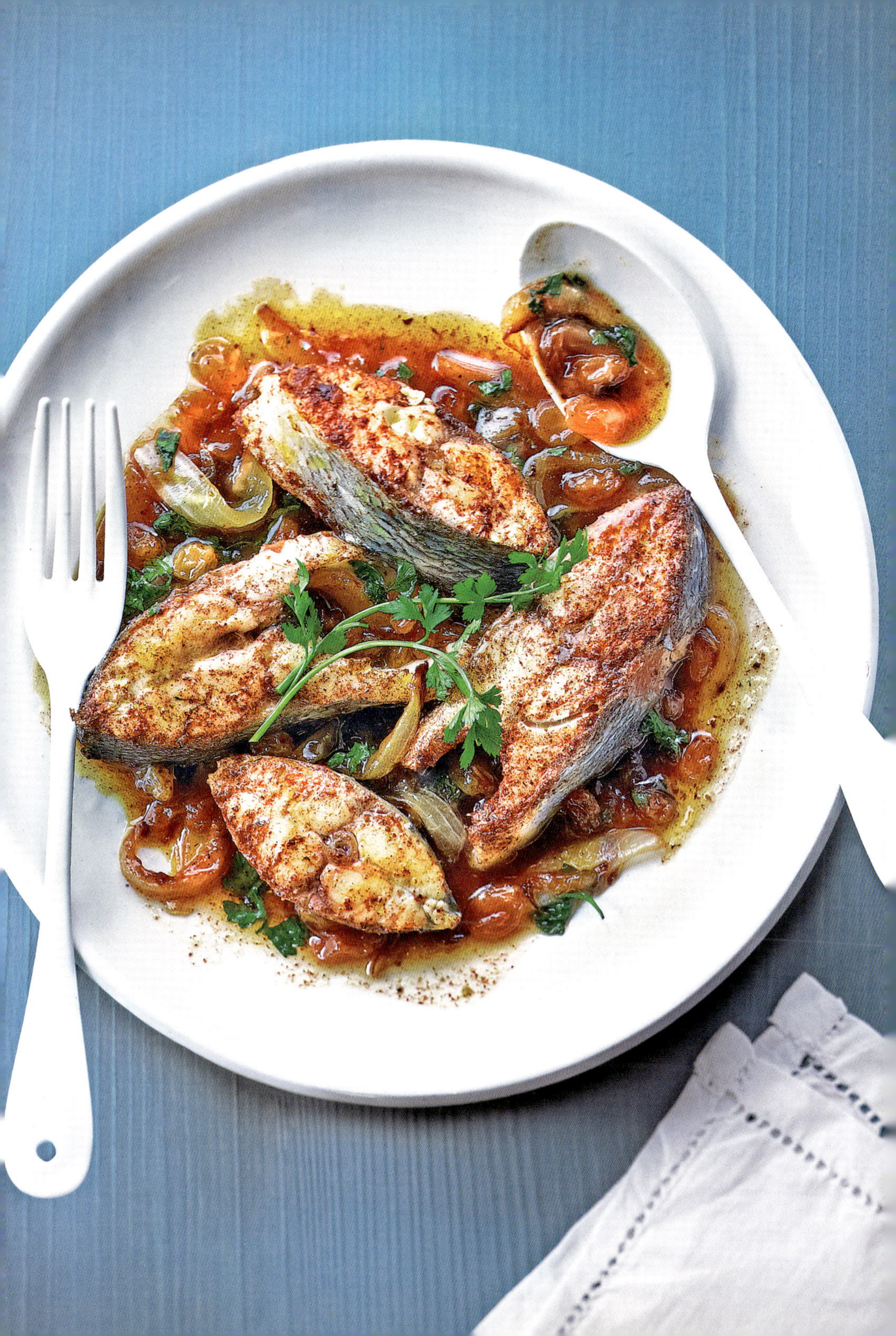

Semaine 2

PETIT DÉJEUNER

1 œuf à la coque + 1 tranche de pain de seigle beurrée avec 1 c. à café de margarine

LAITAGE 1 yaourt à 0 % nature

BOISSON orange pressée

DÉJEUNER

ENTRÉE betterave avec 1 c. à café de vinaigrette

PLAT omelette aux poivrons préparée avec 2 œufs + poivrons, courgettes + 2 petites pommes de terre coupées en dés

FROMAGE 2 fromages frais à 0 % + 1 tranche de pain complet

FRUIT pastèque ou autre fruit de saison*

✔ ***IDÉE RECETTE : REMPLACER LE FRUIT PAR 1 VERRINE DE MANGUE À LA FRAMBOISE** *(voir page 170)*

COLLATION

1 entremets au soja nature (100 g)

DÎNER

PLAT tomates farcies préparées avec 1 steak haché à 5 %, ail, oignon + 4 c. à soupe de blé dur cuit + 1 c. à café d'huile

DESSERT 1 yaourt nature + raisin ou autre fruit de saison

PETIT DÉJEUNER

2 tranches de pain d'épices + 1 yaourt à 0 % nature avec 2 c. à café de confiture

FRUIT banane ou autre fruit de saison

BOISSON café ou thé

DÉJEUNER

ENTRÉE salade verte avec 2 c. à café de vinaigrette allégée

PLAT 100 g de chevreuil ou 1 bavette de bœuf (120 g) + 1 c. à café d'huile + céleri en purée + 2 pommes de terre cuites à l'eau

DESSERT 1 boule de glace vanille + framboise*

✔ ***IDÉE RECETTE : REMPLACER LE DESSERT PAR 1 PETIT POT D'ABRICOTS AU PRALIN** *(voir page 172)*

COLLATION

café + 1 petit macaron

DÎNER

PLAT 1 blanc de poulet (120 g) + gratin de chou-fleur : cuire le chou-fleur avec oignon et 1 c. à café de concentré de tomates + 2 c. à soupe de béchamel et 1 c. à soupe de gruyère râpé allégé

FROMAGE 1 fromage frais type demi-sel (25 g) + 2 tranches de pain complet (50 g)

FRUIT 1 tranche de melon ou autre fruit de saison

JOUR 4

3 unités ProPoints®
PAR PERSONNE

POUR 4 PERSONNES
PRÉPARATION : 10 MIN
DÉCONGÉLATION : 20 MIN
RÉFRIGÉRATION : 15 MIN

VERRINES DE MANGUE À LA FRAMBOISE

AU RAYON DES SURGELÉS
- 4 sachets de coulis de framboises (200 g)
- 200 g de mangue (en tranches)

CHEZ L'ÉPICIER
- 2 c. à soupe d'édulcorant en poudre
- 4 biscuits de Reims

AU RAYON FRAIS
- 2 yaourts à 0 % nature

1 Faire tremper les sachets de coulis 20 minutes dans de l'eau tiède pour les faire décongeler.

2 Mettre les tranches de mangue dans un plat en verre culinaire, couvrir et faire décongeler 5 minutes au four à micro-ondes, position décongélation.

3 Ajouter 1 cuillerée à soupe d'édulcorant dans chaque yaourt et mélanger. Couper les biscuits de Reims en petits morceaux.

4 Verser le contenu de 2 sachets de coulis dans 4 verres droits et larges (d'une contenance de 20 cl). Répartir le yaourt édulcoré, parsemer de morceaux de biscuits. Ajouter les tranches de mangue. Recouvrir du reste de coulis. Servir bien frais avec une cuillère.

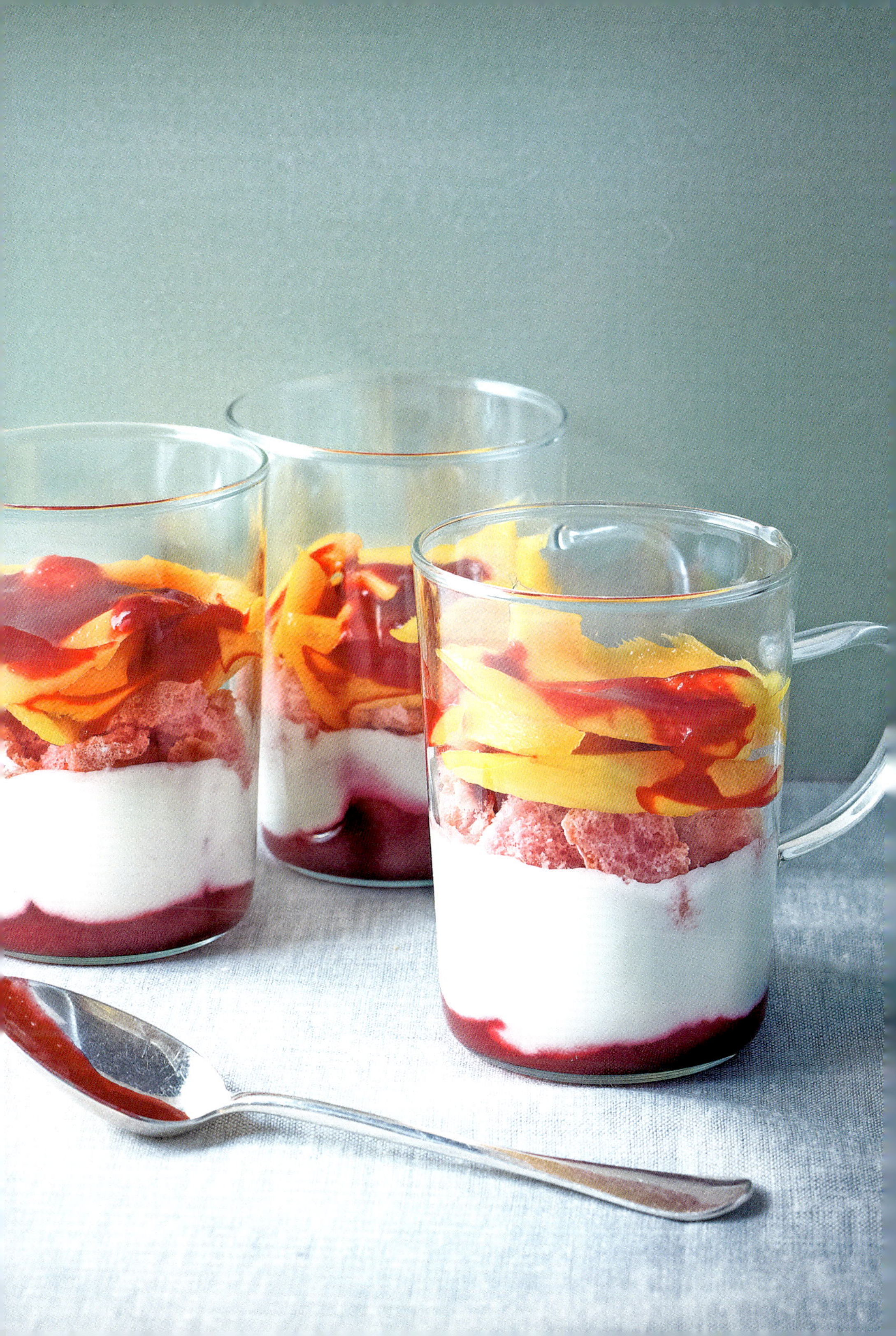

JOUR 5

2 unités ProPoints® PAR PERSONNE

POUR 4 PERSONNES
PRÉPARATION : 15 MIN
CUISSON : 3 MIN
RÉFRIGÉRATION : 3 H

PETITS POTS D'ABRICOTS AU PRALIN

CHEZ L'ÉPICIER
- 6 grandes feuilles de gélatine
- 6 c. à soupe d'édulcorant
- 4 c. à café de pralin (25 g)

CHEZ LE PRIMEUR
- 500 g d'abricots

AU RAYON FRAIS
- 2 blancs d'œufs
- 2 yaourts à 0 % à l'abricot

1 Faire tremper les feuilles de gélatine dans un bol d'eau froide.
Rincer et dénoyauter les abricots. Les mettre dans un plat en verre culinaire avec 1 cuillerée à soupe d'eau, couvrir et cuire 3 minutes au four à micro-ondes, puissance 800 W.

2 Mixer les abricots, incorporer la gélatine essorée et mélanger pour la dissoudre. Laisser refroidir.

3 Monter les blancs d'œufs en neige, incorporer l'édulcorant.

4 Ajouter les yaourts dans la purée d'abricots. Verser la préparation sur les blancs en neige et mélanger délicatement en soulevant la masse.

5 Répartir la mousse dans 4 petits moules en verre. Saupoudrer de pralin, filmer et laisser prendre au réfrigérateur pendant au moins 3 heures.

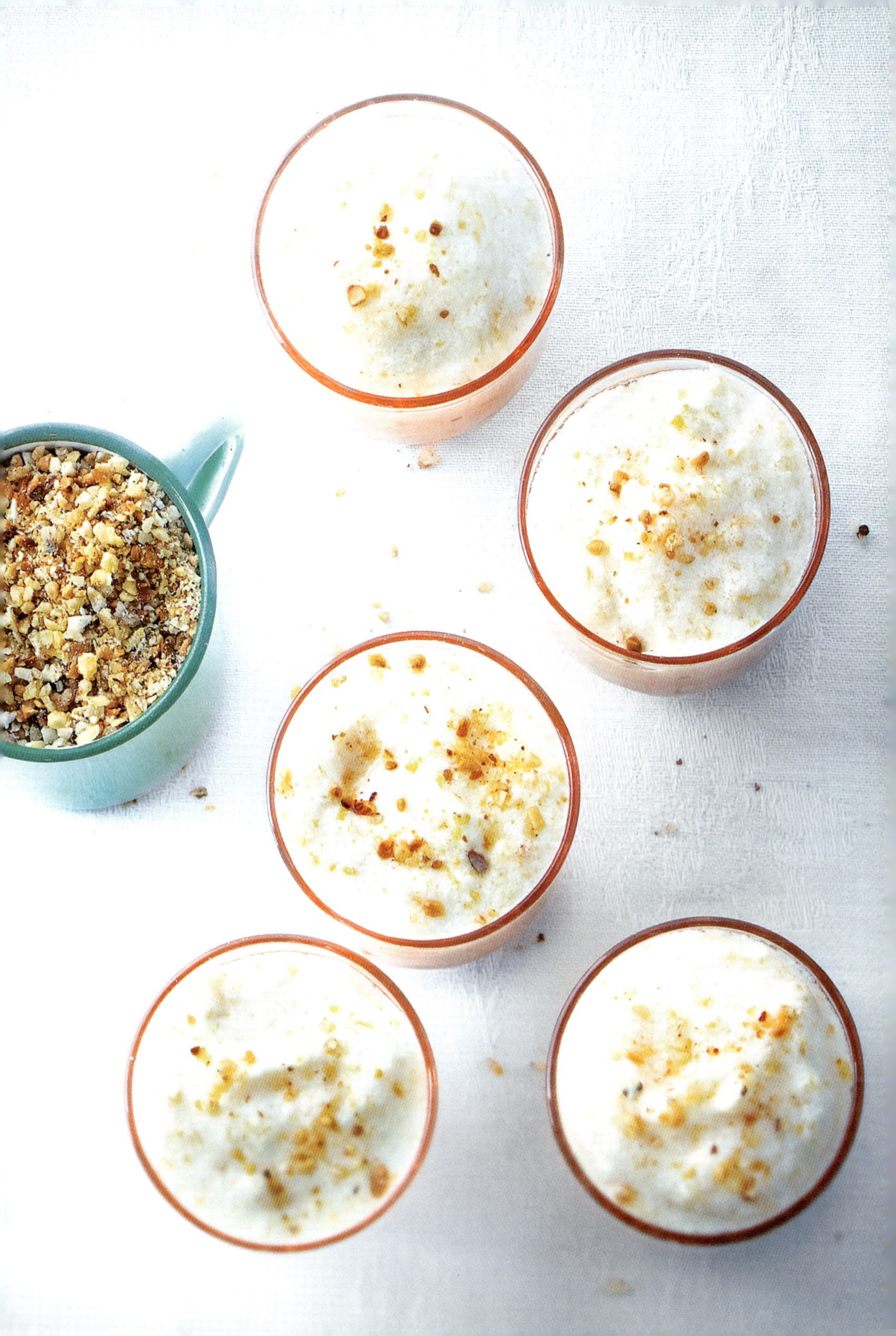

Semaine 2

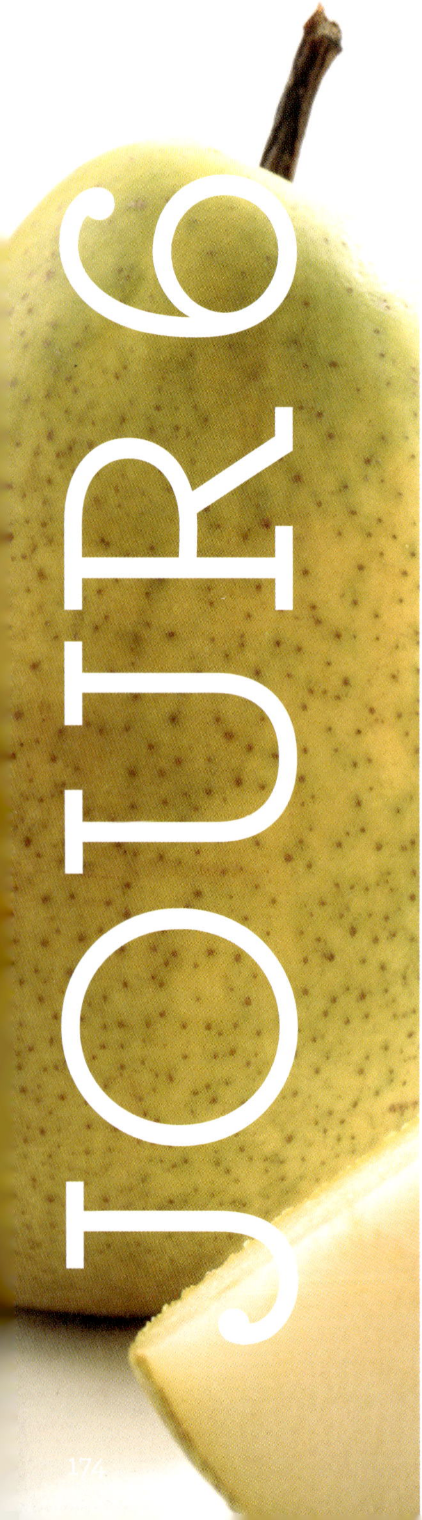

PETIT DÉJEUNER

4 c. à soupe de flocons d'avoine + 1 bol de lait écrémé

FRUIT abricots ou autre fruit de saison

BOISSON café ou thé

DÉJEUNER

PLAT 1 escalope de veau (100 g) panée avec 1 c. à soupe de chapelure et 1 œuf cuit dans 1 c. à café d'huile + tian (courgettes, poivrons, aubergines, tomates) avec 1 c. à café d'huile d'olive

FROMAGE fromage blanc à 20 % aux fruits

FRUITS cerises ou autre fruit de saison

COLLATION

1 petit-suisse à 0 % + 1 c. à café de raisins secs

DÎNER

ENTRÉE salade de tomates, pousses de soja et carottes râpées avec 1 c. à café de graines de sésame et 2 c. à café de vinaigrette allégée*

✔ ***IDÉE RECETTE : REMPLACER L'ENTRÉE PAR 1 PORTION DE SALADE DE LENTILLES ET COURGETTES AU CITRON VERT** *(voir page 176)*

PLAT 100 g de jambonneau + 4 c. à soupe de pois cassés en purée

LAITAGE 1 yaourt nature

FRUIT poire ou autre fruit de saison

JOUR 7

PETIT DÉJEUNER

1 muffin anglais + 2 petits-suisses à 0 %
+ 1 c. à café de sucre

FRUIT kiwi ou autre fruit de saison

BOISSON café ou thé

DÉJEUNER

ENTRÉE salade de concombre assaisonnée avec 1 fromage blanc à 0 %, citron, sel et poivre

PLAT 1 filet de colin (120 g) + 1 c. à café d'huile + 4 c. à soupe de quinoa + courgettes + 1 c. à soupe de sauce tomate cuisinée

DESSERT crème dessert allégée au caramel

COLLATION

poire au four avec 1 carré de chocolat fondu

DÎNER

ENTRÉE asperges + 2 c. à café de vinaigrette allégée

PLAT lapin aux olives cuit en cocotte* : 100 g de lapin + 10 olives vertes + 1 c. à café d'huile d'olive + thym, ail, laurier + 4 c. à soupe de riz

✔ ***IDÉE RECETTE : REMPLACER LE PLAT PAR 1 PORTION DE LAPIN À LA PROVENÇALE** *(voir page 178)*

FROMAGE 2 petits-suisses à 0 %

DESSERT pomme ou autre fruit de saison

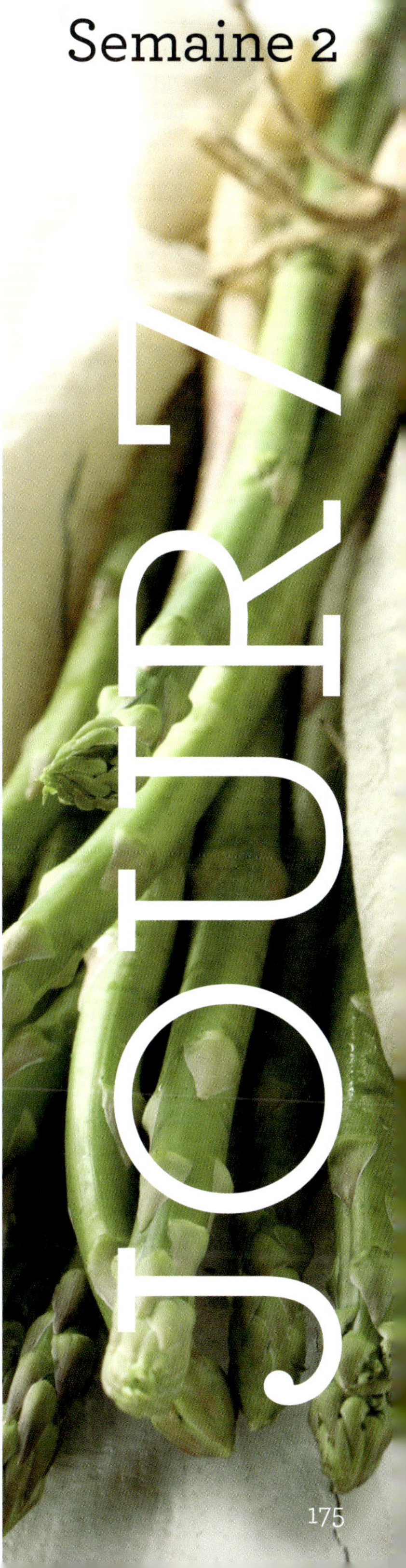

JOUR 6

2 unités ProPoints®
PAR PERSONNE

POUR 6 PERSONNES
PRÉPARATION : 15 MIN
CUISSON : 20 À 30 MIN
(VOIR INDICATIONS PRODUIT)

SALADE DE LENTILLES ET COURGETTES AU CITRON VERT

CHEZ LE PRIMEUR
- 350 g de lentilles vertes
- 2 ou 3 courgettes (environ 500 g)
- 1 gros oignon rouge
- 6 c. à soupe de coriandre ciselée
- le jus de 2 citrons verts

CHEZ L'ÉPICIER
- 1 c. à café de vinaigre de vin
- 2 c. à café de moutarde
- 6 c. à café d'huile d'olive
- 2 c. à café d'eau
- sel, poivre

1 Faire cuire les lentilles selon les indications notées sur le produit puis les laisser refroidir. Les verser dans un saladier.

2 Laver les courgettes. Les couper en quatre dans le sens de la longueur et les détailler en dés. Peler et émincer l'oignon en rondelles fines.

3 Ajouter les courgettes et l'oignon dans le saladier avec les lentilles. Ajouter la coriandre, le jus de citron, du sel et du poivre. Mélanger délicatement.

4 Préparer la sauce : mélanger le vinaigre, la moutarde, l'huile d'olive et l'eau. Saler et poivrer.

5 Présenter dans des coupelles et réserver au frais. Servir, la sauce à part.

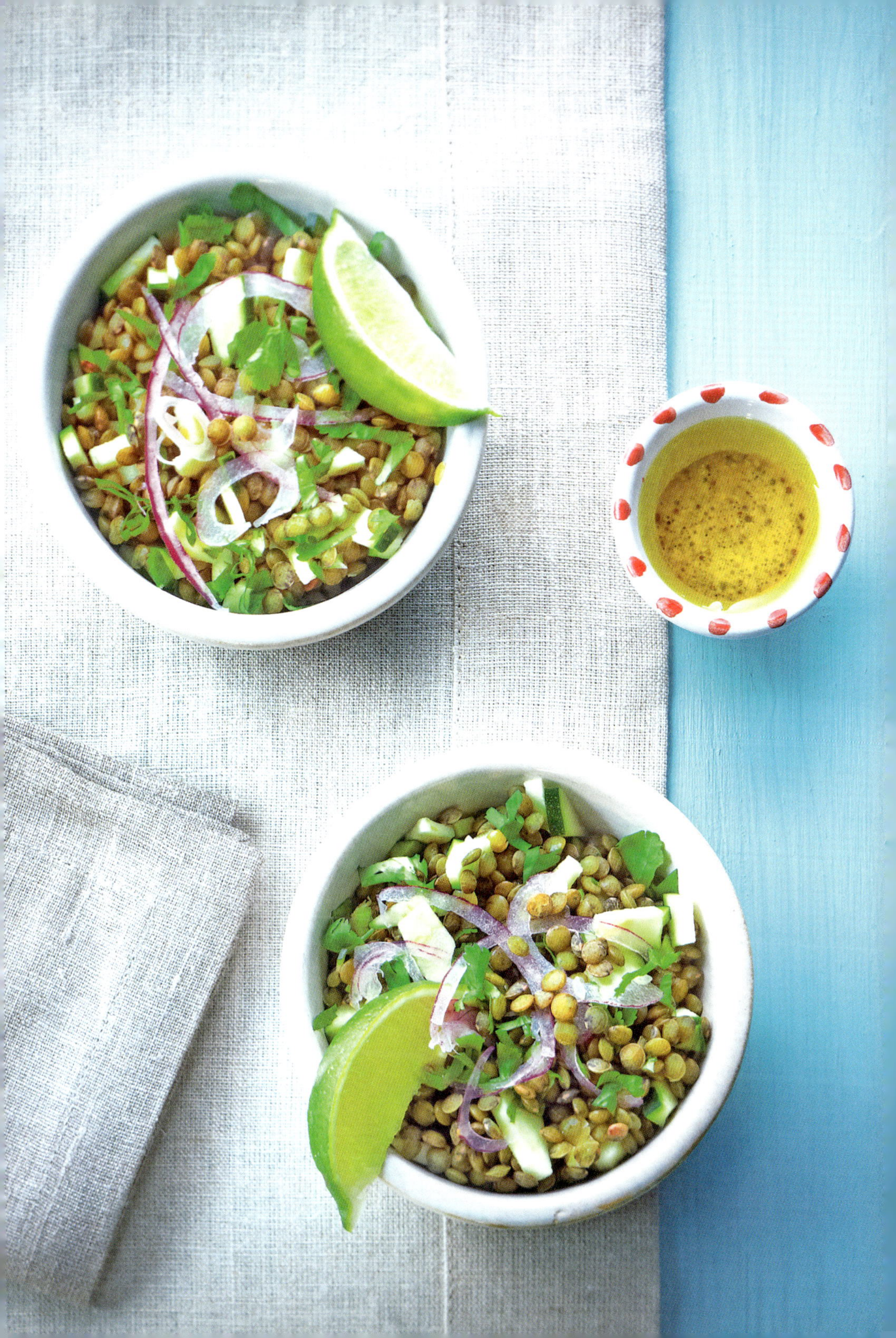

JOUR 7

5 unités ProPoints®
PAR PERSONNE

POUR 6 PERSONNES
PRÉPARATION : 20 MIN
CUISSON : 1 H

LAPIN À LA PROVENÇALE

CHEZ LE VOLAILLER
- 6 morceaux de lapin (1,2 kg)

CHEZ LE PRIMEUR
- 2 aubergines
- 6 tomates
- 3 gousses d'ail
- 1 oignon
- 1 bouquet d'herbes de Provence

CHEZ L'ÉPICIER
- 1 c. à soupe de farine
- 4 c. à café d'huile d'olive
- 25 cl de vin blanc
- 25 cl de bouillon de volaille
- 1 petite boîte de champignons de Paris
- 15 olives vertes
- sel, poivre

1 Enlever les parties grasses des morceaux de lapin. Saupoudrer de farine. Ébouillanter et peler les tomates, les couper en quatre. Peler et émincer l'ail et l'oignon. Retirer le pédoncule des aubergines, les rincer et les couper en gros dés.

2 Faire chauffer 2 cuillerées à café d'huile dans une cocotte en fonte ovale. Y saisir les morceaux de lapin 3 minutes tout en remuant, saler et poivrer. Les retirer et réserver.

3 Ajouter 2 cuillerées à café d'huile dans la cocotte, faire revenir l'ail, l'oignon et les aubergines 3 minutes. Mouiller peu à peu avec le vin blanc, ajouter le bouillon de volaille et cuire 4 minutes.

4 Remettre le lapin dans la cocotte, ajouter les tomates et le bouquet d'herbes. Couvrir et laisser mijoter 45 minutes à feu doux. Rectifier l'assaisonnement, incorporer les champignons de Paris égouttés et les olives vertes et poursuivre la cuisson 5 minutes.

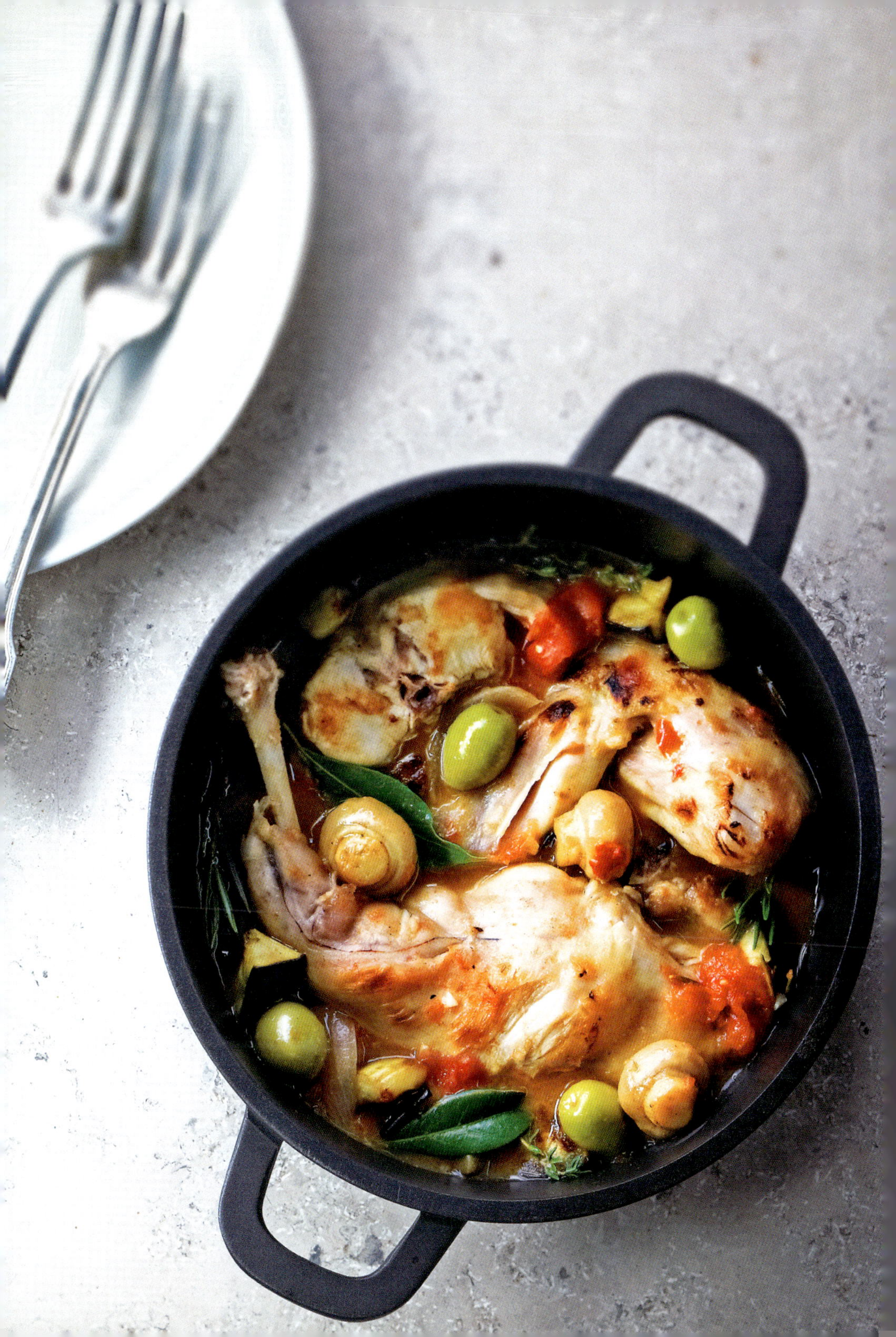

Les menus
Semaine 3
Weight Watchers

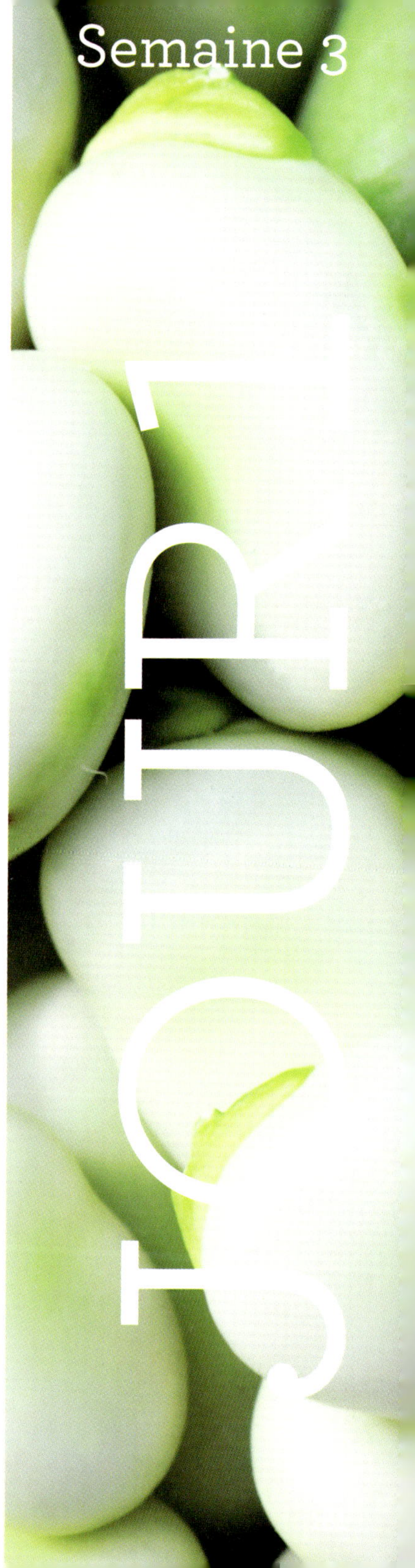

PETIT DÉJEUNER

5 c. à soupe de riz soufflé avec 1 petite boîte de lait concentré demi-écrémé, non sucré (80 g)

FRUIT 4 abricots secs

BOISSON café ou thé

DÉJEUNER

ENTRÉE chou-fleur vapeur avec 2 c. à café de mayonnaise allégée*

✔ ***IDÉE RECETTE : REMPLACER L'ENTRÉE PAR 1 ROULEAU DE POIVRON ROUGE** *(voir page 182)*

PLAT 1 petite tranche de foie de veau (100 g) ou 1 escalope de veau (100 g) en persillade, poêlée avec 1 c. à café d'huile et déglacée avec 1 c. à soupe de vin blanc + haricots verts chauffés dans la poêle avec la sauce + 6 c. à soupe de fèves

DESSERT fromage blanc à 0 % (100 g) + ½ mangue ou autre fruit de saison

COLLATION

1 yaourt nature + cerises ou autre fruit de saison

DÎNER

ENTRÉE potage de légumes sans féculents

PLAT salade de pâtes : 4 c. à soupe de pâtes + 4 bâtonnets de surimi + 30 g de feta allégée, tomates, concombre, 2 c. à café de vinaigrette allégée

DESSERT 3 c. à soupe de compote à la rhubarbe sans sucres ajoutés

JOUR 1

1 unité ProPoints™
PAR PERSONNE

POUR 4 PERSONNES
PRÉPARATION : 20 MIN
CUISSON : 10 MIN
RÉFRIGÉRATION : 2 H 15

ROULEAU DE POIVRON ROUGE

CHEZ LE PRIMEUR
- 2 gros poivrons rouges bien lisses
- 1 petit oignon blanc
- 1 c. à soupe de ciboulette ciselée
- 1 c. à soupe de basilic ciselé

AU RAYON FRAIS
- 125 g de fromage frais à 0 %

1 Préchauffer le four à 240 °C (th. 8). Envelopper les poivrons individuellement dans une feuille d'aluminium et enfourner pour 10 minutes. Laisser tiédir, les fendre dans la longueur, enlever la peau et les graines. Découper la chair en rectangles. Réserver à plat au réfrigérateur sur un papier absorbant pour 15 minutes.

2 Hacher finement l'oignon. Mélanger le fromage, le hachis d'oignon et les herbes.

3 Sur un plan de travail, étaler un film alimentaire puis disposer les tranches de poivron en les faisant se chevaucher de façon à constituer une bande d'environ 7 cm de large et 12 cm de long.

4 Étaler un cordon de fromage frais au bord de la bande de poivron et enrouler, entourer avec le film alimentaire, donner une forme bien droite. Réserver au réfrigérateur au moins 2 heures. Au moment de servir, dérouler le film alimentaire et couper délicatement le rouleau en 4 portions.

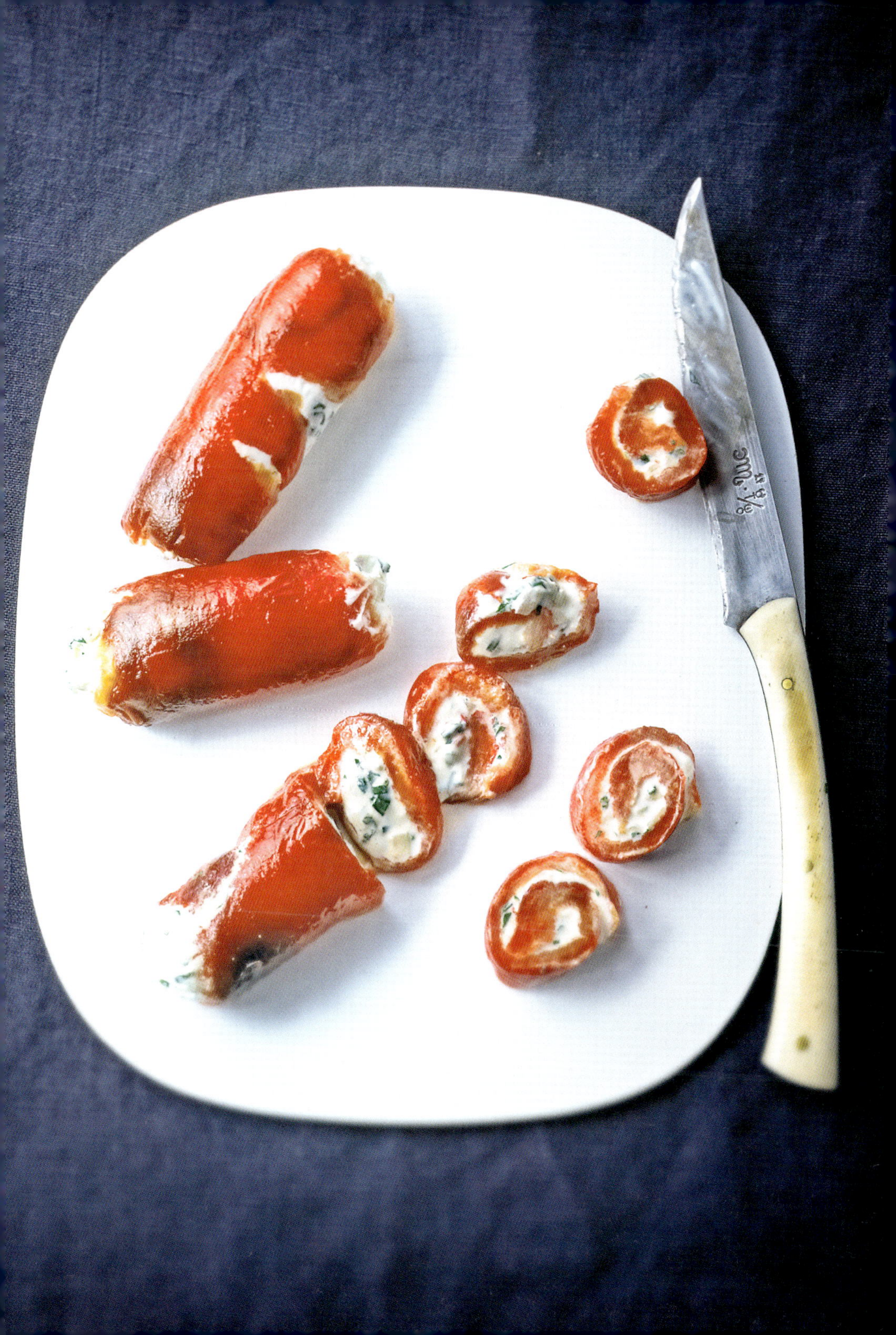

Semaine 3

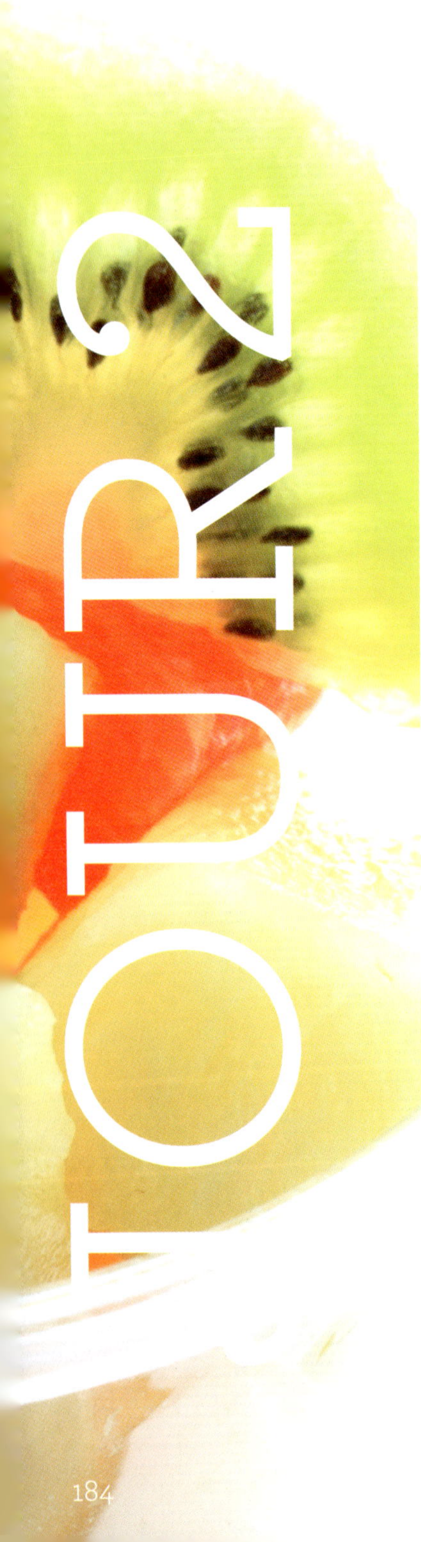

PETIT DÉJEUNER

1 tranche de pain (25 g) avec 1 tranche de jambon de volaille + fromage frais type demi-sel (25 g)

BOISSON 1 verre de 200 ml de jus de fruits 100 % sans sucres ajoutés

DÉJEUNER

ENTRÉE salade de betterave rouge avec 2 c. à café de vinaigrette allégée

PLAT 1 filet de lieu (120 g) en sauce avec 3 c. à soupe de crème fraîche à 5 %, moutarde et une petite boîte de champignons de Paris + 4 c. à soupe de quinoa

DESSERT faisselle (100 g) + pomme ou autre fruit de saison

COLLATION

milk-shake à la banane : 150 ml de lait écrémé + 1 banane mixée

DÎNER

ENTRÉE asperges avec 1 c. à soupe de sauce hollandaise

PLAT 100 g de filet mignon de porc + 1 c. à café d'huile + 4 c. à soupe de riz*

✔ ***IDÉE RECETTE : REMPLACER LE PLAT PAR 1 PORTION DE PORC AU LAIT, BROCOLIS ET COULIS DE CAROTTE***
(voir page 186)

DESSERT 2 petits-suisses à 0 % + salade de fruits frais maison sans sucres ajoutés

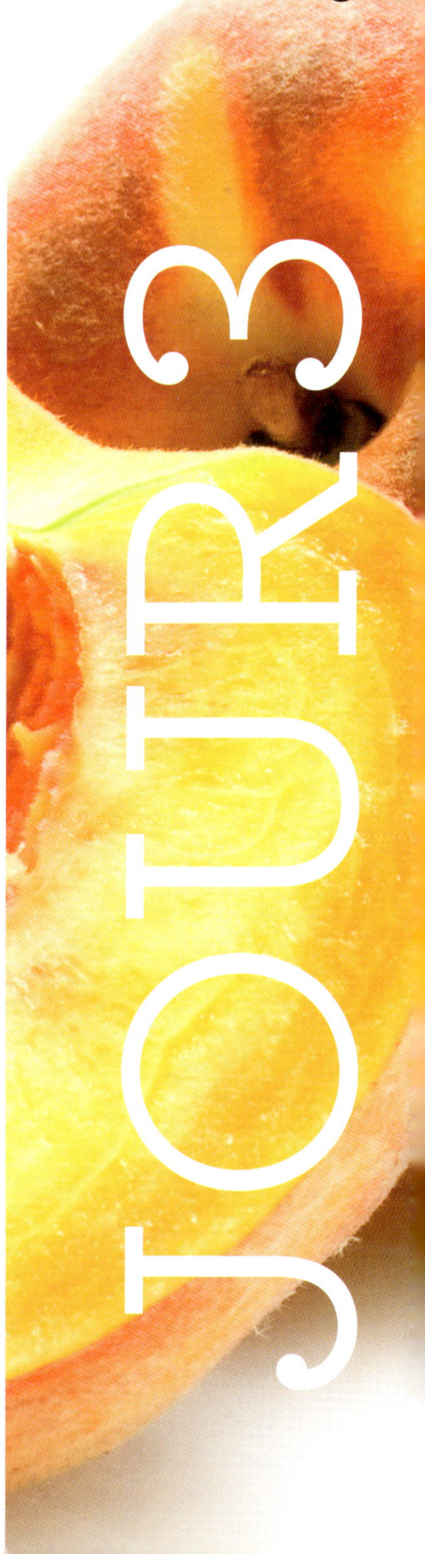

PETIT DÉJEUNER

1 tranche de brioche (25 g) + 1 c. à café de confiture

FRUIT fraises ou autre fruit de saison

BOISSON 1 bol de lait écrémé + café ou thé

DÉJEUNER

PLAT 120 g de rumsteck + légumes primeurs à la vapeur (carottes, navets) avec 150 g de pommes de terre nouvelles + 1 c. à café d'huile + 1 tranche de pain de seigle (25 g)

DESSERT 1 pêche (ou autre fruit de saison) coupée en morceaux dans 1 yaourt nature*

✔ ***IDÉE RECETTE : REMPLACER LE DESSERT PAR 1 PÊCHE POCHÉE AU VIN ROUGE ET AUX ÉPICES** *(voir page 188)*

COLLATION

fromage blanc à 0 % (100 g) + 1 c. à café d'édulcorant

DÎNER

ENTRÉE radis à la croque-au-sel

PLAT 2 saucisses de volaille + 5 c. à soupe de lentilles cuisinées avec des oignons et 1 c. à café d'huile

DESSERT 2 petits-suisses à 0 % + raisin ou autre fruit de saison

JOUR 2

5 unités ProPoints
PAR PERSONNE

POUR 4 PERSONNES
PRÉPARATION : 15 MIN
MARINADE : 3 H
CUISSON : 24 MIN

PORC AU LAIT, BROCOLIS ET COULIS DE CAROTTE

CHEZ LE BOUCHER
- 1 filet mignon de porc sans couenne (400 g)
- 4 fines tranches de bacon (40 g)

CHEZ LE PRIMEUR
- 1 gousse d'ail
- 2 feuilles de sauge
- ½ feuille de laurier
- 100 g de carotte
- 1 c. à café de ciboulette ciselée

AU RAYON DES SURGELÉS
- 500 g de brocoli surgelé

AU RAYON FRAIS
- 40 cl de lait écrémé
- 8 c. à café de crème fraîche à 5 %

CHEZ L'ÉPICIER
- sel, poivre

1 Couper le filet mignon en tranches et les tranches de bacon en deux. Dans une cocotte adaptée pour le four, mettre les tranches de filet et de bacon. Ajouter la gousse d'ail pelée et écrasée, les herbes et le lait. Saler, poivrer. Couvrir et laisser mariner 3 heures au frais en retournant la viande de temps en temps.

2 Préchauffer le four à 180 °C (th. 6).

3 Éplucher les carottes, les couper en petites lanières. Les ajouter dans la cocotte et enfourner 20 minutes. Cuire les brocolis en autocuiseur pendant 4 minutes.

4 Réserver les tranches de filet et de bacon. Retirer les herbes, mixer les carottes avec le jus de cuisson et la crème. Ajouter la ciboulette, rectifier l'assaisonnement et mélanger. Servir la viande et le bacon avec les brocolis et le coulis de carotte à part.

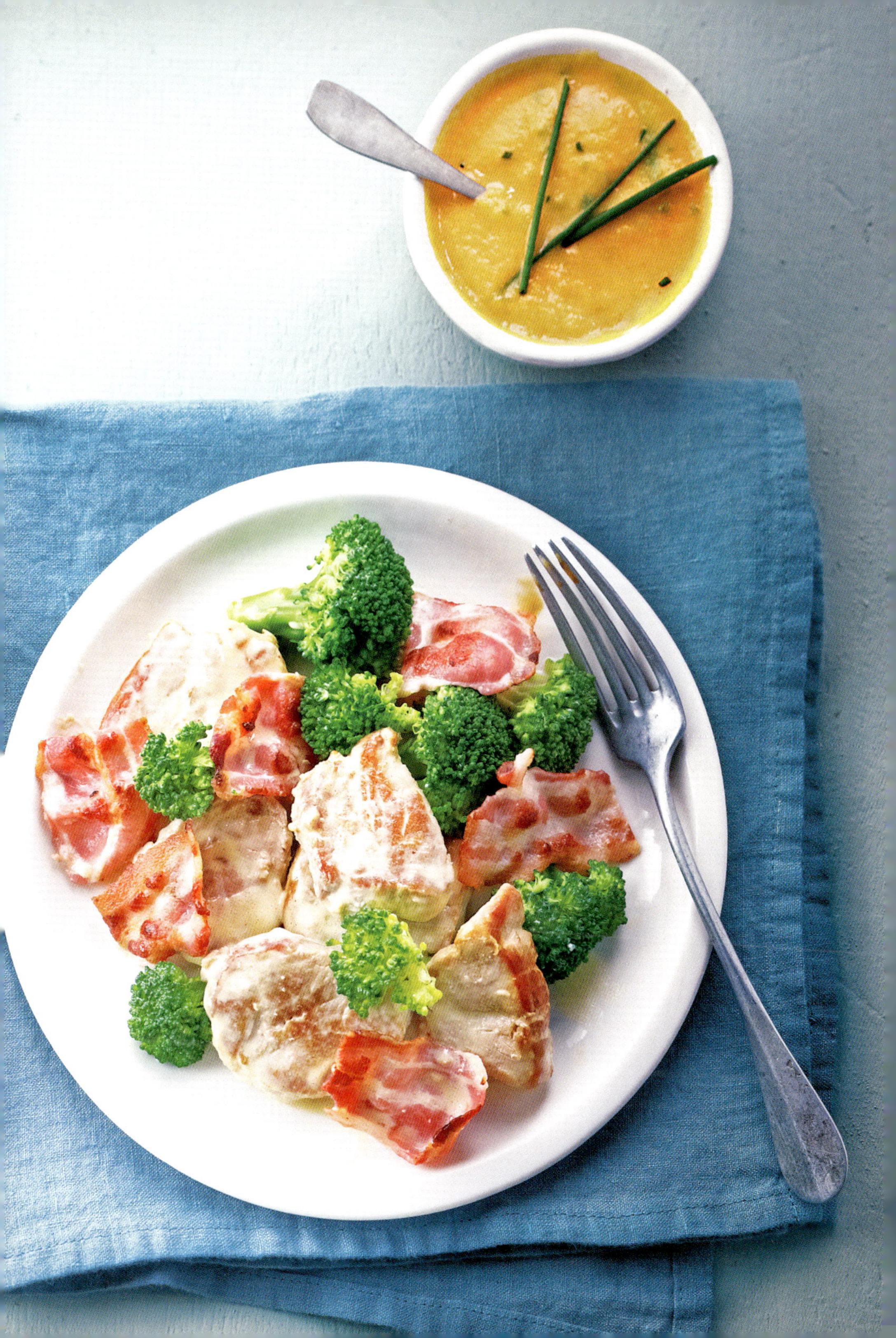

JOUR 3

1 unité ProPoints
PAR PERSONNE

POUR 4 PERSONNES
PRÉPARATION : 10 MIN
CUISSON : 25 MIN
RÉFRIGÉRATION : 2 H

PÊCHES POCHÉES AU VIN ROUGE ET AUX ÉPICES

CHEZ LE PRIMEUR
- 4 pêches blanches d'environ 130 g chacune, fermes mais mûres

CHEZ L'ÉPICIER
- 11 c. à soupe de bon vin rouge
- 12 grains de poivre noir
- ½ c. à café de gingembre en poudre
- 1 petit bâton de cannelle
- 3 clous de girofle
- 4 c. à café de sucre vanillé

1 Partager les pêches en deux. En tenant une moitié de pêche dans chaque main, faire pivoter en sens inverse pour les séparer sans les abîmer. Retirer le noyau avec précaution à l'aide d'un petit couteau. Retirer la peau si elle s'enlève facilement, sinon la laisser et l'enlever après cuisson.

2 Mettre les demi-pêches dans une casserole moyenne en les faisant se chevaucher. Si la casserole est trop grande, le jus de cuisson sera moins concentré. Mouiller avec le vin rouge, parfumer avec le gingembre, la cannelle, les grains de poivre et les clous de girofle. Saupoudrer de sucre. Porter à ébullition à couvert et laisser cuire pendant 10 minutes.

3 Lorsque le jus épaissit et commence à réduire, ajouter 12,5 cl d'eau. Couvrir et laisser cuire encore durant 10 à 15 minutes. Laisser refroidir dans la casserole et verser le tout dans un compotier. Réserver au frais. Laisser macérer les pêches au frais avec les aromates pendant au moins 2 heures puis servir tel quel dans le compotier.

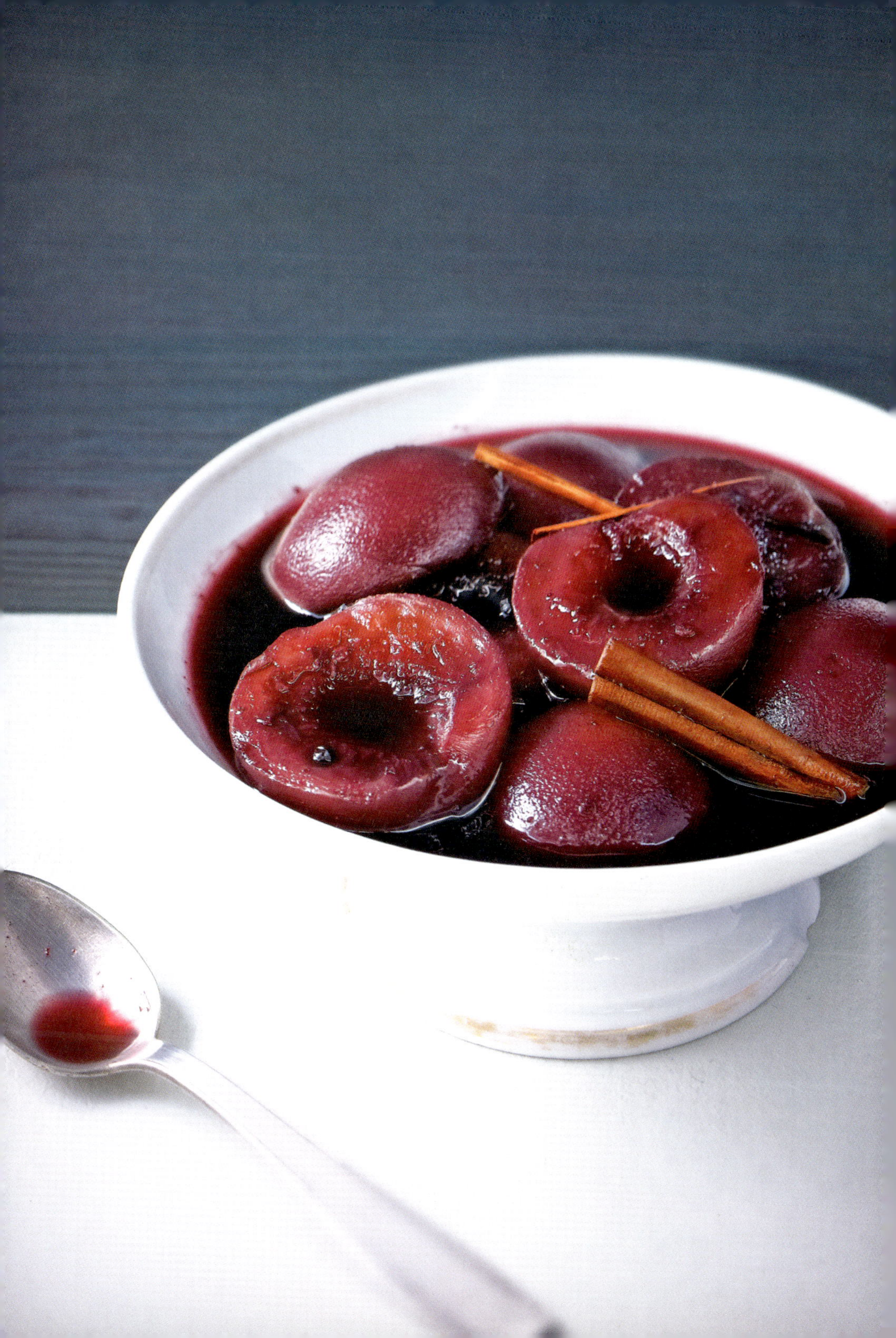

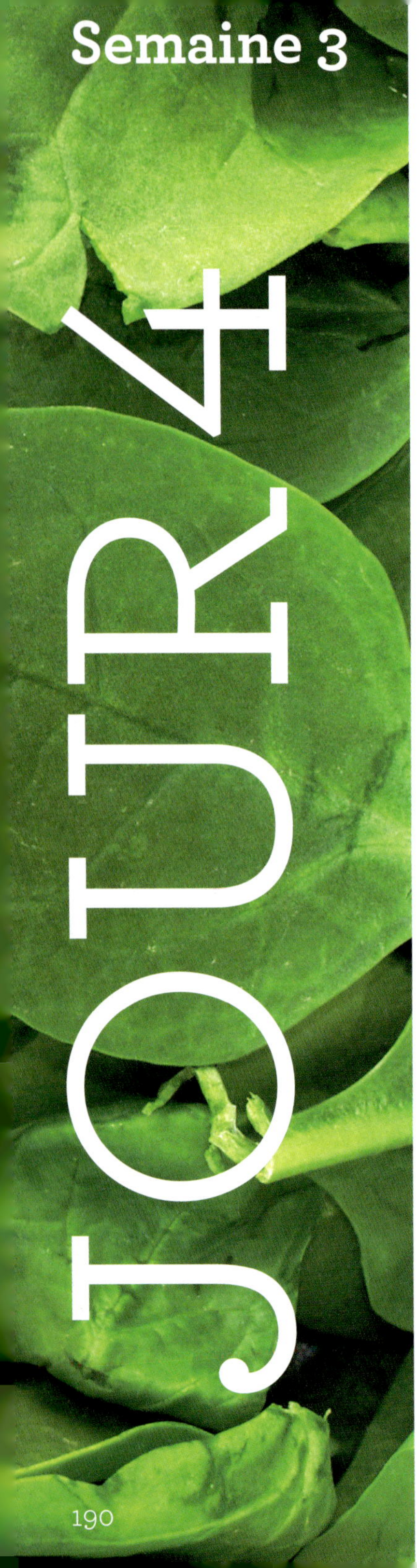

Semaine 3

JOUR 4

PETIT DÉJEUNER

3 biscottes avec 2 c. à café de beurre à 41 %

FRUIT kiwi ou autre fruit de saison

BOISSON 1 bol de lait écrémé avec 1 c. à soupe de cacao

DÉJEUNER

ENTRÉE cœurs de palmier en salade avec 1 c. à café de vinaigrette

PLAT 1 truite en papillote (120 g) avec 10 g d'amandes grillées + jeunes pousses d'épinard poêlées avec 1 c. à café d'huile + 1 tranche de pain (25 g)

FRUIT poire ou autre fruit de saison

COLLATION

½ pamplemousse ou autre fruit de saison + 1 yaourt nature

DÎNER

ENTRÉE salade de tomates, 3 c. à soupe de maïs avec 1 c. à café d'huile d'olive*

✔ ***IDÉE RECETTE : REMPLACER L'ENTRÉE PAR 1 TRANCHE DE TORTILLA DE POLENTA**
(voir page 192)

PLAT 120 g de blanc de poulet + salade verte + 1 c. à café de vinaigrette + 30 g de mozzarella light

DESSERT 1 yaourt à 0 % aux fruits + litchis ou autre fruit de saison

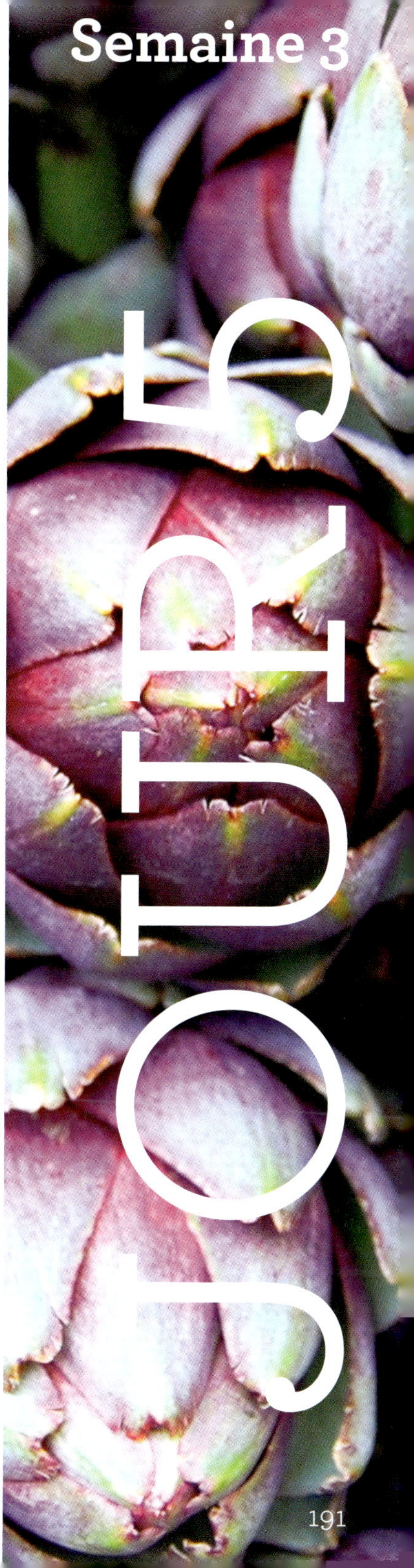

PETIT DÉJEUNER

1 pot de riz au lait (100 g)

BOISSON 1 grand verre de jus de fruits frais + café ou thé

DÉJEUNER

ENTRÉE 150 g de pommes de terre coupées en dés + cornichons + curry + ½ yaourt nature

PLAT 1 filet de limande (120 g) poêlé avec 1 c. à café d'huile d'olive + gratin de chou-fleur avec 3 c. à soupe de béchamel + 1 c. à soupe de gruyère râpé allégé

FRUIT orange ou autre fruit de saison

✔ ***IDÉE RECETTE : REMPLACER LE PLAT PAR 1 PORTION DE NAGE DE SAINT-JACQUES ET GAMBAS AU SAFRAN**
(voir page 194)

COLLATION

2 petits-suisses à 0 % + 1 pomme

DÎNER

ENTRÉE artichaut avec 2 c. à café de vinaigrette allégée

PLAT 100 g de lapin au four avec 2 c. à soupe de crème fraîche à 15 % et de la moutarde + 4 c. à soupe de semoule

DESSERT 3 c. à soupe de fromage blanc à 0 % sur 1 c. à soupe de coulis de fruits

JOUR 4

3 unités ProPoints®
PAR PERSONNE

POUR 8 PERSONNES
PRÉPARATION : 30 MIN
CUISSON : 46 MIN

TORTILLA DE POLENTA

CHEZ LE PRIMEUR
- 400 g d'oignons
- 500 g de carottes
- 2 c. à soupe de coriandre ciselée

CHEZ L'ÉPICIER
- 2 c. à café d'huile d'olive
- 1 pincée de cumin
- 1 bouillon cube de volaille
- 190 g de polenta express
- sel, poivre

AU RAYON FRAIS
- 1 c. à café de margarine

1 Émincer les oignons assez grossièrement au robot. Peler et râper les carottes avec une grille à gros trous. Margariner un moule à cake (contenance : 1 litre), le réserver au réfrigérateur.

2 Faire chauffer l'huile dans une sauteuse antiadhésive, y faire blondir les oignons 2 minutes, à feu moyen, tout en remuant. Ajouter les carottes, saler, poivrer et saupoudrer de cumin, continuer de remuer 2 minutes. Baisser le feu, verser 15 cl d'eau, couvrir et poursuivre la cuisson à feu très doux 15 minutes : surveiller pour que les légumes n'attachent pas. Incorporer la coriandre.

3 Préchauffer le four à 180 °C (th. 6). Porter 1 litre d'eau à ébullition, y diluer le bouillon cube. Verser la polenta en pluie. Laisser cuire à petits bouillons 7 minutes, tout en remuant. Hors du feu, ajouter les légumes et bien mélanger.

4 Verser la préparation dans le moule. Enfourner dans un bain-marie d'eau chaude pour 20 minutes. Laisser tiédir. Au moment de servir, démouler et couper en parts.

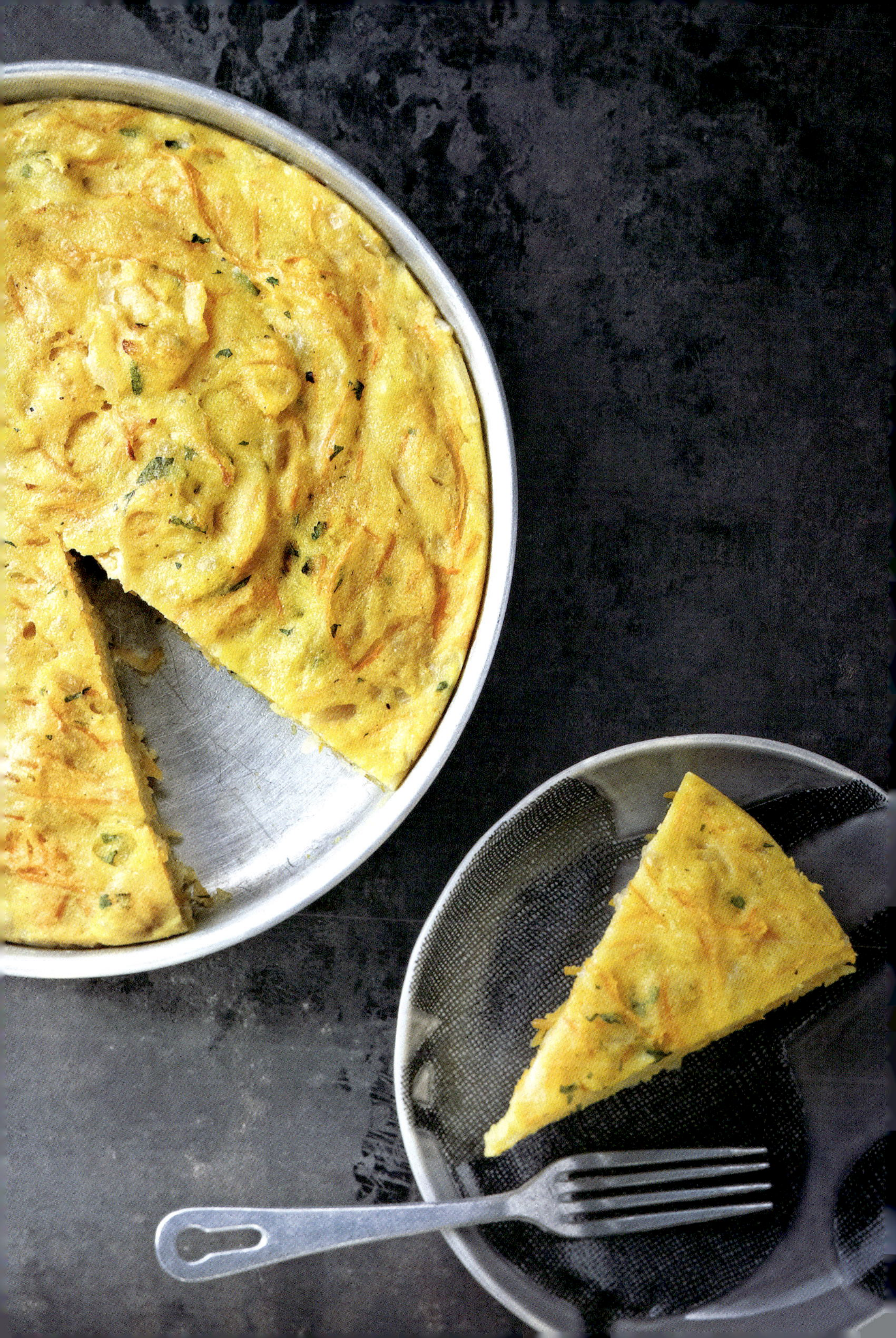

JOUR 5

5 unités ProPoints®
PAR PERSONNE

POUR 4 PERSONNES
PRÉPARATION : 5 MIN
CUISSON : 28 MIN

NAGE DE SAINT-JACQUES ET GAMBAS AU SAFRAN

CHEZ LE PRIMEUR
- 200 g de bouquets de brocoli
- 300 g de carottes
- 100 g d'échalotes
- quelques brins de coriandre fraîche

CHEZ L'ÉPICIER
- 3 cl de vin blanc
- 60 cl de court-bouillon de poisson
- ½ c. à café de safran
- sel et poivre

CHEZ LE POISSONNIER
- 16 noix de Saint-Jacques fraîches (450 g)
- 12 gambas cuites (500 g)

1 Faire cuire les brocolis et les carottes coupées en fines rondelles 15 minutes dans un cuit-vapeur.

2 Dans une sauteuse, faire fondre les échalotes émincées avec le vin blanc. Ajouter le court-bouillon de poisson, le safran, saler et poivrer. Laisser cuire 10 minutes puis ajouter les noix de Saint-Jacques et poursuivre la cuisson 2 minutes.

3 Dans des assiettes creuses, répartir les légumes et recouvrir de nage aux Saint-Jacques. Décorer de gambas et de coriandre.

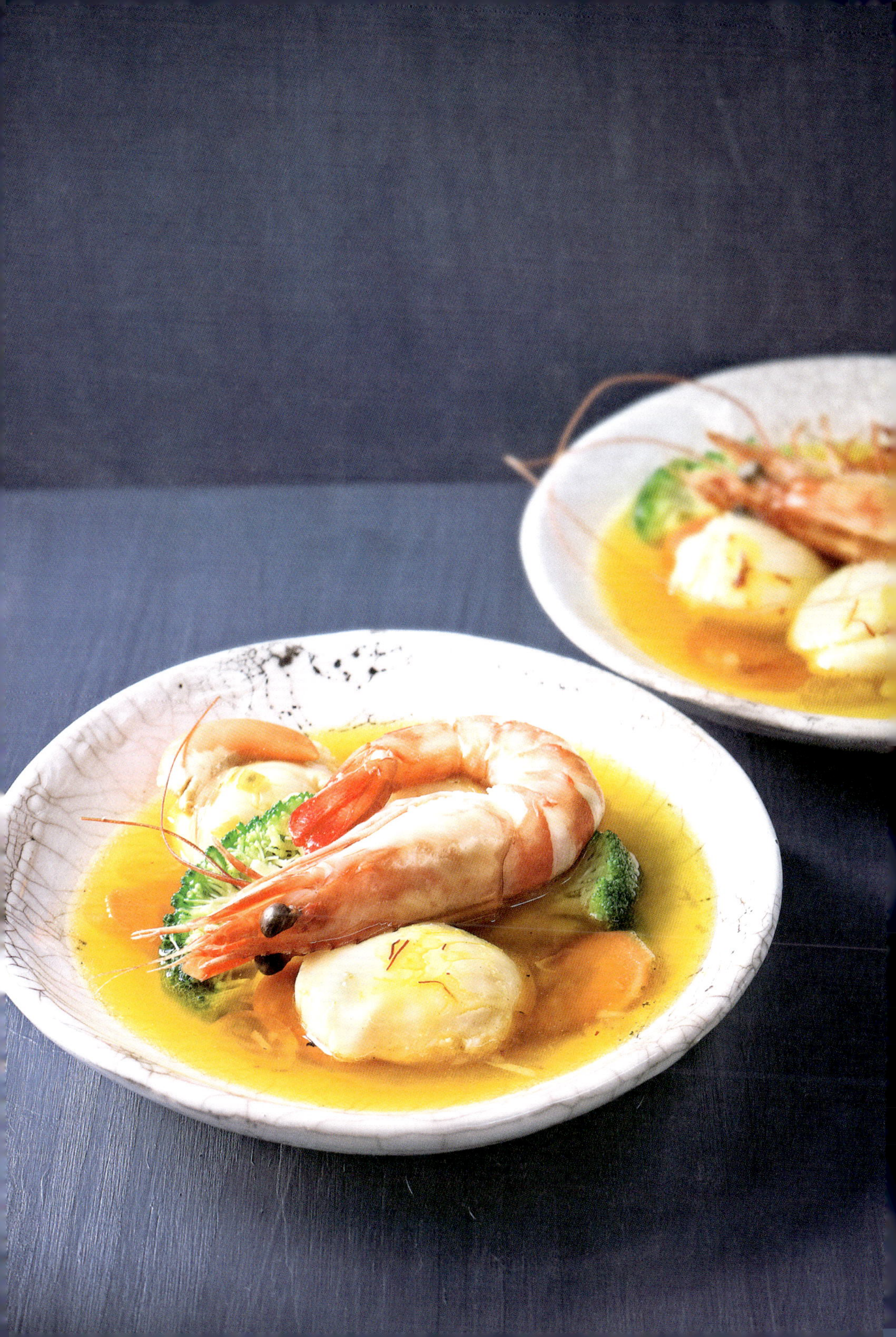

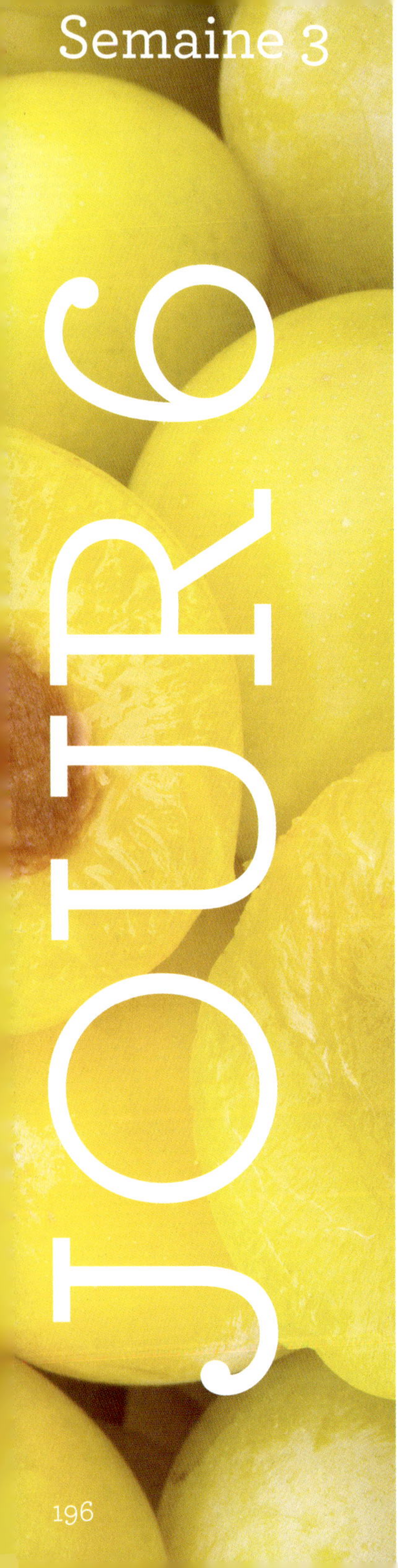

JOUR 6

PETIT DÉJEUNER

2 tranches de pain de seigle (50 g) + 2 tranches de jambon découenné, dégraissé

BOISSON thé ou café

DÉJEUNER

ENTRÉE asperges avec 2 c. à café de vinaigrette allégée

PLAT 120 g de rôti de porc dans le filet + ratatouille sans matières grasses + 3 c. à soupe de pois chiches

DESSERT 1 yaourt nature + 1 pomme au four saupoudrée de cannelle

COLLATION

1 fromage blanc à 0 % (100 g)

DÎNER

PLAT 120 g de rouget en papillote + purée de courge + 1 c. à café de margarine + 6 c. à soupe de pâtes complètes*

✔ ***IDÉE RECETTE : REMPLACER LE PLAT PAR 1 PORTION DE COUDES AU POTIRON ACCOMPAGNÉE DE 1 TRANCHE DE JAMBON, DÉGRAISSÉ, DÉCOUENNÉ** *(voir page 198)*

DESSERT 2 petits-suisses à 0 % + prunes ou autre fruit de saison

PETIT DÉJEUNER

2 tranches de pain d'épices + 2 petits-suisses à 0 % avec 1 c. à café de raisins secs

BOISSON thé ou café

DÉJEUNER

PLAT 2 œufs en omelette cuits avec de l'estragon + salade verte et concombre avec 1 c. à café de vinaigrette + 50 g de pain

FROMAGE 1 fromage frais type demi-sel

DESSERT fraises + 1 c. à café de sucre*

✔ ***IDÉE RECETTE : REMPLACER LE DESSERT PAR 1 GLACE À L'ITALIENNE EXPRESS** *(voir page 200)*

COLLATION

1 yaourt à 0 % aux fruits

DÎNER

ENTRÉE potage de légumes sans féculents

PLAT tartine de chèvre frais au miel : 30 g de fromage de chèvre frais sur 50 g de pain complet, passé au gril et nappé de 2 c. à café de miel + salade verte + 1 c. à café de vinaigrette

DESSERT banane flambée avec 2 c. à café de rhum

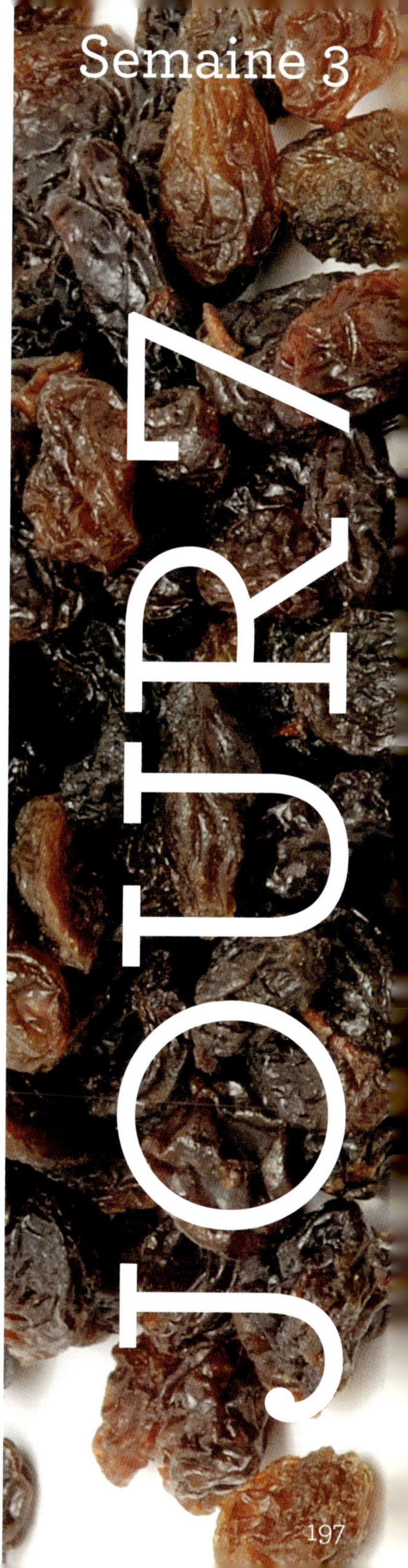

JOUR 6

8 unités ProPoints
PAR PERSONNE

POUR 4 PERSONNES

PRÉPARATION : 20 MIN

CUISSON : 27 MIN

COUDES AU POTIRON

CHEZ L'ÉPICIER
- 300 g de coudes
- 1 c. à café d'huile d'olive
- 3 c. à soupe de parmesan râpé (30 g)
- sel, poivre du moulin

CHEZ LE PRIMEUR
- 1 oignon
- 600 g de potiron

AU RAYON DES SURGELÉS
- 1 c. à café de coriandre

1 Porter une grande quantité d'eau salée à ébullition. Y faire cuire les coudes pendant 9 minutes. Égoutter et réserver au chaud.

2 Peler et émincer l'oignon. Peler le potiron, le couper en tranches puis en cubes d'environ 3 cm.

3 Faire chauffer l'huile dans une sauteuse antiadhésive, y faire saisir l'oignon et les cubes de potiron tout en remuant avec une cuillère en bois. Saler, poivrer, couvrir et faire cuire 15 minutes à feu moyen : ajouter quelques cuillerées à soupe d'eau au fur et à mesure.

4 Ajouter les coudes dans la sauteuse, saupoudrer de coriandre et de parmesan, remuer 2 minutes pour réchauffer les pâtes.

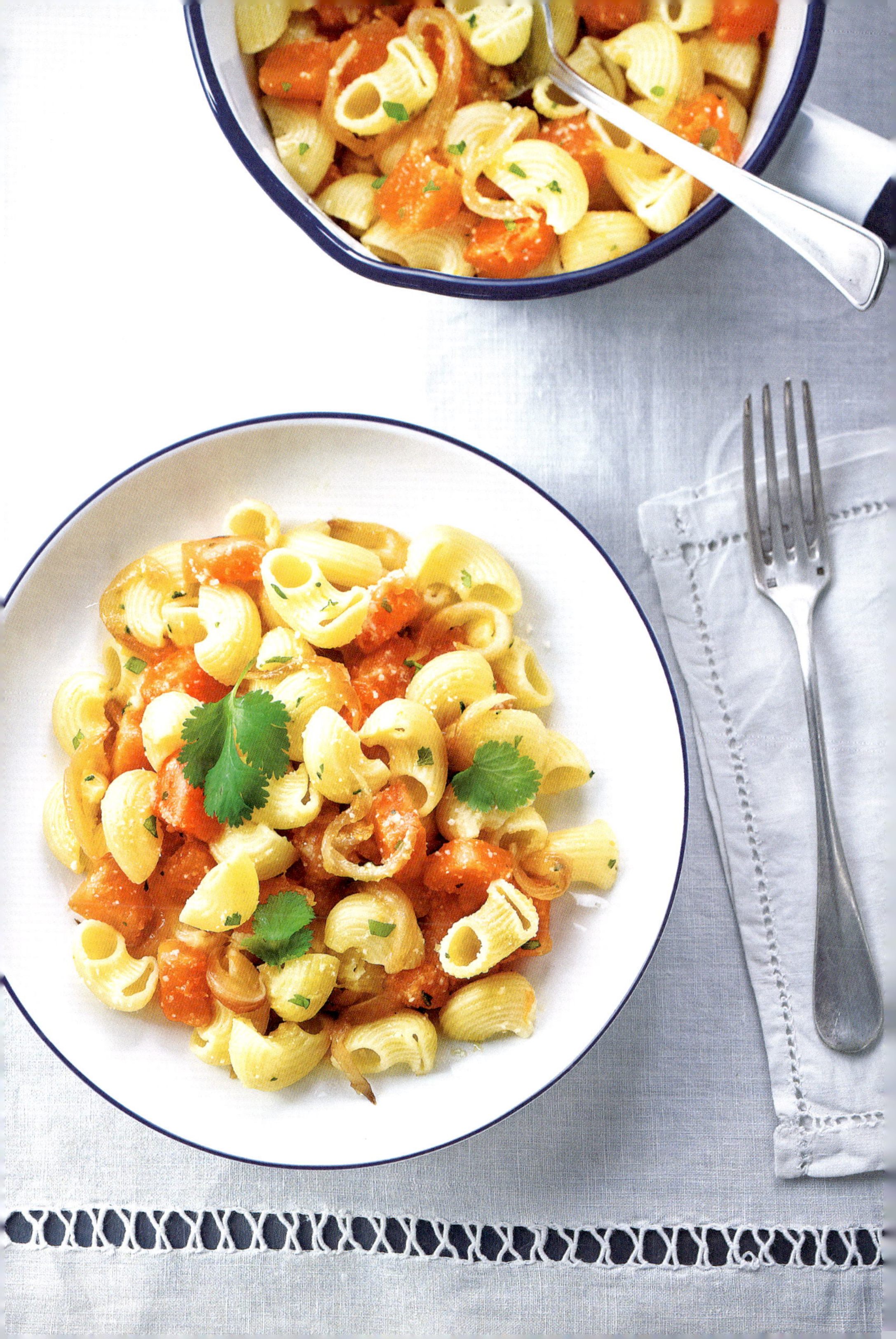

JOUR 7

1 unité ProPoints
PAR PERSONNE

POUR 1 PERSONNE

PRÉPARATION : 15 MIN

REPOS : 2 H

GLACE À L'ITALIENNE EXPRESS

CHEZ L'ÉPICIER

- 45 g de lait concentré demi-écrémé non sucré
- édulcorant (facultatif)

CHEZ LE PRIMEUR

- 130 g de fruits (poire, pêche, framboises…)

1 Avant de commencer la préparation, mettre le lait concentré au congélateur. Faire congeler le fruit épluché après l'avoir coupé en tout petits morceaux.

2 Au moment de la dégustation, mettre les fruits congelés dans le bol du mixer avec le lait très froid. Mixer pour obtenir une crème et déguster aussitôt.

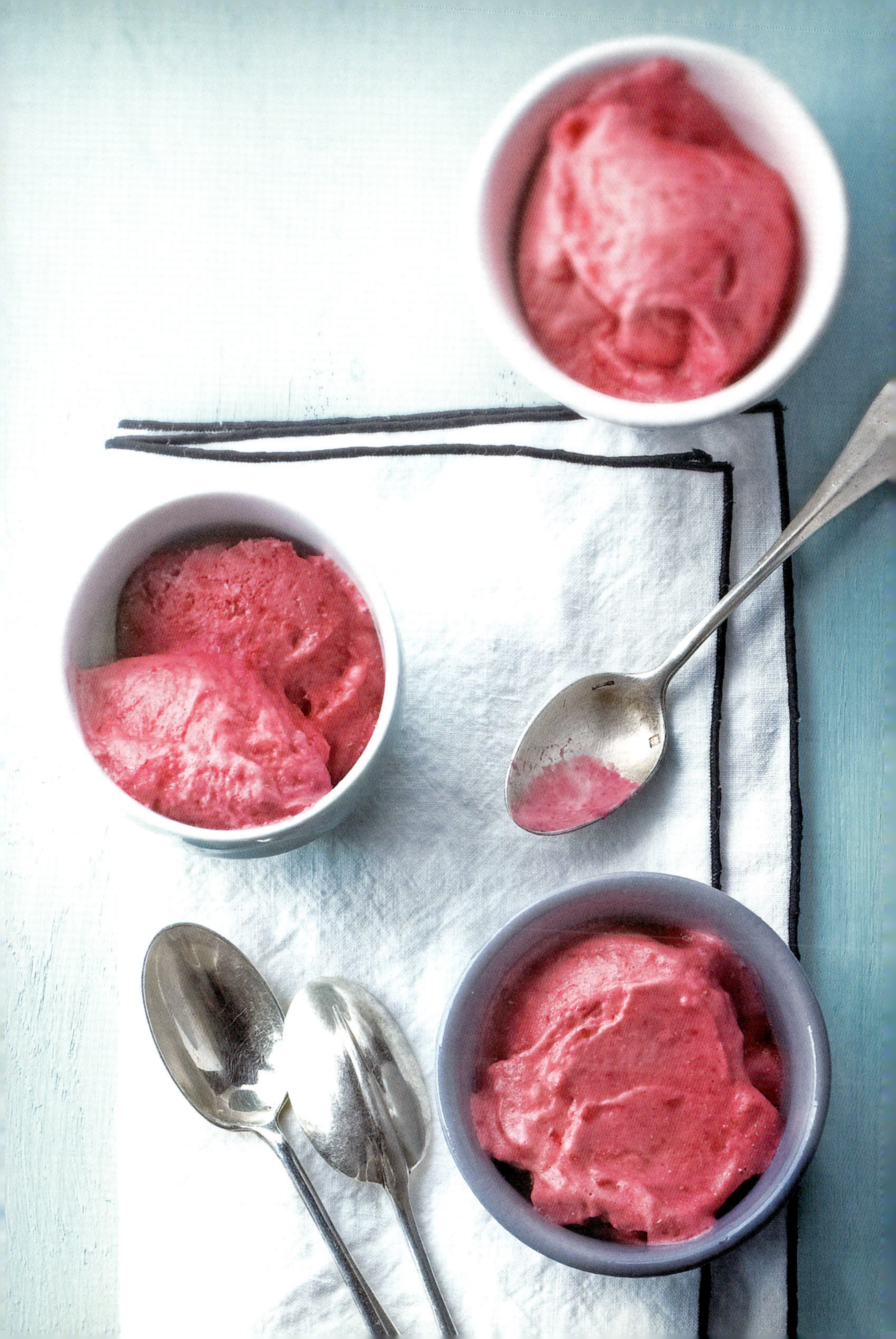

Les menus
Semaine 4
Weight Watchers

Semaine 4

JOUR 1

PETIT DÉJEUNER

50 g de pain de seigle (2 tranches) + 2 c. à café de beurre allégé à 41 % + 1 c. à soupe de raisins secs + 1 yaourt à 0 % nature

BOISSON thé ou café ou infusion

DÉJEUNER

ENTRÉE salade : carotte râpée, betterave, 1 c. à café d'huile de colza, sel, poivre + 4 c. à soupe de riz complet cuit

PLAT 1 pavé de saumon frais (120 g) grillé, avec 1 pincée de cumin, 1 pincée de paprika, sel, poivre + le jus d'un demi-citron

DESSERT 2 abricots ou autre fruit de saison

COLLATION

pomme ou autre fruit de saison + 1 yaourt nature

DÎNER

ENTRÉE soupe de légumes sans féculents + 2 tranches de jambon blanc dégraissé, découenné

FROMAGE 30 g de roquefort + 50 g de pain complet (2 tranches)

DESSERT poire avec 1 c. à café de chocolat fondu*

✔ ***IDÉE RECETTE : REMPLACER LE DESSERT PAR UNE CRÈME RENVERSÉE AU THÉ** *(voir page 204)*

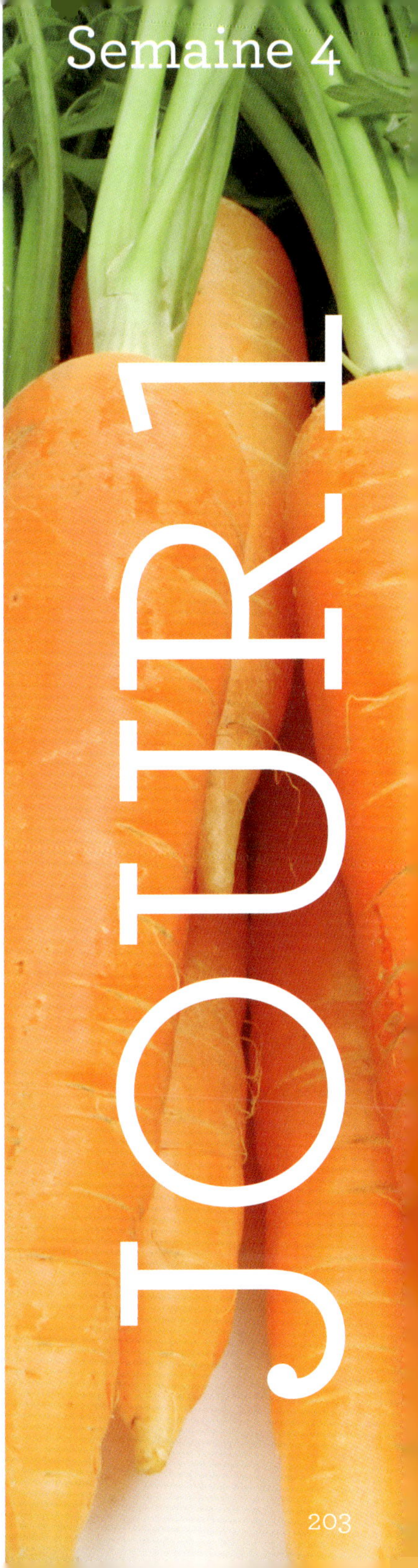

JOUR 1

4 unités ProPoints®
PAR PERSONNE

POUR 4 PERSONNES
PRÉPARATION : 15 MIN
CUISSON : 10 MIN
RÉFRIGÉRATION : 1 H

CRÈME RENVERSÉE AU THÉ

AU RAYON FRAIS
- 40 cl de lait écrémé
- 2 œufs entiers + 1 jaune

CHEZ L'ÉPICIER
- 2 sachets de thé au caramel
- 4 c. à soupe d'édulcorant
- 2 c. à soupe de Maïzena®
- 1 dosette de caramel de nappage

CHEZ LE PRIMEUR
- 1 poire
- ½ mangue (100 g)

1 Porter le lait à ébullition. Hors du feu, ajouter les sachets de thé et laisser infuser 5 minutes. Enlever les sachets de thé.

2 Fouetter les œufs entiers et le jaune avec l'édulcorant et la Maïzena®.

3 Verser peu à peu le lait au thé tout en continuant de fouetter.

4 Enduire le fond des ramequins (d'une contenance de 10 cl) de caramel. Répartir la préparation et filmer. Faire cuire au four à micro-ondes, puissance 400 W, pendant 10 minutes. Attendre 5 minutes, enlever le film et laisser tiédir. Réserver au frais pendant 1 heure.

5 Au moment de servir, peler (ou non) la poire et la demi-mangue, les couper en fines lamelles. Servir les crèmes au thé avec les lamelles de fruits à part.

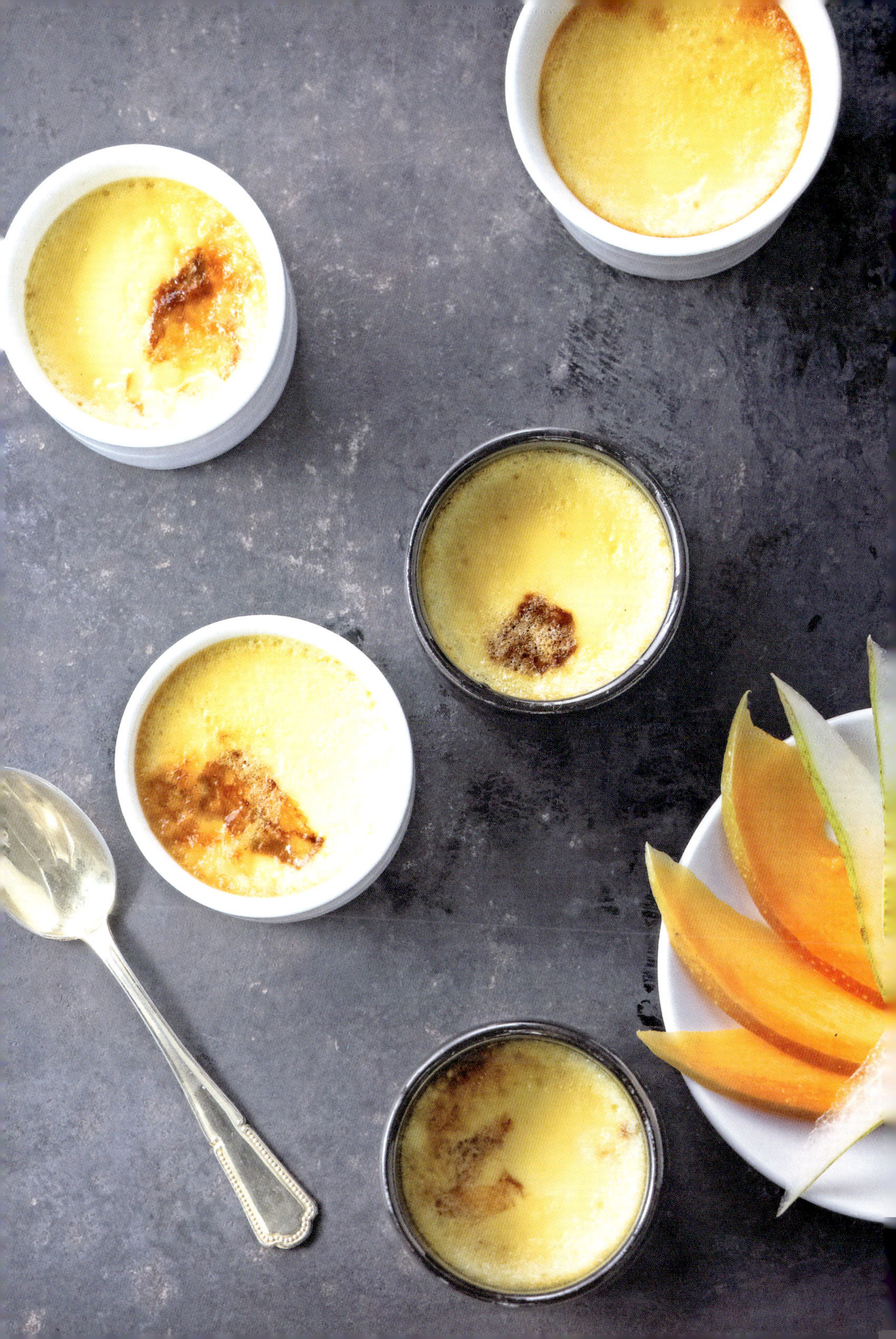

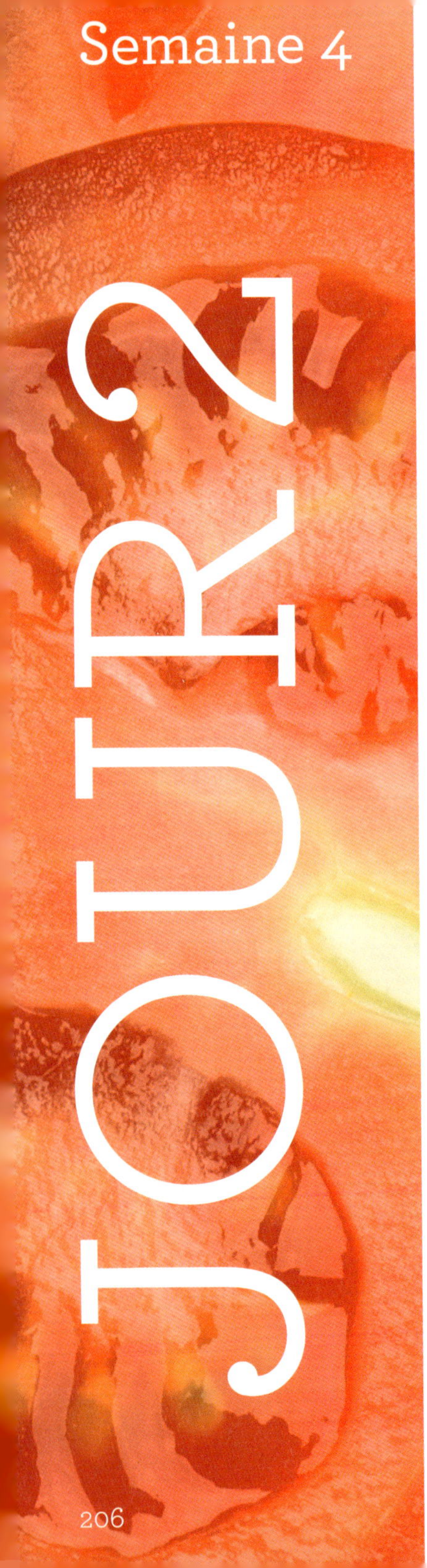

JOUR 2

PETIT DÉJEUNER

1 œuf à la coque + 50 g de pain complet (2 tranches) + 1 c. à café de beurre

FRUIT 1 orange ou autre fruit de saison

BOISSON thé ou café ou infusion

DÉJEUNER

ENTRÉE salade : laitue, carotte râpée, 1 c. à café d'huile de noix, 1 c. à café de levure de bière

PLAT 4 c. à soupe de penne + 3 c. à soupe de sauce tomate cuisinée + 1 steak de cheval (120 g)

DESSERT 1 yaourt à 0 % à la vanille avec quelques fraises ou autre fruit de saison

COLLATION

1 petit-suisse à 0 % avec 1 c. à café de raisins secs

DÎNER

PLAT 2 petites sardines fraîches (100 g) cuites au four avec tomates coupées en rondelles, thym, laurier, sel, poivre + 4 c. à soupe de semoule

DESSERT 1 yaourt nature + 3 c. à soupe de compote sans sucres ajoutés*

✔ ***IDÉE RECETTE : REMPLACER LA COMPOTE PAR 1 COQUETIER BLANC À LA MANDARINE** *(voir page 208)*

JOUR 3

PETIT DÉJEUNER

4 c. à soupe de flocons d'avoine + 200 g de fromage blanc à 0 % nature avec 1 banane coupée en rondelles ou autre fruit de saison

BOISSON café ou thé

DÉJEUNER

PLAT 1 bavette de bœuf grillée (120 g), sel, poivre + haricots verts, ail, persil + 200 g de pommes de terre en rondelles, cuites avec 1 c. à café d'huile

DESSERT 1 yaourt à 0 % nature + poire ou autre fruit de saison

COLLATION

1 entremets au soja nature

DÎNER

ENTRÉE salade : cœurs de palmier, 3 c. à soupe de maïs, 1 c. à café d'huile d'olive

PLAT 1 escalope de veau* (120 g) + ratatouille sans matières grasses

✔ ***IDÉE RECETTE : REMPLACER L'ESCALOPE PAR 1 PORTION DE VEAU EN PORTEFEUILLE** *(voir page 210)* **ET REMPLACER 2 FROMAGES FRAIS À 0 % + 1 TRANCHE DE PAIN DE SEIGLE PAR 1 FROMAGE BLANC NATURE À 0 %**

FROMAGE 2 fromages frais à 0 % + 1 tranche de pain de seigle

DESSERT pêche ou autre fruit de saison

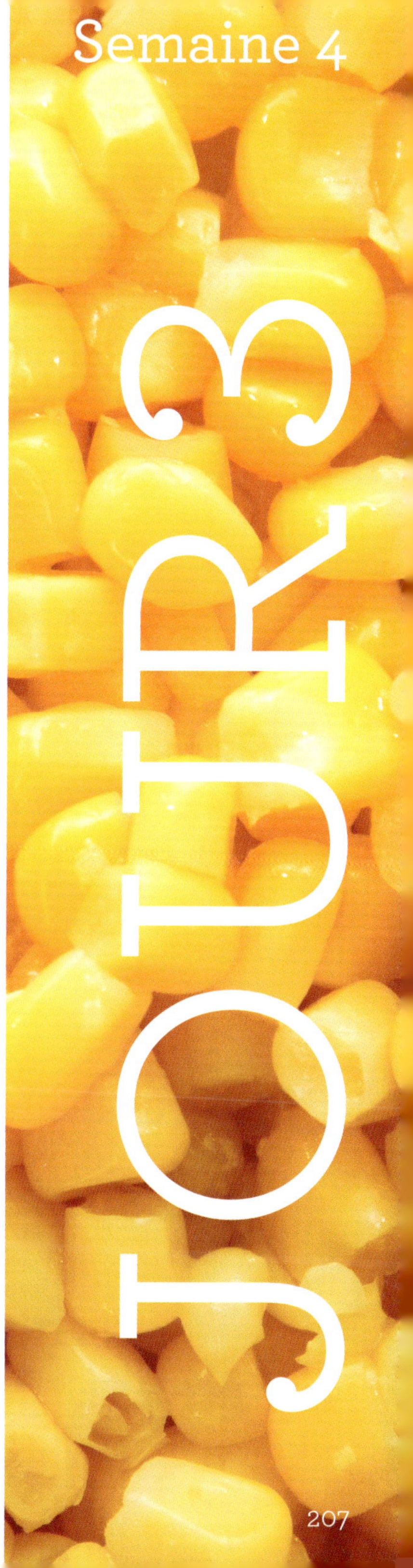

JOUR 2

3 unités ProPoints
PAR PERSONNE

POUR 4 PERSONNES
PRÉPARATION : 15 MIN
CUISSON : 2 MIN

COQUETIER BLANC À LA MANDARINE

CHEZ L'ÉPICIER
- 80 g de chocolat blanc
- 1 c. à café de liqueur de mandarine

AU RAYON FRAIS
- 8 c. à café de crème à 5 %

CHEZ LE PRIMEUR
- 4 mandarines

1 Réduire le chocolat en copeaux et le faire fondre avec la crème et la liqueur de mandarine dans un bol placé dans un bain-marie, sur feu doux. Lorsque le mélange est bien homogène, répartir la crème au chocolat blanc dans 4 coquetiers.

2 Peler les mandarines, détacher les quartiers et les servir avec les coquetiers de chocolat. Accompagner d'une fourchette à escargot ou d'un pic en bois pour pouvoir tremper les fruits dans le chocolat.

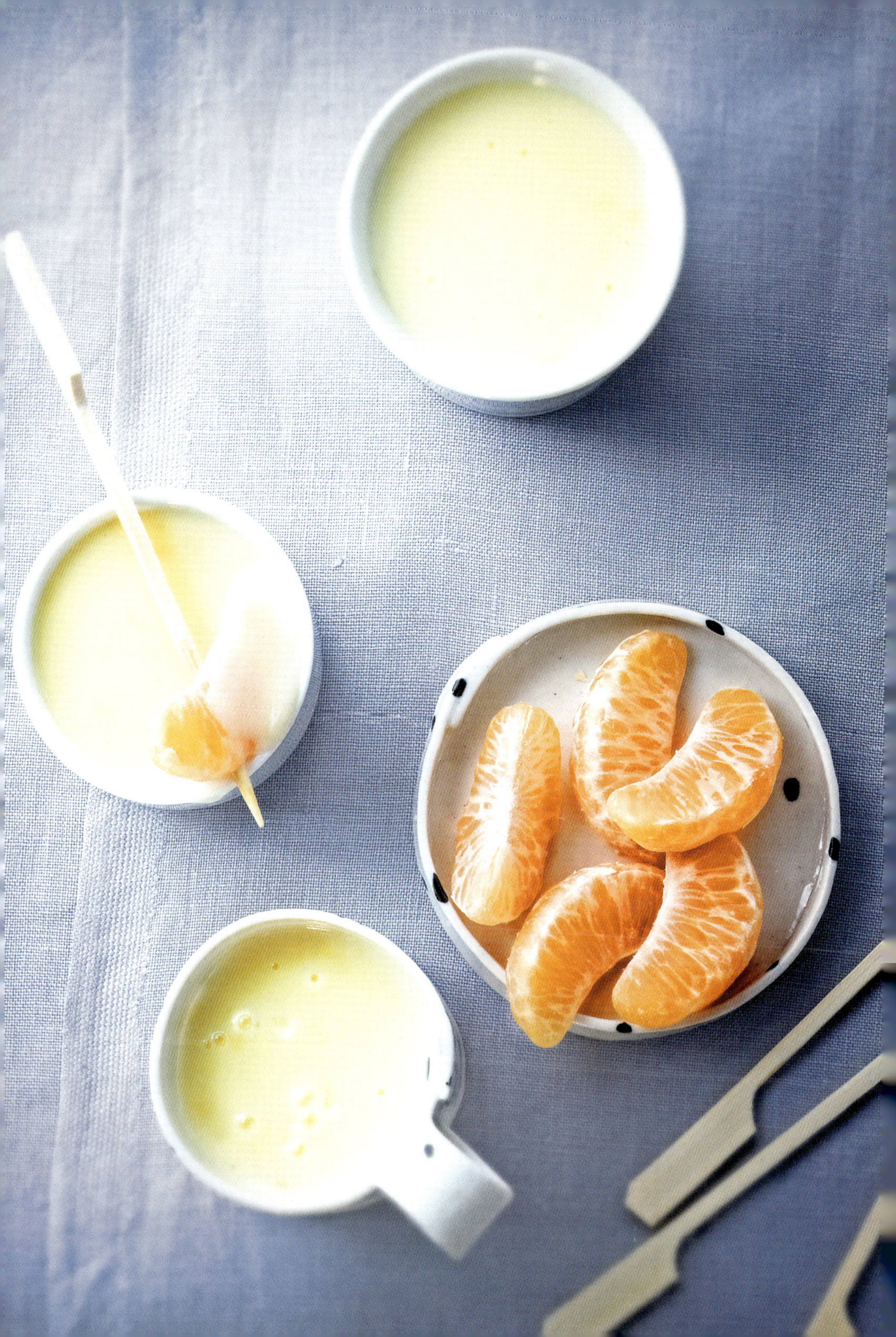

JOUR 3

6 unités ProPoints®
PAR PERSONNE

POUR 4 PERSONNES
PRÉPARATION : 10 MIN
CUISSON : 10 MIN

VEAU EN PORTEFEUILLE

CHEZ LE BOUCHER
- 4 escalopes de veau (120 g chacune)
- 40 g de bacon

AU RAYON FRAIS
- 4 tranches fines de gruyère (40 g)

CHEZ L'ÉPICIER
- 1 c. à café de noix de muscade
- sel, poivre

1 Étaler les escalopes sur le plan de travail. Sur chacune, déposer une tranche de bacon puis une tranche de gruyère. Ajouter une pincée de noix de muscade, saler et poivrer. Rouler les escalopes et les ficeler.

2 Faire cuire les paupiettes dans une poêle antiadhésive recouverte d'un papier cuisson, pendant 10 minutes, à feu moyen. Les retourner à mi-cuisson.

3 Accompagner d'épinards étuvés avec un soupçon de crème (à comptabiliser).

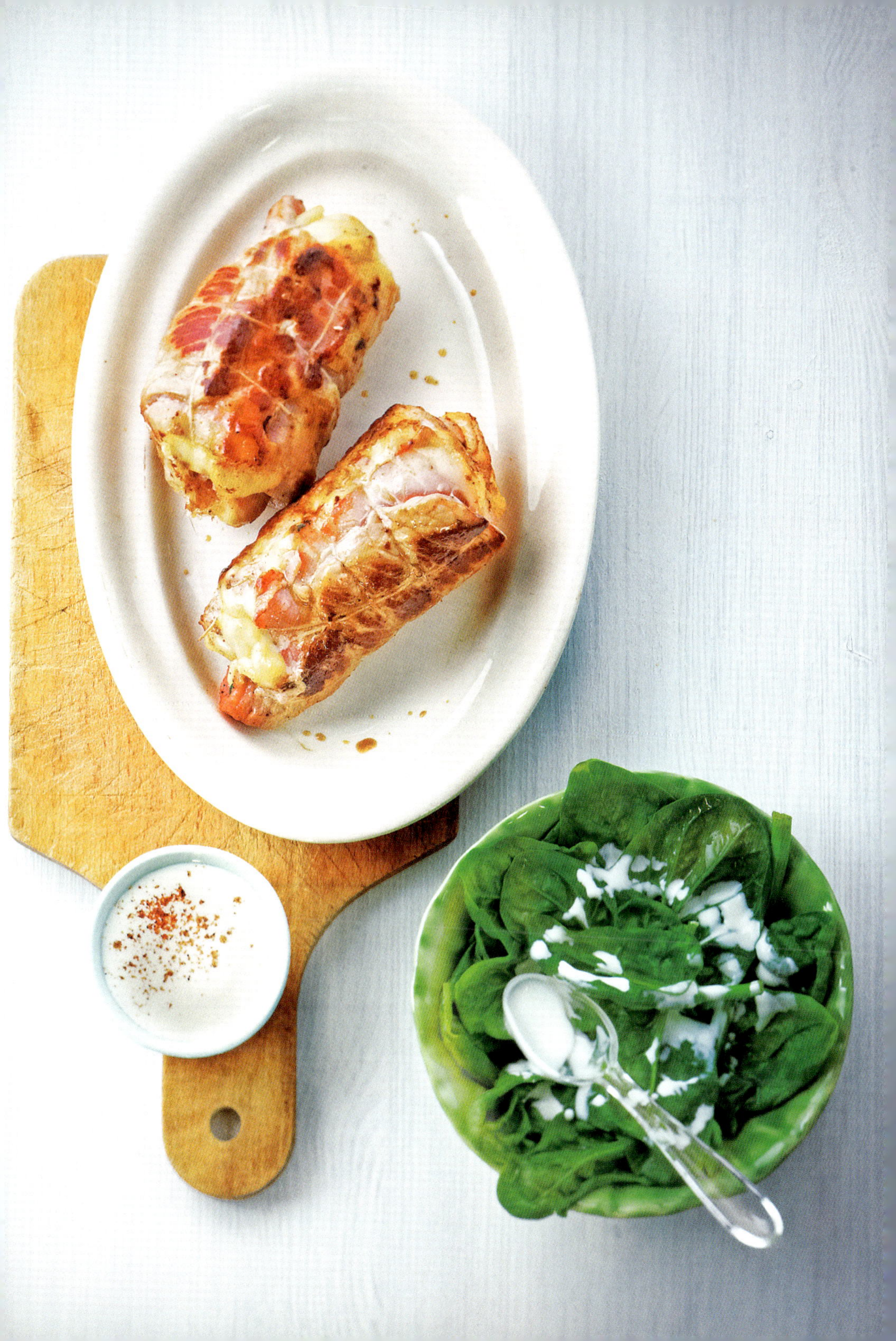

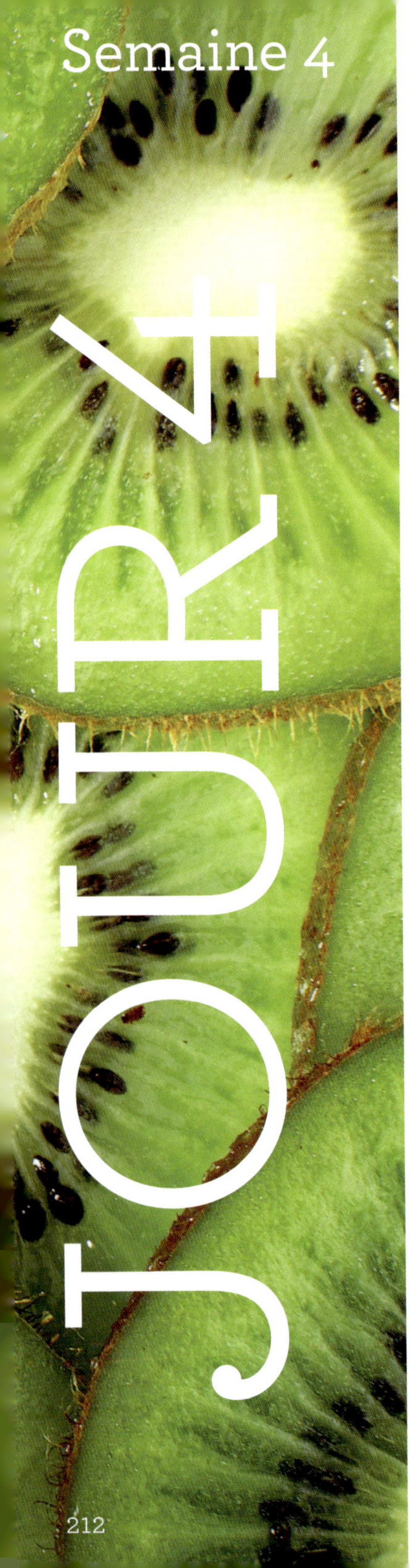

Semaine 4

JOUR 4

PETIT DÉJEUNER

40 g de pain grillé (2 tranches) + 2 c. à café de beurre allégé à 41 %

FRUIT kiwi ou autre fruit de saison

LAITAGE 1 yaourt nature avec 1 c. à café de miel

BOISSON thé ou café

DÉJEUNER

ENTRÉE salade de poireaux + 1 c. à café de vinaigrette

PLAT 1 aiguillette de poulet (120 g) cuite avec 1 c. à café d'huile* + brocolis et carottes à la vapeur, romarin, sel, poivre + 100 g de quinoa cuit, sel, curcuma

DESSERT fromage blanc à 0 % + 1 pomme granny ou autre fruit de saison

✔ ***IDÉE RECETTE : REMPLACER L'AIGUILLETTE PAR 1 PORTION DE POULET COMTOIS** *(voir page 214)*

COLLATION

1 biscuit sec + 1 pomme ou autre fruit de saison

DÎNER

PLAT 1 steak haché à 5 % + lasagnes végétariennes : 2 plaques de lasagne précuites (30 g), courgette, tomate, échalote, ail, sel, poivre, basilic, herbes de Provence, 2 c. à soupe de crème fraîche allégée à 15 % + 1 c. à soupe d'emmental allégé râpé

DESSERT 1 yaourt à 0 % aux fruits

Semaine 4

JOUR 5

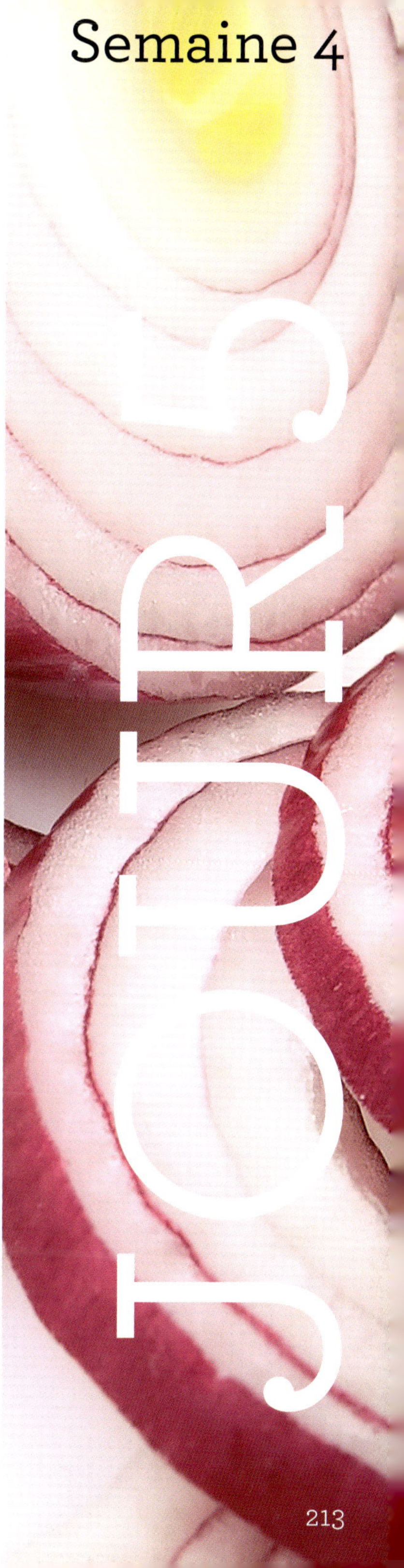

PETIT DÉJEUNER

6 c. à soupe de corn flakes + 4 c. à soupe de fromage blanc à 20 % + 1 banane coupée en rondelles et 1 c. à café de miel

BOISSON thé ou café

DÉJEUNER

ENTRÉE salade verte + 1 c. à café de vinaigrette

PLAT chili con carne : ½ steak haché à 5 % avec 1 c. à café d'huile, oignon, tomate, poivron, cumin, origan + 4 c. à soupe de riz + 3 c. à soupe de haricots rouges

DESSERT 1 yaourt à 0 % à la vanille + poire ou autre fruit de saison

COLLATION

1 tasse de lait écrémé (150 ml)

DÎNER

ENTRÉE salade : tomate cœur-de-bœuf en rondelles avec 30 g de mozzarella allégée en rondelles, basilic, 1 c. à café d'huile de noix* + 120 g de patate douce cuite à la vapeur avec 1 c. à café de margarine, fleur de sel, curcuma

✔ ***IDÉE RECETTE : REMPLACER LA SALADE PAR 1 PORTION D'ARTICHAUT ET CHAMPIGNON AU BLEU** *(voir page 216)*

PLAT 1 filet de colin à la vapeur (120 g) avec échalote + céleri en branche + estragon

DESSERT crème dessert allégée au chocolat + salade de fruits frais de saison sans sucres ajoutés (100 g)

JOUR 4

5 unités ProPoints®
PAR PERSONNE

POUR 4 PERSONNES
PRÉPARATION : 15 MIN
CUISSON : 40 MIN

POULET COMTOIS

CHEZ LE VOLAILLER
- 4 filets de poulet (400 g)

CHEZ LE PRIMEUR
- 1 échalote
- 2 gousses d'ail
- 1 brin de thym
- 1 feuille de laurier
- 250 g de girolles

CHEZ L'ÉPICIER
- 15 cl de vin jaune
- sel, poivre

AU RAYON FRAIS
- 10 cl de crème semi-épaisse à 5 %
- 40 g de comté râpé

1 Dans une cocotte recouverte d'une feuille de cuisson, faire revenir les filets de poulet sur feu vif. Lorsqu'ils sont dorés, ajouter l'échalote hachée et l'ail écrasé. Verser le vin, ajouter le thym et le laurier, saler, poivrer. Réduire le feu et laisser mijoter 15 minutes.

2 Pendant ce temps, nettoyer et émincer les girolles, les ajouter dans la cocotte et poursuivre la cuisson 15 minutes. Allumer le gril du four.

3 Retirer les filets de poulet et les déposer dans un plat à four. Faire réduire la sauce 5 minutes sur feu vif, retirer le thym et le laurier. Ajouter la crème et porter à ébullition. Napper le poulet avec la sauce, déposer le comté râpé et faire dorer 5 minutes sous le gril du four.

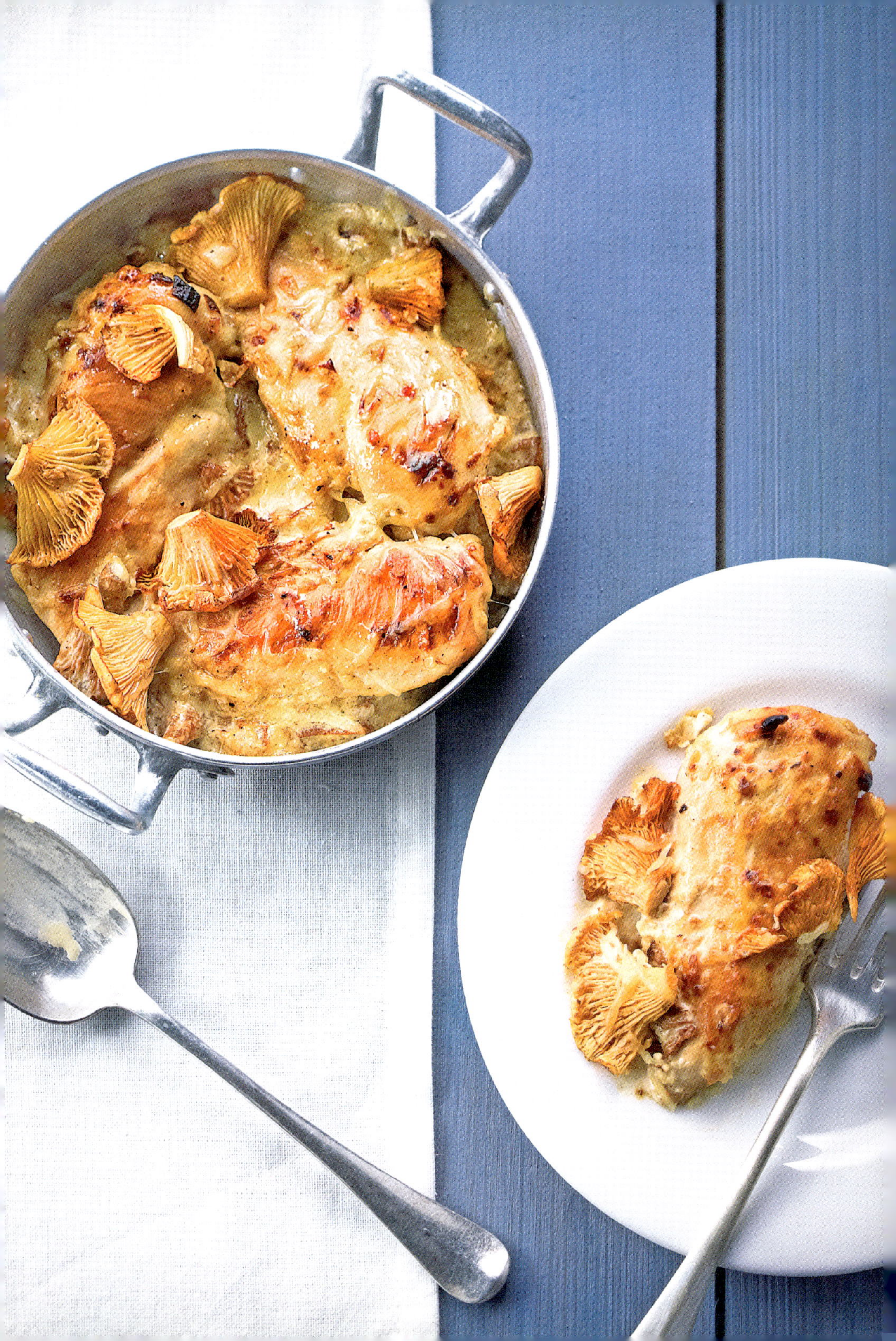

2 unités ProPoints®
PAR PERSONNE

POUR 6 PERSONNES
PRÉPARATION : 15 MIN
CUISSON : 15 MIN

ARTICHAUT ET CHAMPIGNON AU BLEU

CHEZ LE PRIMEUR
- 6 gros champignons de Paris

CHEZ L'ÉPICIER
- 6 fonds d'artichaut en bocal
- poivre

AU RAYON FRAIS
- 1 œuf
- 5 c. à soupe de crème allégée à 15 %
- 90 g de bleu de Bresse allégé

1 Préchauffer le four à 200 °C (th. 6-7).

2 Équeuter et rincer les champignons. Disposer les fonds d'artichaut rincés et égouttés ainsi que les têtes de champignons au fond d'un plat à four ovale de 30 cm.

3 Dans un petit récipient, battre l'œuf et la crème. Découper le bleu en petits morceaux. Écraser le tout à la fourchette et poivrer.

4 Tartiner la préparation sur les cœurs de légumes et passer au four 10 minutes. Servir dès que le fromage est fondu.

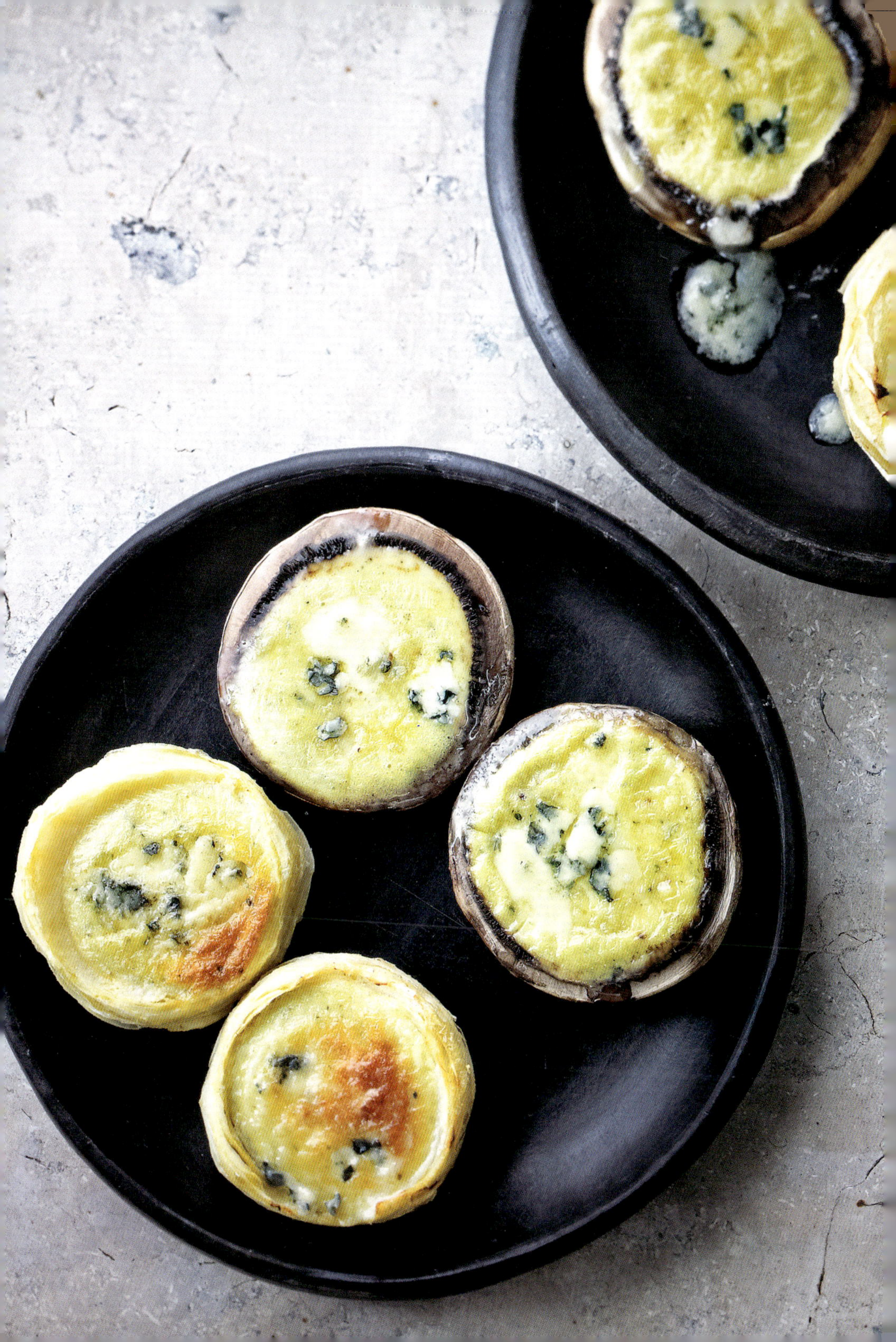

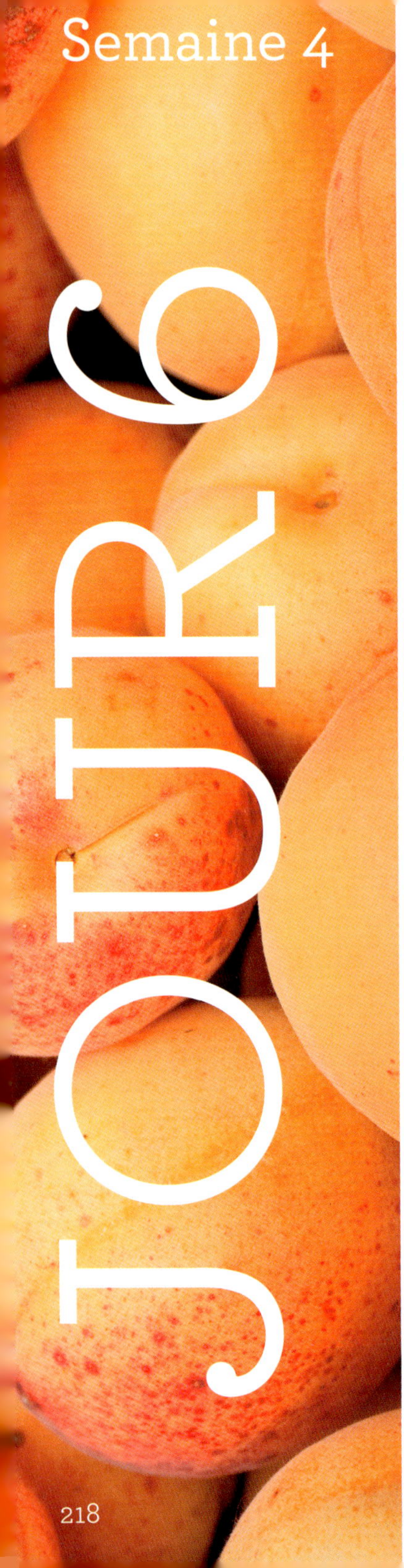

PETIT DÉJEUNER

1 œuf à la coque ou au plat sans matières grasses + 50 g de pain de seigle (2 tranches) + 2 c. à café de beurre allégé à 41 %

FRUIT 2 abricots ou autre fruit de saison

BOISSON thé ou café ou infusion

DÉJEUNER

ENTRÉE 1 grand blini (50 g) avec ½ tranche de saumon fumé (20 g) et un filet de jus de citron*

✔ ***IDÉE RECETTE : REMPLACER L'ENTRÉE PAR 1 PORTION DE MOUSSE D'ASPERGES AU SAUMON FUMÉ** *(voir page 220)*

PLAT salade composée : ½ boîte de chair de crabe au naturel + tomates, poivrons, radis en rondelles, salade iceberg + 4 c. à soupe de blé + 2 c. à café de vinaigrette allégée

DESSERT 1 yaourt nature

COLLATION

1 yaourt à 0 % à la vanille

DÎNER

ENTRÉE soupe de légumes sans féculents

PLAT 100 g de rôti de veau + 150 g de pommes de terre en purée + céleri en purée

FROMAGE 1 fromage frais type demi-sel + 1 tranche de pain complet

FRUIT kiwi ou autre fruit de saison

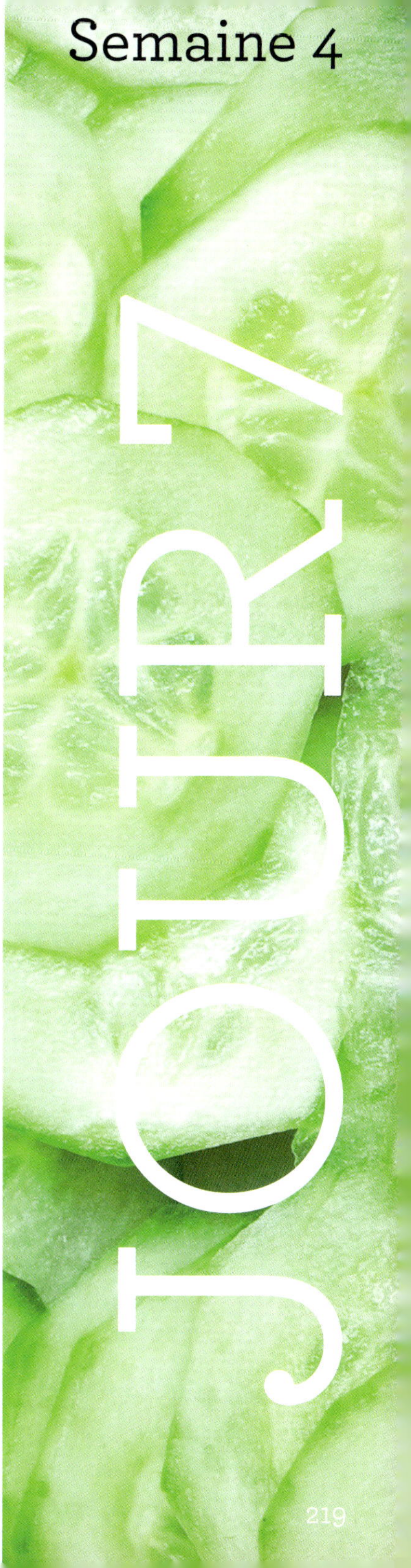

JOUR 7

PETIT DÉJEUNER

1 brioche individuelle industrielle + 2 c. à café de confiture

LAITAGE 1 yaourt à 0 % aux fruits

FRUIT banane ou autre fruit de saison

BOISSON thé ou café ou infusion

DÉJEUNER

ENTRÉE salade : feuille de chêne, mâche, carotte râpée, concombre, betterave, 1 c. à café d'huile

PLAT 1 escalope de dinde (120 g) grillée + 100 g d'épeautre* + sauce : moutarde, curry, 2 c. à café de crème fraîche à 5 %, sel, poivre

✔ *IDÉE RECETTE : REMPLACER LE PLAT PAR 1 PORTION DE PAPILLOTE DE LIÈVRE À LA BIÈRE ACCOMPAGNÉE DE 4 C. À SOUPE DE TAGLIATELLES *(voir page 222)*

DESSERT fromage blanc à 0 % avec pêche coupée en morceaux ou autre fruit de saison

COLLATION

4 abricots secs

DÎNER

PLAT 3 tranches de jambon de Parme (60 g) + 3 c. à soupe de polenta cuite nature + courgettes au basilic cuites avec 1 c. à café d'huile

DESSERT 1 yaourt à 0 % à la vanille + 1 pomme cuite au four

JOUR 6

3 unités ProPoints®
PAR PERSONNE

POUR 4 PERSONNES
PRÉPARATION : 15 MIN
RÉFRIGÉRATION : 4 H

MOUSSE D'ASPERGES AU SAUMON FUMÉ

CHEZ L'ÉPICIER
- 4 feuilles de gélatine
- 300 g de pointes d'asperges en conserve

AU RAYON FRAIS
- 2 œufs durs
- 8 c. à café de crème fraîche à 15 %

CHEZ LE POISSONNIER
- 120 g de saumon fumé

1 Faire ramollir la gélatine dans un peu d'eau froide. Porter à ébullition 5 cl de jus des pointes d'asperges en conserve. Dissoudre les feuilles de gélatine ramollies et égouttées.

2 Dans le bol d'un mixeur, verser les pointes d'asperges, le jus, les œufs durs coupés en morceaux et la crème fraîche. Mixer le tout.

3 Dans le fond d'une terrine, déposer la moitié du saumon fumé coupé en lamelles, verser la préparation aux asperges et recouvrir avec le reste de lamelles de saumon. Réserver 4 heures au frais avant de servir.

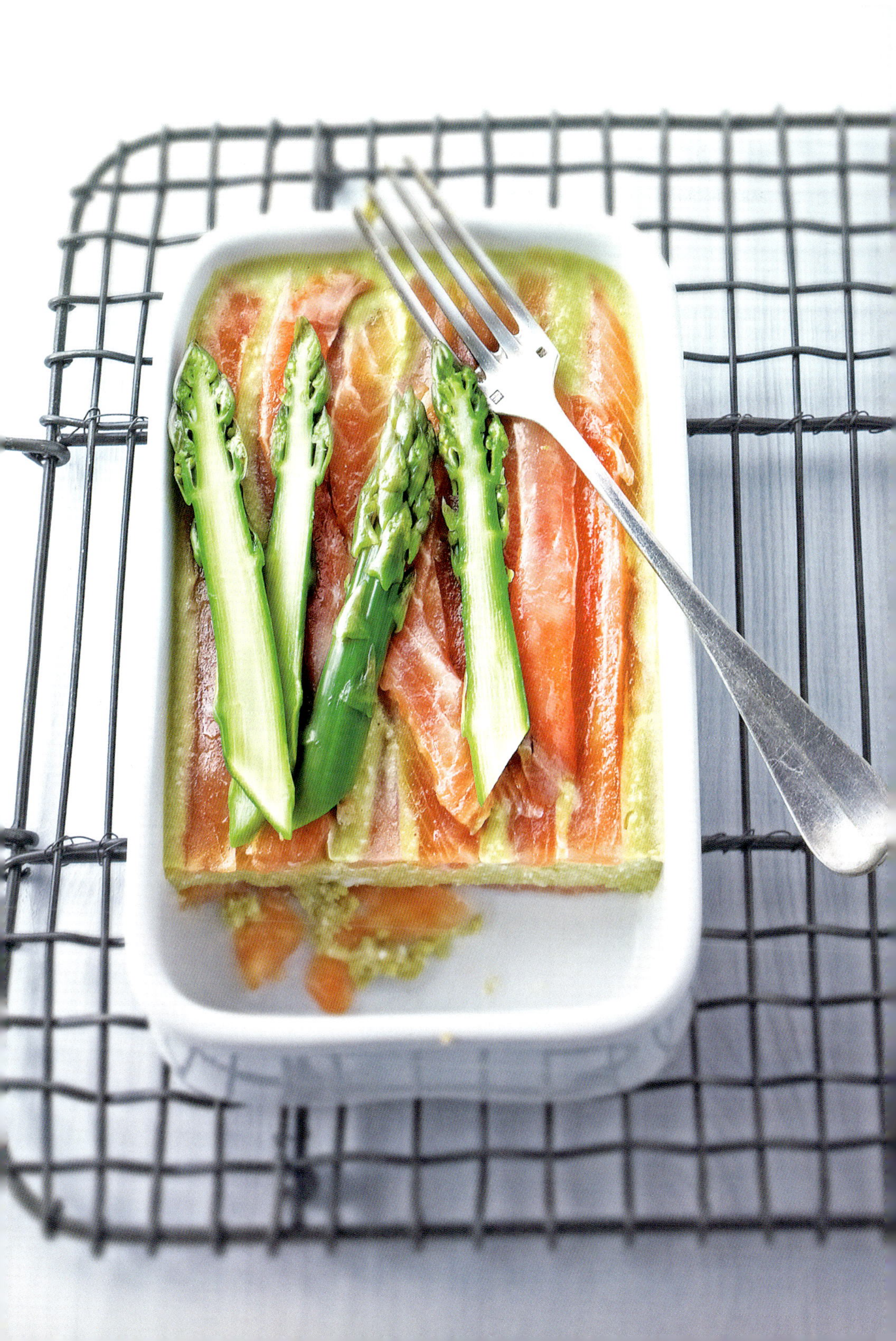

JOUR 7

5 unités ProPoints®
PAR PERSONNE

POUR 4 PERSONNES
PRÉPARATION : 15 MIN
MARINADE : 6 H
CUISSON : 36 MIN

PAPILLOTE DE LIÈVRE À LA BIÈRE

CHEZ LE VOLAILLER
- 4 râbles de lièvre (900 g)

CHEZ L'ÉPICIER
- 33 cl de bière brune
- 1 c. à soupe de vinaigre de vin rouge
- 1 c. à café d'huile
- sel, poivre

CHEZ LE PRIMEUR
- 1 branche de thym
- 1 feuille de laurier
- 1 oignon
- 1 clou de girofle
- 8 baies de genièvre
- 2 carottes
- ¼ de céleri-rave

AU RAYON FRAIS
- 8 c. à café de crème fraîche à 15 %

1 Mettre les râbles dans un plat creux assez étroit. Faire chauffer la bière avec le vinaigre, le thym, le laurier, l'oignon coupé en quatre, le clou de girofle, les baies de genièvre et une pincée de sel pendant 10 minutes. Verser sur les râbles. Laisser tiédir et réserver au frais pendant 6 heures.

2 Au moment du repas, préchauffer le four à 210 °C (th. 7). Égoutter les râbles. Filtrer la marinade, en réserver 8 cuillerées à soupe. Peler, rincer et détailler les carottes puis le céleri-rave en fine julienne. Faire colorer les râbles sur toutes les faces dans une poêle antiadhésive avec la cuillerée à café d'huile. Saler et poivrer.

3 Découper 4 feuilles de papier sulfurisé. Disposer les râbles au centre, entourer de julienne de légumes, arroser de 2 cuillerées à soupe de marinade et de 2 cuillerées à café de crème. Refermer hermétiquement et enfourner pour 25 minutes. Servir les papillotes entrouvertes.

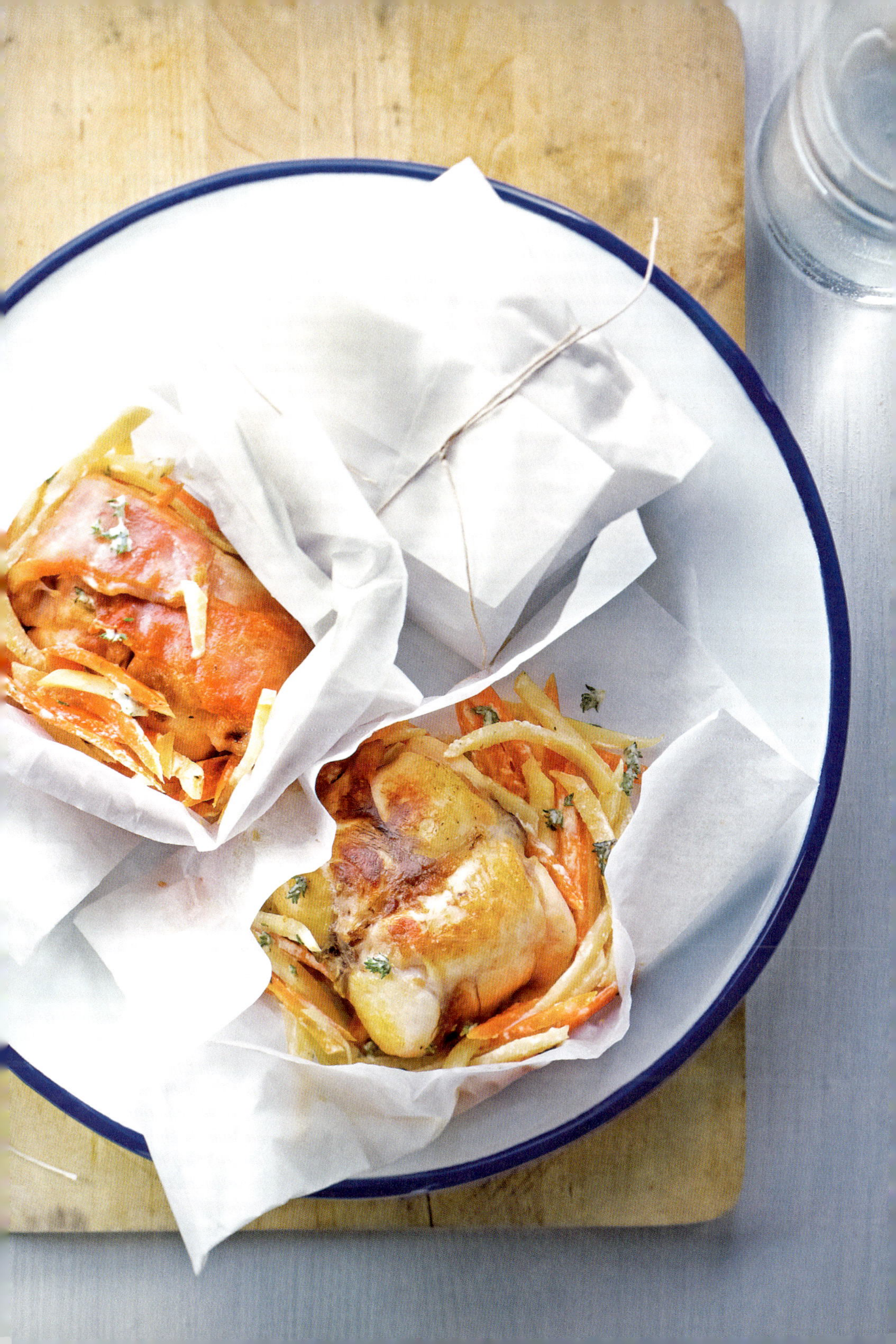

Les basiques Weight Watchers

pour cuisiner équilibré
à chaque occasion

7

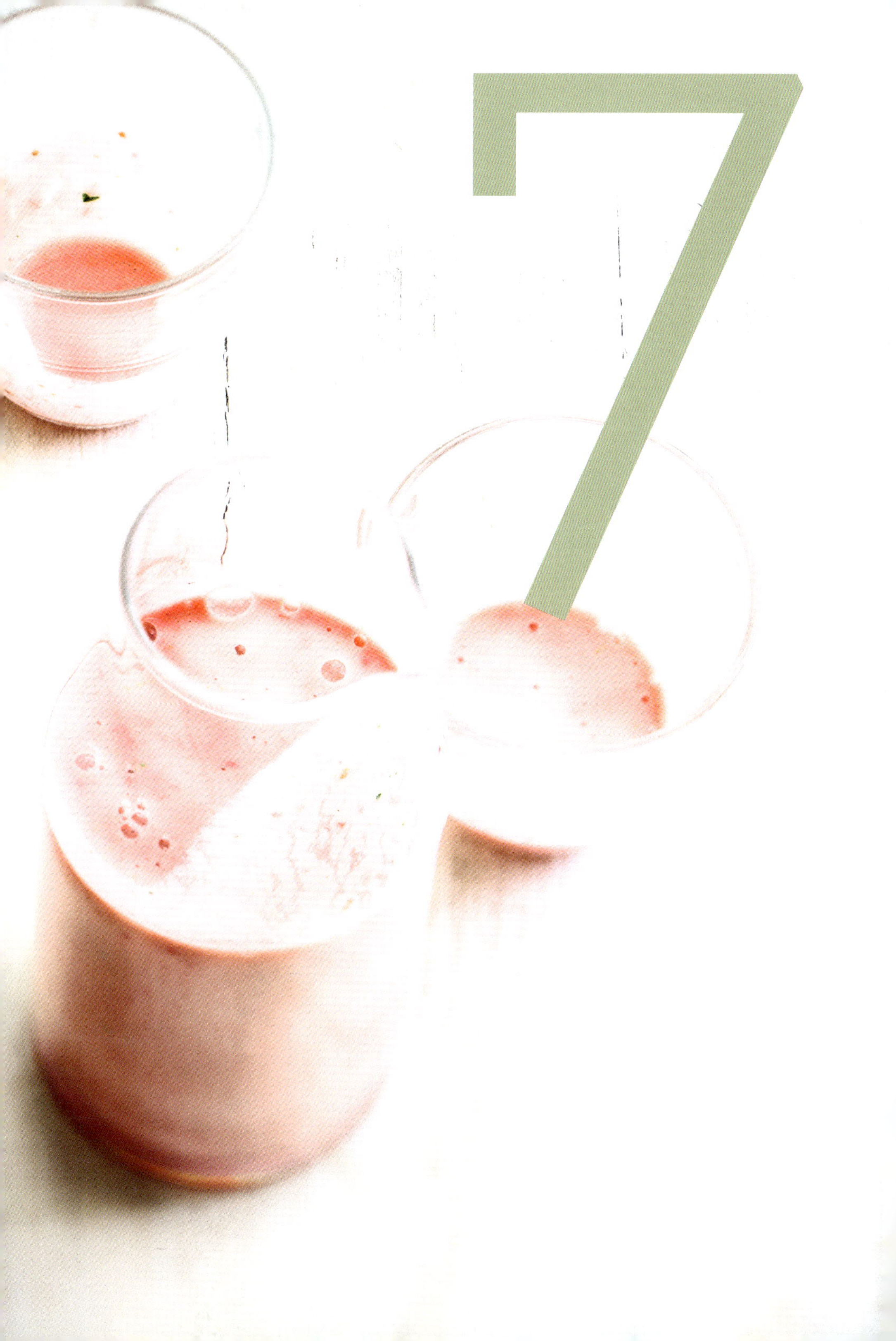

4 unités ProPoints®
PAR MUFFIN

POUR 6 MUFFINS

PRÉPARATION : 15 MIN

CUISSON : 20 MIN

MUFFINS AUX OLIVES VERTES

CHEZ L'ÉPICIER

- 20 olives vertes en saumure (50 g)
- 6 c. à soupe de farine avec levure incorporée (120 g)
- 1 c. à soupe de fécule de maïs
- ½ c. à café de quatre-épices
- sel, poivre

AU RAYON FRAIS

- 2 œufs
- 10 cl de lait écrémé
- 2 petits-suisses à 0 %
- 40 g de parmesan râpé

AU RAYON DES SURGELÉS

- 2 c. à soupe d'origan
- 1 c. à café de thym

1 Préchauffer le four à 210 °C. Faire tremper les olives dans un bol d'eau froide pendant 15 minutes. Les rincer puis les égoutter.

2 Les couper en petits morceaux. Tamiser la farine et la fécule.

3 Dans un saladier, battre les œufs avec le quatre-épices, le lait et les petits-suisses. Ajouter le mélange farine-fécule, le parmesan, les olives et les herbes. Saler, poivrer et mélanger.

4 Répartir la préparation dans 6 petits moules à muffins en silicone (en plaque). Enfourner pour 20 minutes. Laisser tiédir puis démouler.

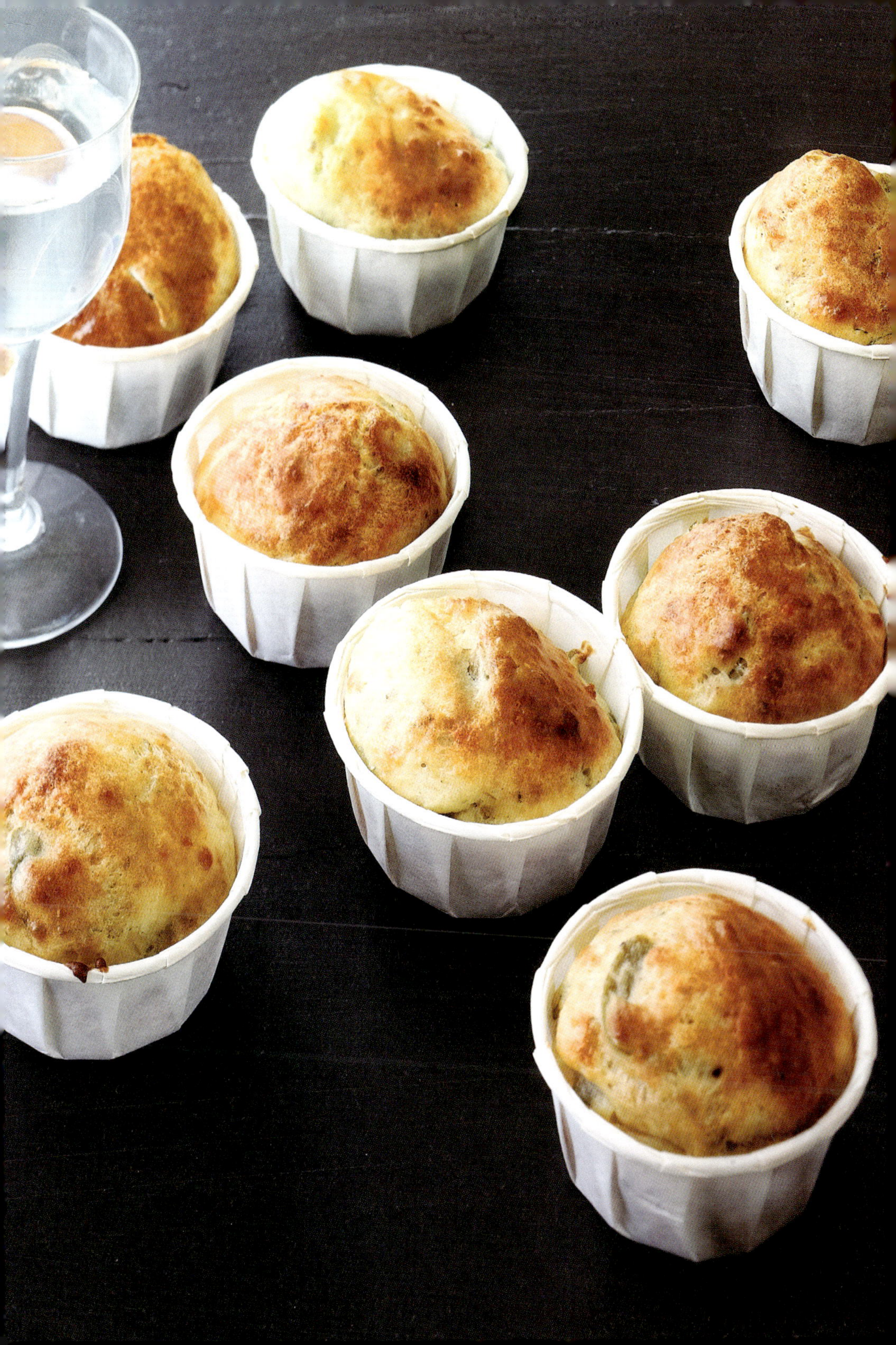

1 unité ProPoints

POUR 2 TUILES

POUR 16 BISCUITS

PRÉPARATION : 5 MIN

CUISSON : 8 MIN

TUILES DE PARMESAN

AU RAYON FRAIS

- 40 g de parmesan râpé frais

CHEZ L'ÉPICIER

- poivre

1 Préchauffer le four à 200 °C.

2 Mélanger le parmesan et du poivre (à doser à son goût). Sur une plaque du four recouverte d'une feuille de papier de cuisson, répartir 16 petits tas.

3 Enfourner pour 8 minutes et laisser refroidir avant de déguster.

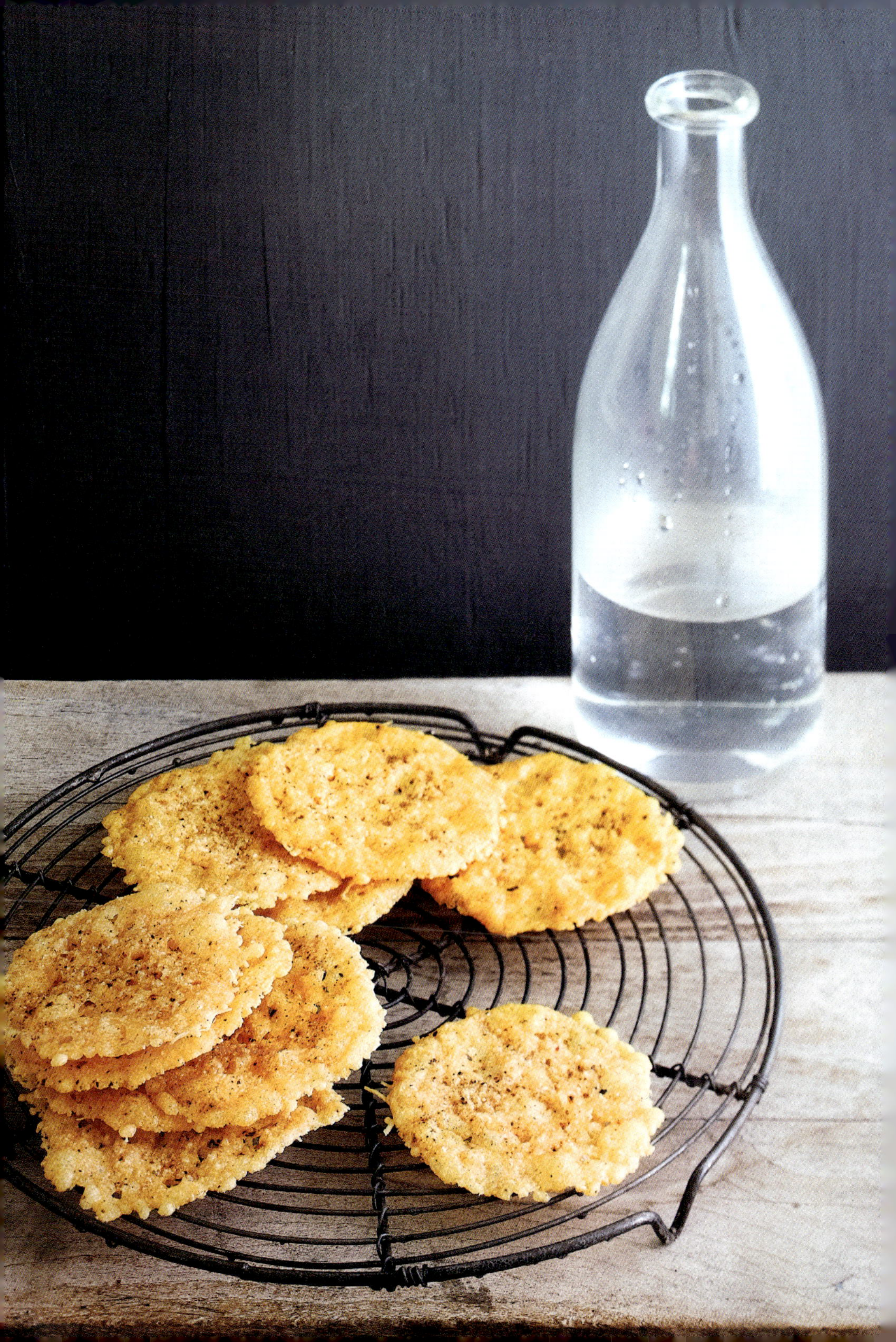

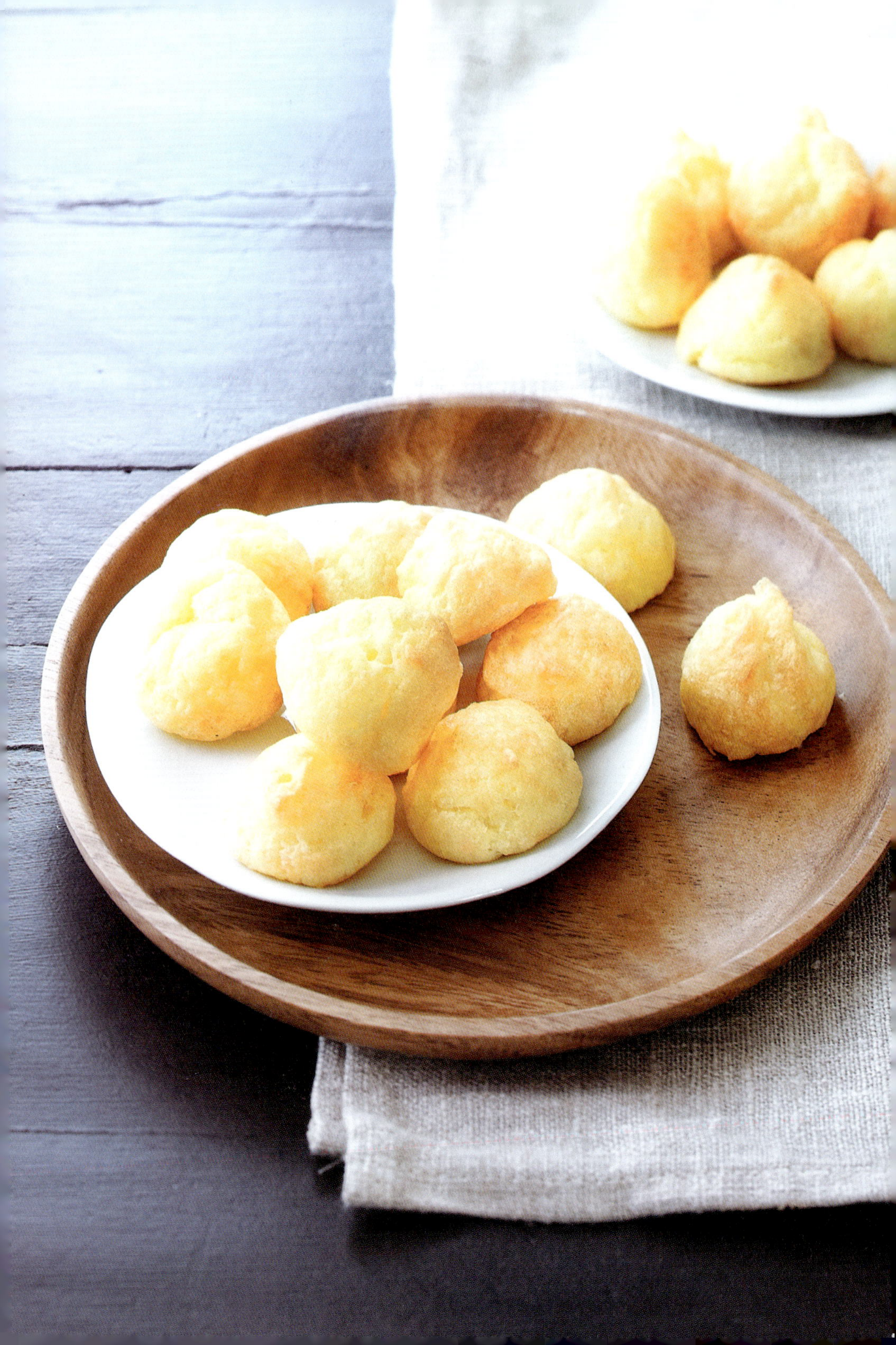

3 unités ProPoints®
POUR 3 GOUGÈRES

POUR 6 PERSONNES

PRÉPARATION : 10 MIN

CUISSON : 15 MIN

GOUGÈRES

AU RAYON FRAIS

- 4 c. à café de margarine allégée à 40 %
- 2 c. à soupe de gruyère râpé allégé (30 g)
- 2 œufs

CHEZ L'ÉPICIER

- 70 g de farine fluide
- sel

1 Préchauffer le four à 180 °C.

2 Dans une casserole, faire bouillir 20 cl d'eau salée avec la margarine. Hors du feu, verser la farine en pluie, tout en remuant. Ajouter le gruyère et les œufs, un par un. Remuer pour obtenir une pâte homogène.

3 À l'aide d'une cuillère à soupe, disposer 18 tas de pâte sur une feuille de papier de cuisson dans le four. Enfourner pour 15 minutes puis les sortir du four.

4 unités ProPoints®
PAR PERSONNE

POUR 4 PERSONNES
PRÉPARATION : 10 MIN
CUISSON : 13 MIN
REPOS : 12 H

FOIE GRAS WEIGHT WATCHERS

CHEZ L'ÉPICIER
- 1 bouquet garni
- 1 c. à café de poivre en grains
- 2 c. à soupe de cognac
- sel, poivre

CHEZ LE BOUCHER
- 250 g de foies de volaille

AU RAYON FRAIS
- 6 c. à café de beurre allégé à 41 %

1 Porter de l'eau salée à ébullition dans une casserole avec le bouquet garni et le poivre. Laisser bouillir 10 minutes à gros bouillons puis baisser le feu. Y plonger les foies de volaille 3 minutes. Les égoutter, les mixer avec le beurre. Poivrer, ajouter le cognac. Mélanger le tout.

2 Verser cette préparation dans une petite terrine. Réserver au froid pendant 12 heures.

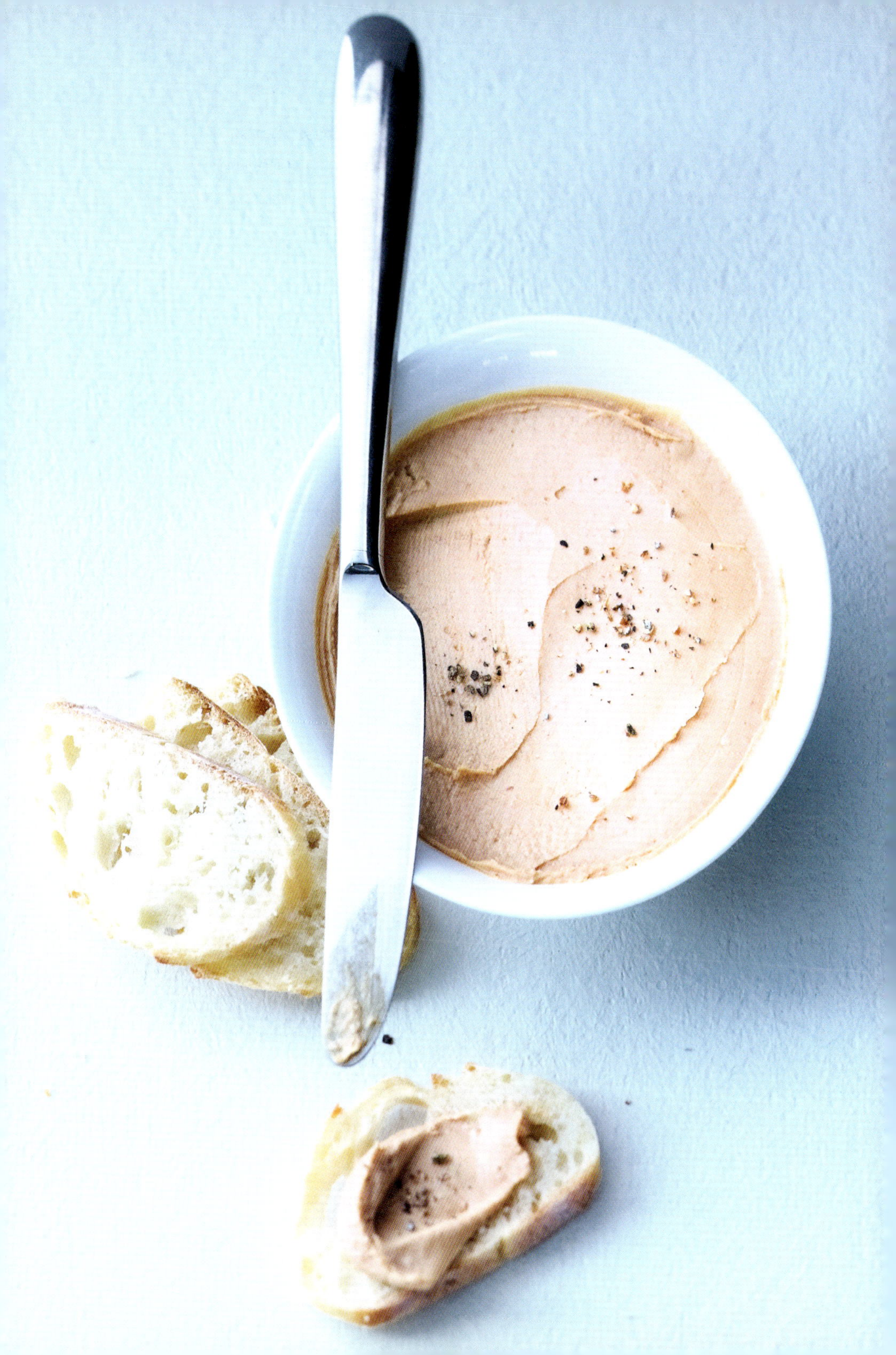

5 unités ProPoints
PAR PERSONNE

POUR 6 PERSONNES
PRÉPARATION : 15 MIN
CUISSON : 1 H 30

POULET AUX 40 GOUSSES D'AIL

CHEZ LE BOUCHER
- 1 poulet fermier de 1,5 kg

CHEZ L'ÉPICIER
- sel, poivre

CHEZ LE PRIMEUR
- 40 gousses d'ail
- 3 brins de thym

1 Piquer les brins de thym dans la chair du poulet.

2 Saler et poivrer. Ficeler le poulet avant de le disposer dans une cocotte en argile qui aura préalablement trempé dans de l'eau froide pendant 15 minutes. Entourer le poulet des gousses d'ail non pelées.

3 Glisser la cocotte dans le four froid. Régler le thermostat à 180 °C. Laisser cuire 1 heure 30.

4 Découper le poulet puis servir. Accompagner de pain de campagne grillé sur lequel chaque convive étalera la pulpe d'ail confite.

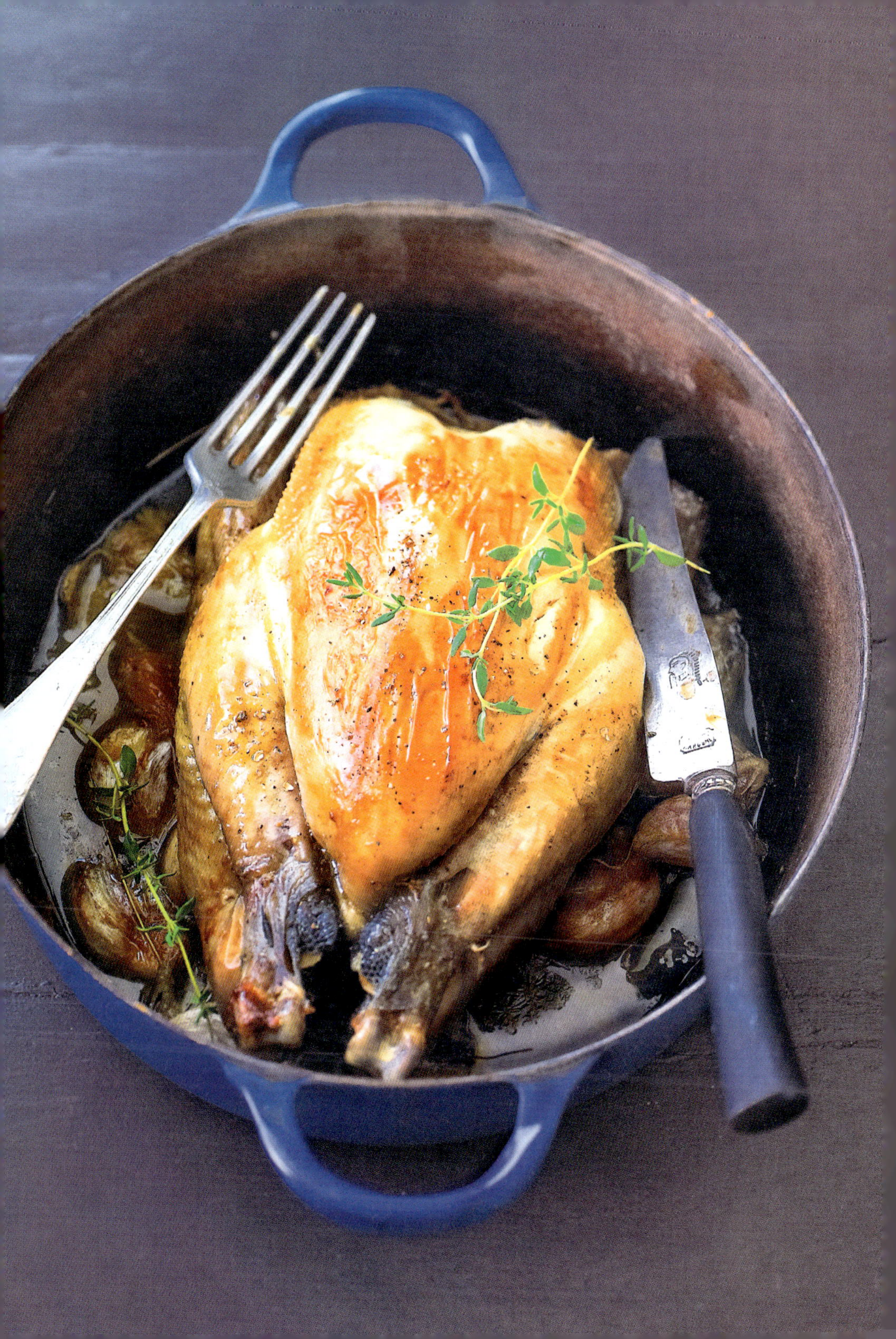

5 unités ProPoints®
PAR PERSONNE

POUR 6 PERSONNES

PRÉPARATION : 30 MIN

CUISSON : 1 H

BŒUF BOURGUIGNON

CHEZ LE BOUCHER
- 700 g de bœuf maigre (jumeau)

CHEZ LE CHARCUTIER
- 40 g de bacon

CHEZ LE PRIMEUR
- 600 g de carottes
- 400 g de champignons de Paris
- 200 g d'oignons
- 3 gousses d'ail
- ½ botte de thym

CHEZ L'ÉPICIER
- 2 c. à café de Maïzena®
- 25 cl de vin rouge
- 4 feuilles de laurier
- sel, poivre

1 Laver et éplucher tous les légumes. Couper les carottes en gros tronçons et les champignons en lamelles. Émincer les oignons. Découper le bacon en lanières. Détailler la viande en gros morceaux.

2 Dans un autocuiseur recouvert d'une feuille de cuisson, faire revenir le bacon, puis la viande et les oignons émincés pour les faire dorer. Ajouter ensuite la Maïzena®, remuer et couvrir avec le vin et 12,5 cl d'eau. Ajouter ensuite les gousses d'ail, les carottes, les lamelles de champignon, le thym et les feuilles de laurier. Saler, poivrer.

3 Fermer l'autocuiseur et laisser cuire sur feu doux 45 minutes à partir du chuchotement de la soupape.

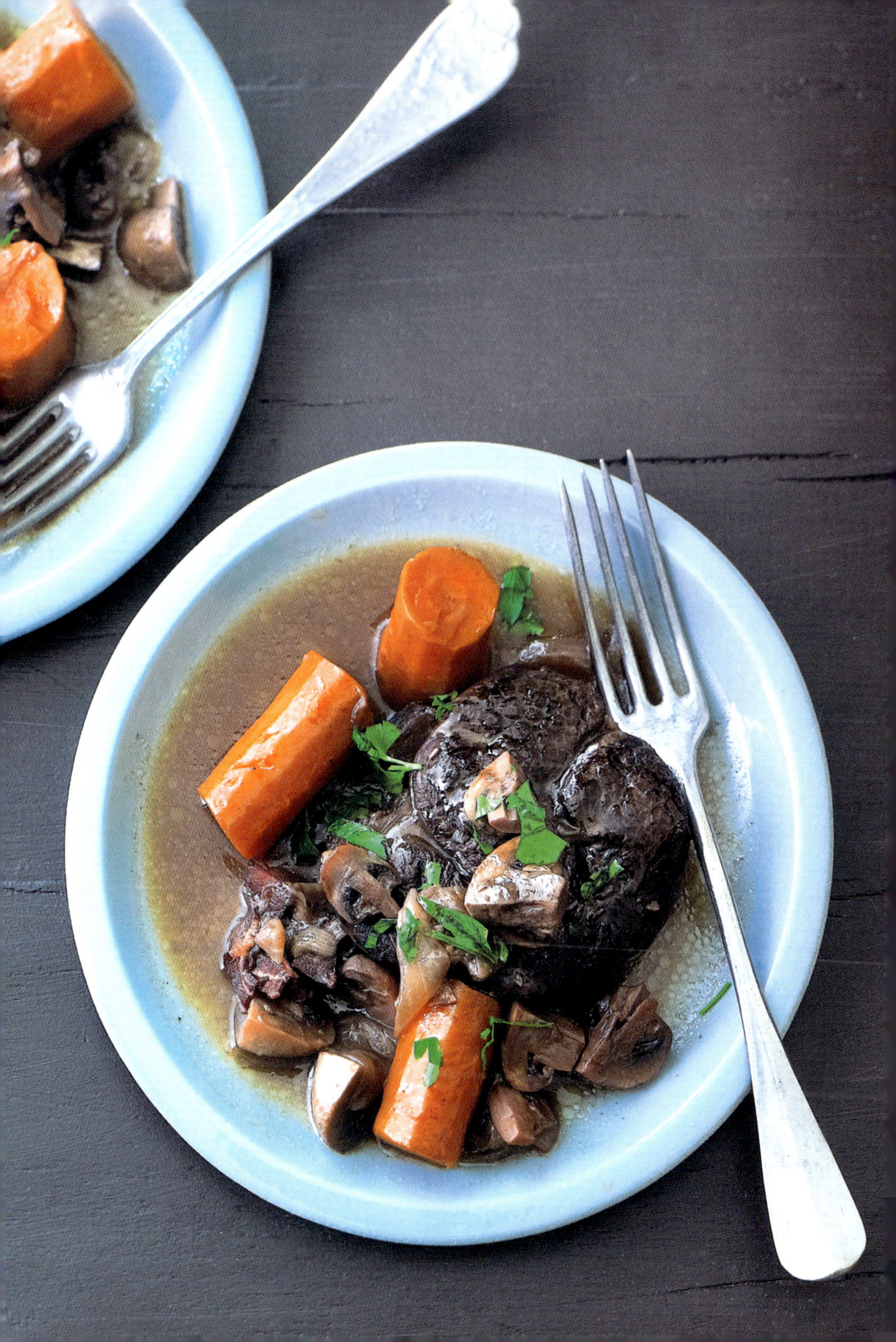

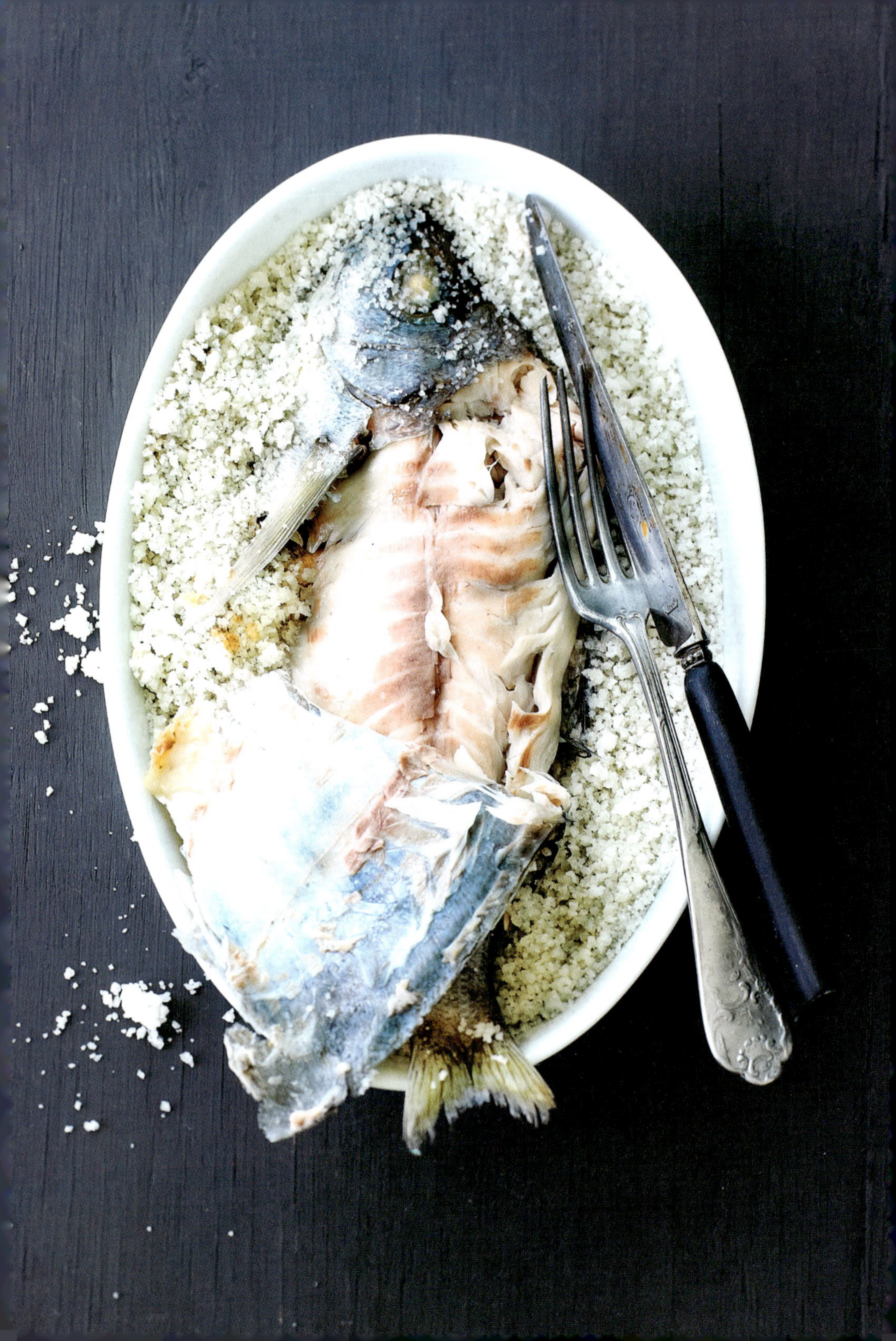

4 unités ProPoints®

PAR PERSONNE

POUR 2 PERSONNES

PRÉPARATION : 5 MIN

CUISSON : 45 MIN

DORADE EN CROÛTE DE SEL

CHEZ LE POISSONNIER

- 1 dorade de 900 g (vidée et non écaillée)

CHEZ L'ÉPICIER

- 3 kg de gros sel

1 Préchauffer le four à 275 °C.

2 Dans un plat en terre cuite ou en pyrex, verser 1 kg de gros sel. Déposer la dorade, recouvrir avec les 2 kg de sel restants. Enfourner pour 45 minutes.

3 Sortir du four, casser la croûte de sel délicatement. Servir chaud.

3 unités ProPoints
PAR PERSONNE

POUR 6 PERSONNES
PRÉPARATION : 30 MIN
CUISSON : 40 MIN

TAJINE DE PETITS LÉGUMES

CHEZ LE PRIMEUR

- 400 g de pommes de terre nouvelles
- 400 g de petites carottes nouvelles
- 400 g de navets nouveaux
- 400 g de petites fèves
- 2 bulbes de fenouil
- 6 fonds d'artichaut
- 250 g d'oignons grelots
- 2 gousses d'ail
- 2 c. à soupe de feuilles de coriandre ciselées
- 2 brins de coriandre

CHEZ L'ÉPICIER

- 1 c. à soupe d'huile d'olive
- 25 cl de bouillon de légumes
- 1 c. à café de cumin en poudre
- sel, poivre du moulin

1 Éplucher les pommes de terre et les laver. Peler les carottes et les navets. Écosser les fèves. Éplucher les bulbes de fenouil et les tailler en dés. Couper les fonds d'artichaut en quatre. Couper les tiges des oignons, les laver et les laisser entiers. Éplucher les gousses d'ail et les écraser.

2 Dans une cocotte, faire chauffer l'huile d'olive et y faire fondre les oignons jusqu'à ce qu'ils soient translucides. Ajouter le bouillon. Mélanger et faire revenir 5 minutes. Puis ajouter les légumes et l'ail. Mélanger. Ajouter le cumin et la coriandre ciselée. Saler et poivrer. Mélanger et cuire à feu doux pendant 30 minutes.

3 Transférer sur un plat de service préalablement chauffé et décorer avec les brins de coriandre entiers. Servir chaud.

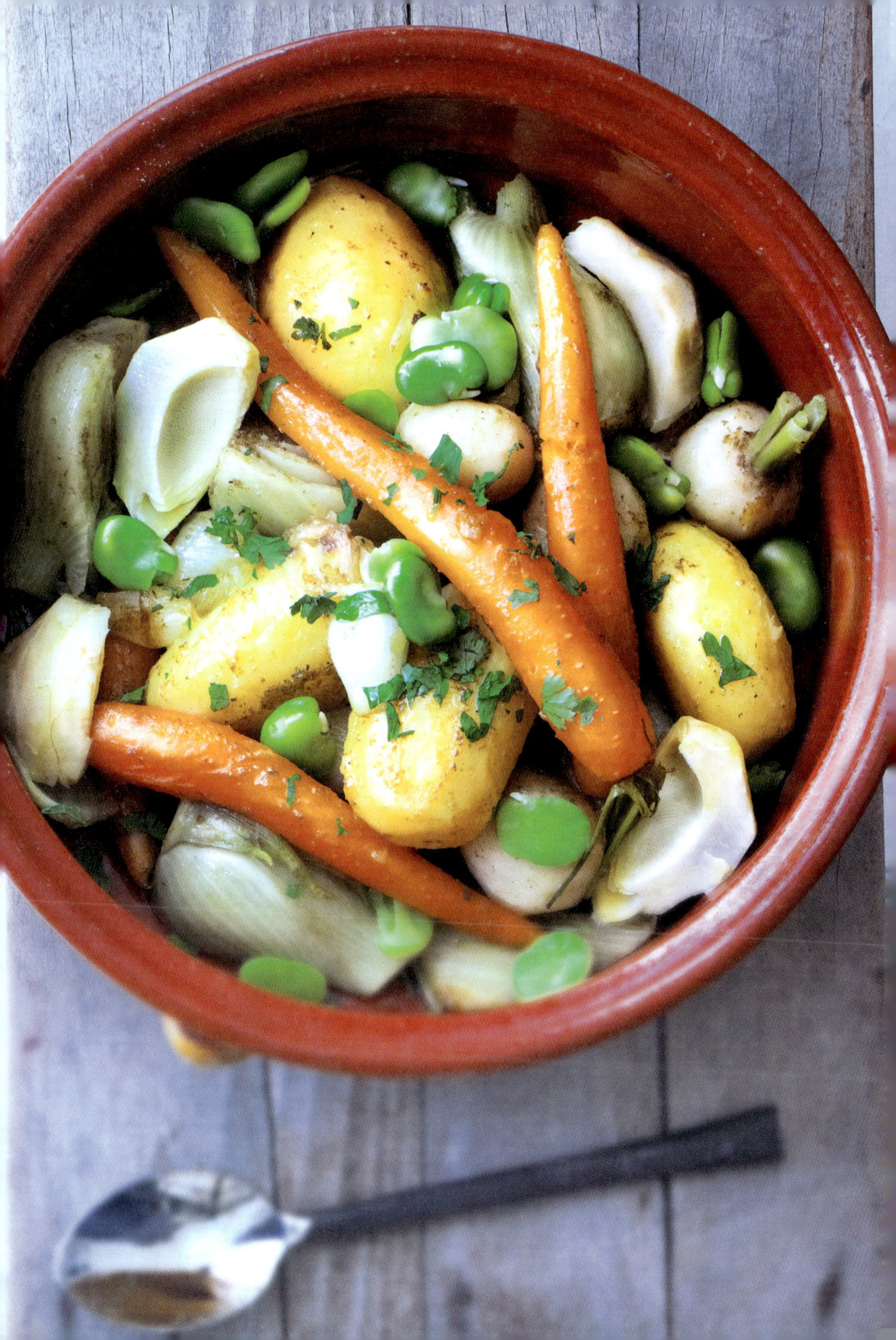

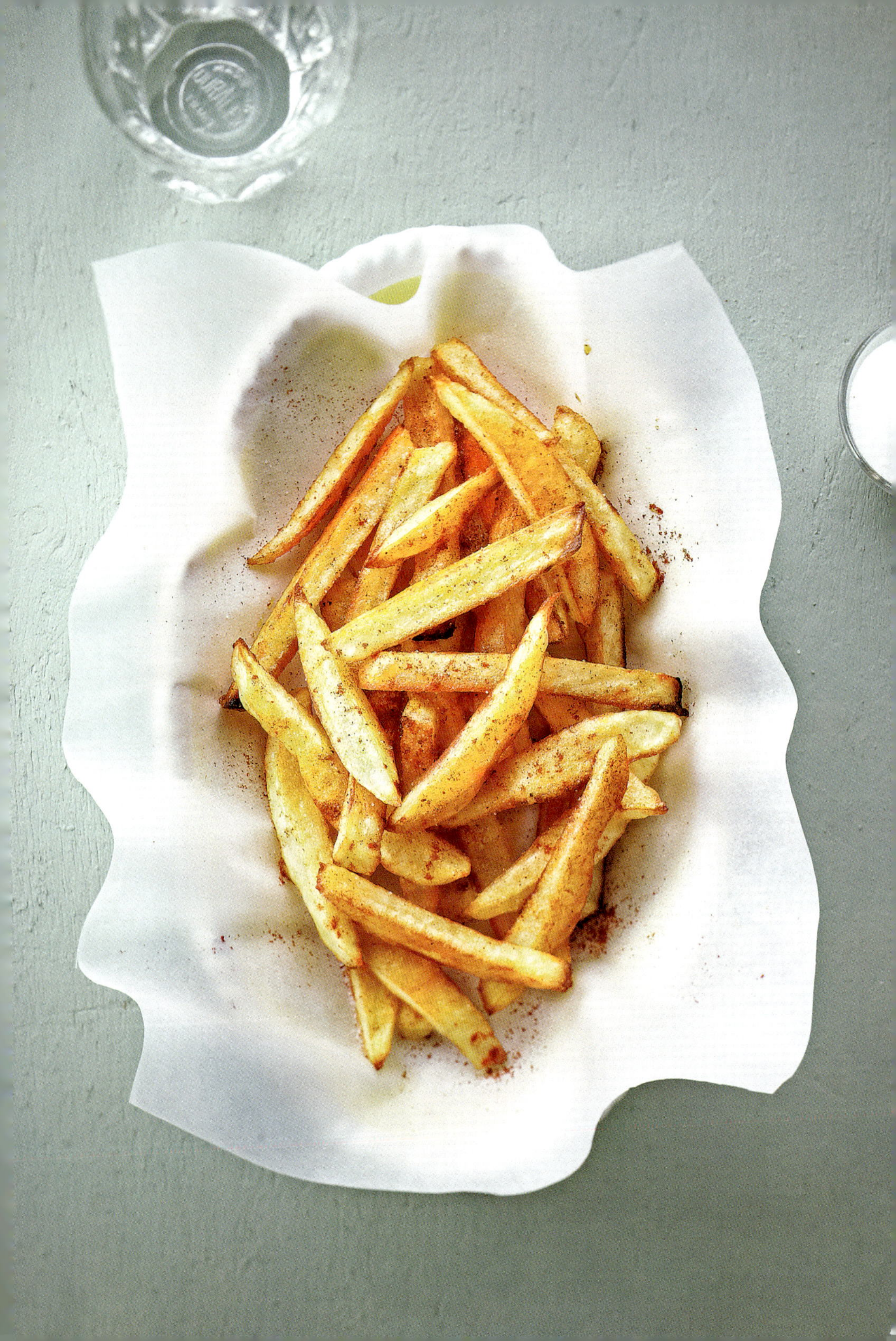

5 unités ProPoints®
PAR PERSONNE

POUR 4 PERSONNES
PRÉPARATION : 10 MIN
CUISSON : 35 MIN

FRITES WEIGHT WATCHERS

CHEZ LE PRIMEUR
- 800 g de pommes de terre

CHEZ L'ÉPICIER
- 1 c. à soupe d'huile de colza
- 1 c. à café de paprika
- sel

1 Faire cuire les pommes de terre dans une grande casserole d'eau salée.

2 Préchauffer le four à 250 °C.

3 Éplucher et détailler les pommes de terre en allumettes de 1 centimètre d'épaisseur. Les rincer et les essuyer dans un torchon avant de les mettre dans un saladier.

4 Verser l'huile et le paprika. Bien mélanger à l'aide d'une spatule afin de bien enrober les frites avec la matière grasse. Les étaler sur une lèchefrite à revêtement antiadhésif ou recouverte d'une feuille (ou papier) de cuisson. Enfourner pour 20 minutes en retournant à mi-cuisson et saler.

4 unités ProPoints®
PAR PERSONNE

POUR 4 PERSONNES

PRÉPARATION : 15 MIN

CUISSON : 40 MIN

GRATIN DAUPHINOIS

CHEZ LE PRIMEUR

- 8 petites pommes de terre longues (400 g)
- 1 gousse d'ail

CHEZ L'ÉPICIER

- 1 pincée de muscade moulue
- sel, poivre

AU RAYON FRAIS

- 40 cl de lait écrémé
- 2 c. à soupe de gruyère râpé
- 1 œuf
- 1 c. à café de beurre allégé à 41 %

1 Préchauffer le four à 220 °C.

2 Éplucher les pommes de terre, les couper en rondelles fines. Les faire cuire 5 minutes dans le panier de l'autocuiseur.

3 Faire bouillir le lait. Dans une terrine, mélanger le lait avec 1 c. à soupe de gruyère râpé, la gousse d'ail écrasée, l'œuf battu, du sel, du poivre et la muscade.

4 Disposer les pommes de terre dans un plat à four ou dans un moule en silicone. Verser la crème dessus, répartir le gruyère râpé restant et le beurre. Enfourner pour 40 minutes.

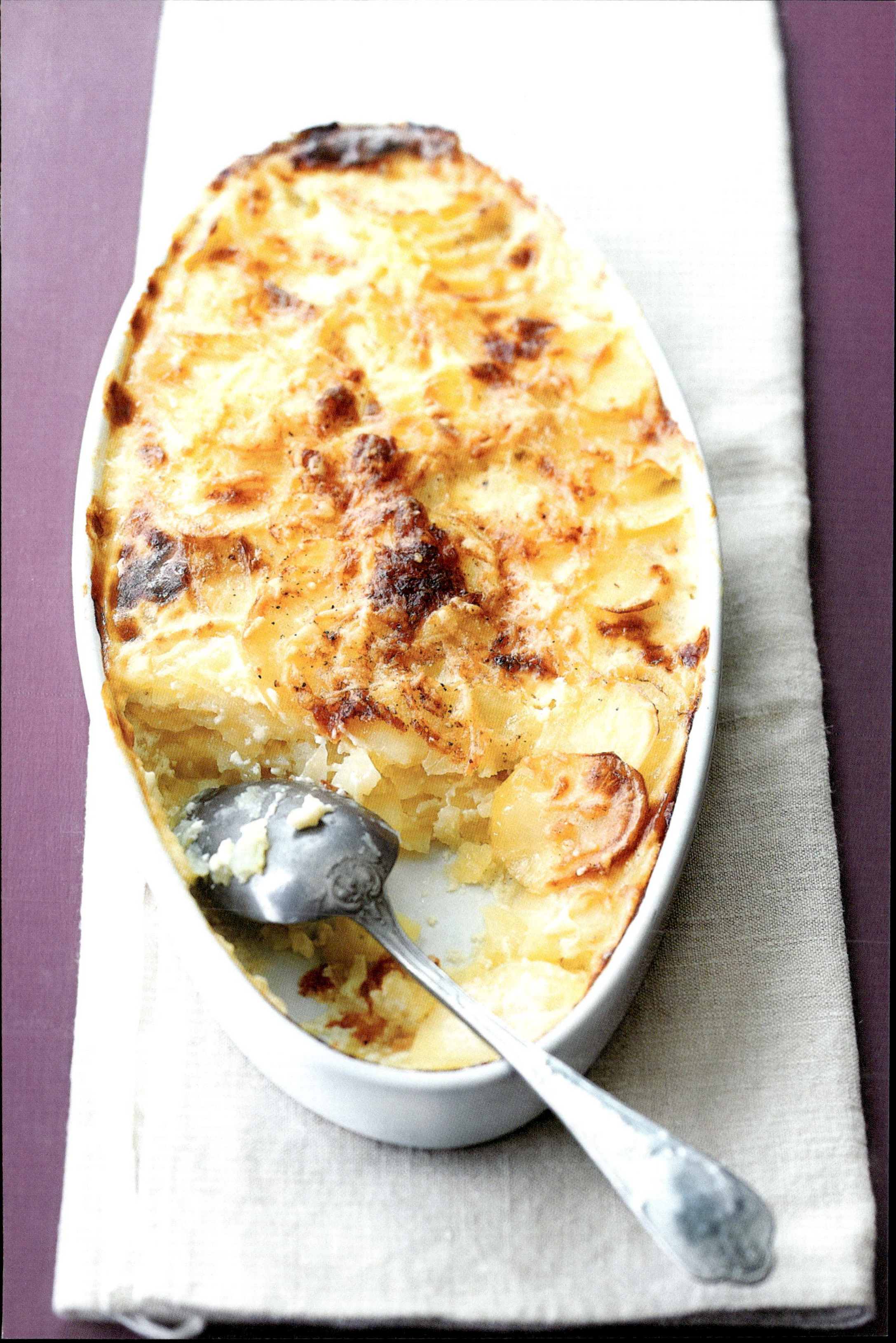

6 unités ProPoints®
PAR PERSONNE

POUR 4 PERSONNES
PRÉPARATION : 25 MIN
CUISSON : 22 MIN

RISOTTO À LA MILANAISE

CHEZ L'ÉPICIER
- 210 g de riz à risotto
- 75 cl de bouillon de volaille
- ¼ de c. à café de filaments de safran
- 1 c. à café d'huile d'olive
- 10 cl de vin blanc sec
- poivre du moulin

CHEZ LE PRIMEUR
- 1 oignon rose émincé
- 1 c. à café de zeste de citron râpé

CHEZ LE CHARCUTIER
- 60 g de jambon de Parme coupé en fines lanières

AU RAYON FRAIS
- 1 c. à soupe de parmesan râpé

1 Porter le bouillon de volaille à ébullition. Délayer les filaments de safran dans 2 louches de bouillon chaud et verser le tout dans un pichet.

2 Faire chauffer l'huile d'olive dans une casserole antiadhésive. Y faire colorer l'oignon sur feu doux. Ajouter le riz et laisser cuire 1 minute tout en remuant jusqu'à ce qu'il devienne translucide.

3 Verser le vin blanc et remuer jusqu'à ce que le liquide soit absorbé. Ajouter 2 louches de bouillon, faire cuire à petits frémissements tout en remuant et continuer d'ajouter le bouillon au fur et à mesure, par petites quantités, jusqu'à ce que le riz soit bien tendre : compter 20 minutes de cuisson en tout.

4 Hors du feu, incorporer les lanières de jambon, le zeste de citron et le parmesan. Poivrer et mélanger. Servir aussitôt.

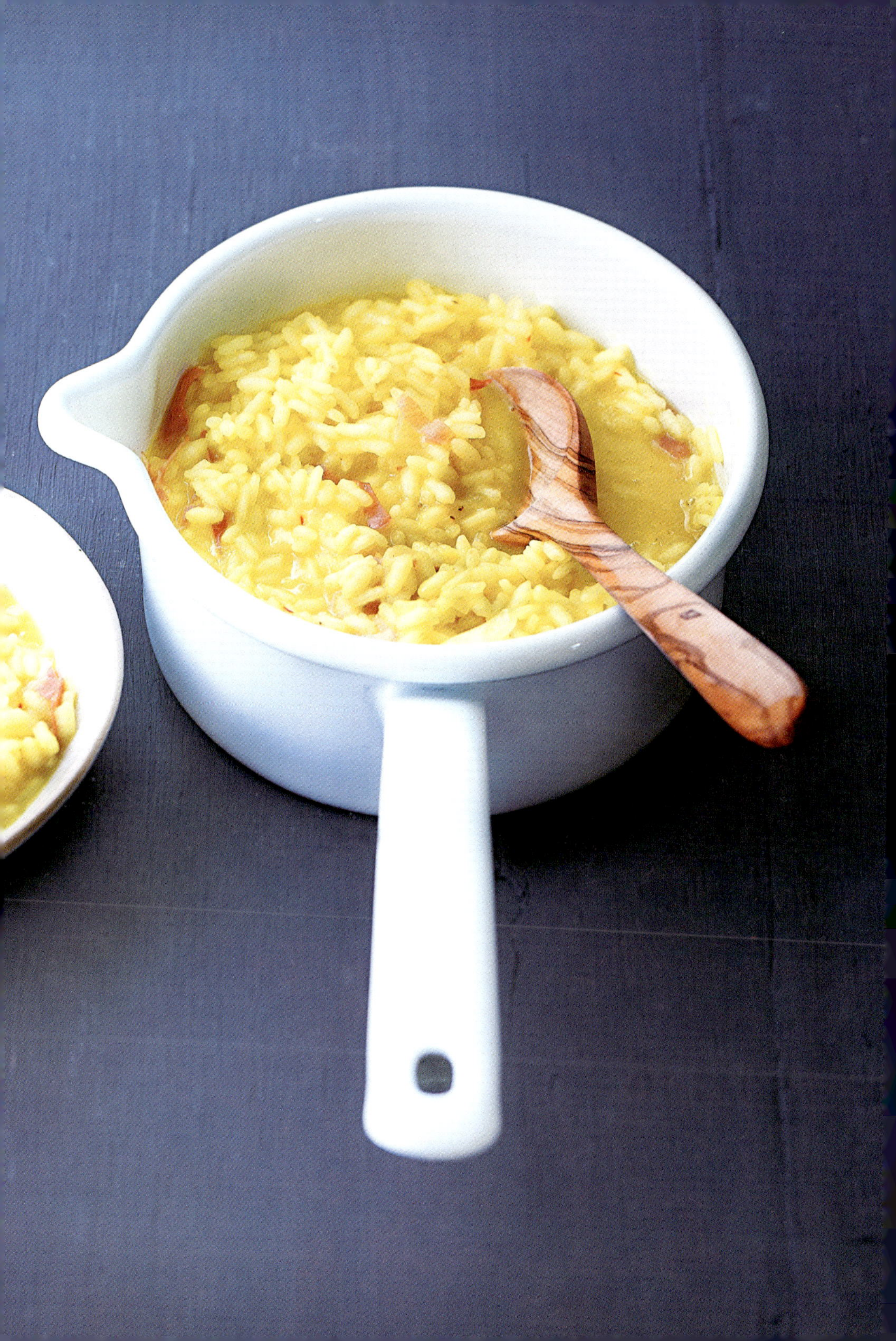

4 unités ProPoints®
PAR PERSONNE

POUR 8 PERSONNES

PRÉPARATION : 10 MIN

CUISSON : 20 MIN

GÂTEAU AU CHOCOLAT ET NOISETTES

AU RAYON FRAIS

- 4 cuillères à café de beurre allégé à 41 %
- 2 œufs

CHEZ L'ÉPICIER

- 120 g de chocolat
- 20 g de noisettes en poudre
- 1 sachet de levure
- 60 g de farine
- 2 sachets de sucre vanillé

1 Préchauffer le four à 180 °C (th. 6).

2 Faire fondre le chocolat au bain-marie. Ajouter le beurre.

3 Dans un bol, mélanger les noisettes en poudre avec la levure et la farine.

4 Dans une terrine, fouetter les œufs avec le sucre vanillé.

5 Ajouter le chocolat fondu et le mélange noisettes-levure-farine. Répartir la pâte dans un moule antiadhésif de 24 cm de diamètre et mettre au four pendant 20 minutes.

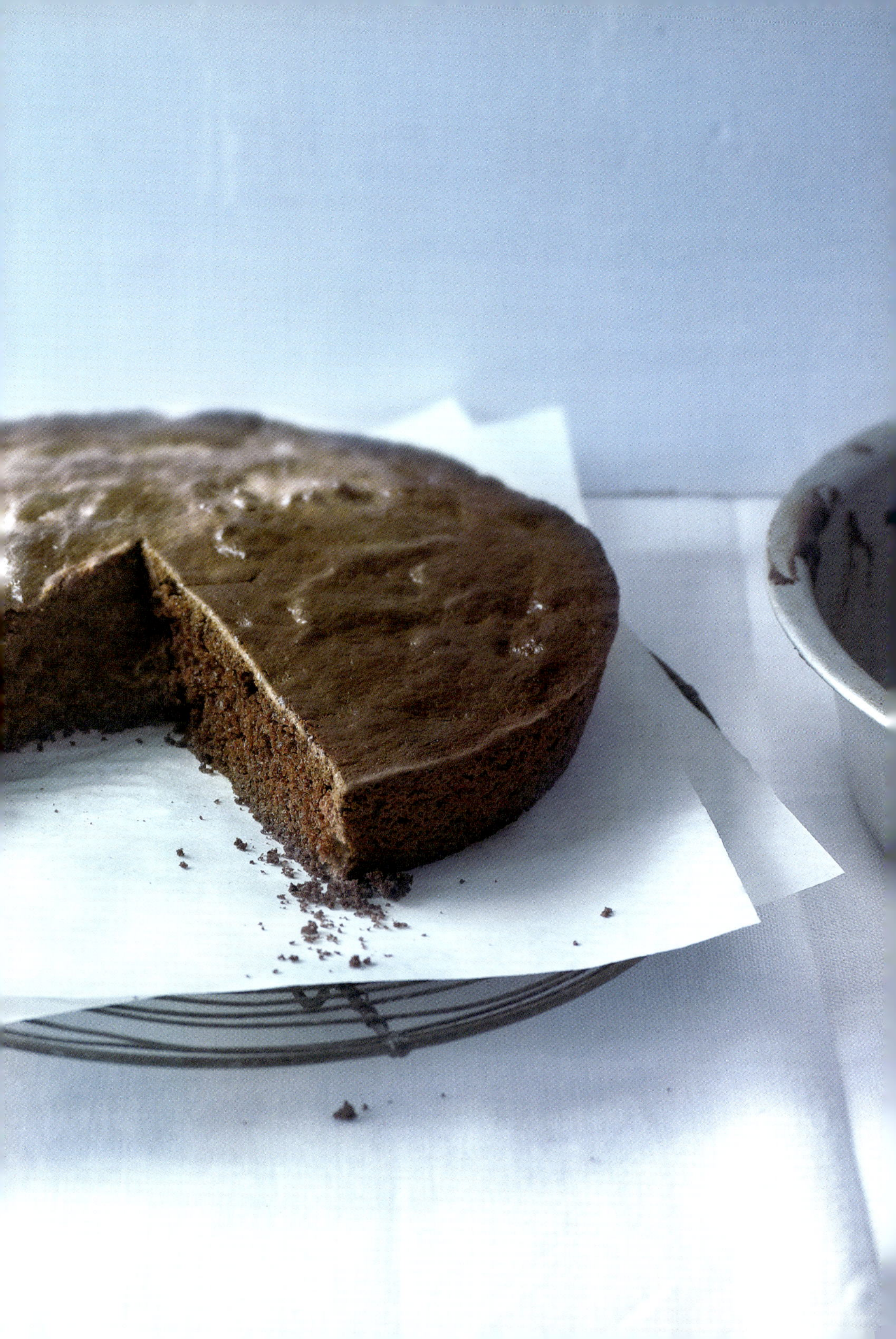

2 unités ProPoints® PAR PERSONNE

POUR 2 PERSONNES

PRÉPARATION : 20 MIN

CUISSON : 5 MIN

BEIGNETS AUX POMMES

CHEZ LE PRIMEUR

- 200 g de pommes

AU RAYON FRAIS

- 100 g de fromage blanc à 0 %
- 1 petit œuf

CHEZ L'ÉPICIER

- 20 g de farine
- 1 pincée de sel
- édulcorant

1 Évider et éplucher les pommes, les couper en rondelles.

2 Séparer le blanc du jaune d'œuf. Bien mélanger le fromage blanc avec le jaune d'œuf et la farine. Monter le blanc en neige avec 1 pincée de sel. L'incorporer délicatement au mélange précédent.

3 Disposer une feuille de cuisson dans une poêle. Plonger les rondelles de pommes dans la pâte et faire dorer chaque beignet des deux côtés sur la feuille de cuisson. Saupoudrer avec de l'édulcorant, dosé selon votre goût.

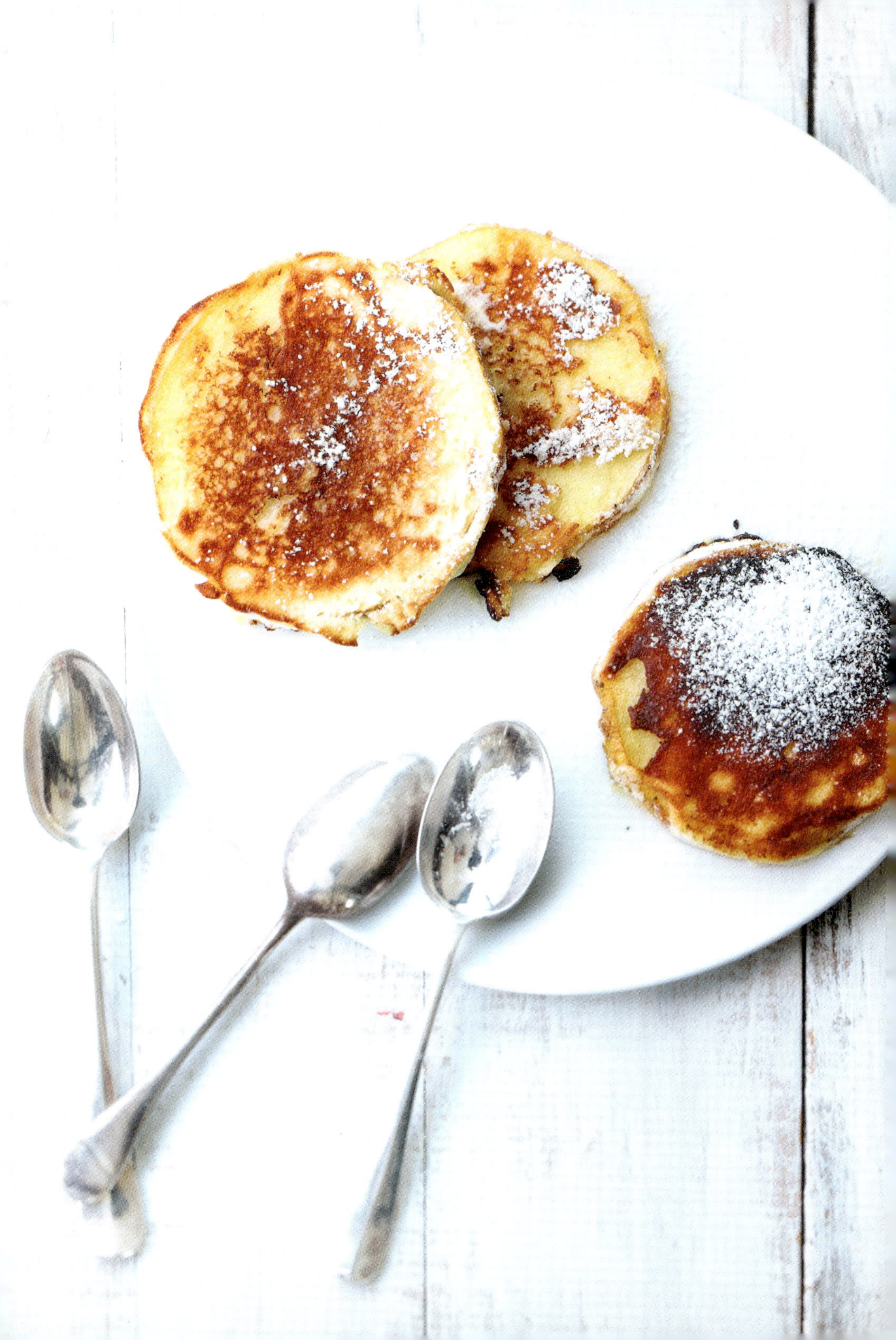

5 unités ProPoints®
PAR PERSONNE

POUR 6 PERSONNES

PRÉPARATION : 10 MIN

CUISSON : 38 MIN

CRUMBLE AUX PÊCHES ET AUX ABRICOTS

AU RAYON DES SURGELÉS

- 500 g de pêches
- 500 g d'abricots

CHEZ L'ÉPICIER

- 1 c. à soupe de porto
- 2 c. à soupe de jus d'orange
- 2 ½ c. à soupe de sucre
- 2 c. à soupe de raisins secs
- 150 g de macarons non fourrés
- 1 c. à soupe d'amandes hachées
- 2 ½ c. à soupe de cassonade

AU RAYON FRAIS

- 4 ½ c. à café de beurre allégé à 41 %

1 Faire tremper les raisins secs dans un bol d'eau. Dans un plat adapté au micro-ondes, faire décongeler les pêches puis les abricots 8 minutes à chaque fois. Remuer à mi-cuisson. Laisser reposer puis couper les fruits en dés. Ajouter le porto, le jus d'orange et le sucre. Couvrir et faire cuire au micro-ondes 3 minutes (750 W).

2 Préparer le crumble : passer les macarons au mixeur. Dans un bol en verre, mettre le beurre puis les raisins secs égouttés et faire cuire à couvert pendant 1 minute 30 (750 W). Ajouter les macarons réduits en poudre, les amandes hachées et la cassonade puis mélanger délicatement. Verser ce mélange sur les fruits et faire cuire 2 minutes (750 W).

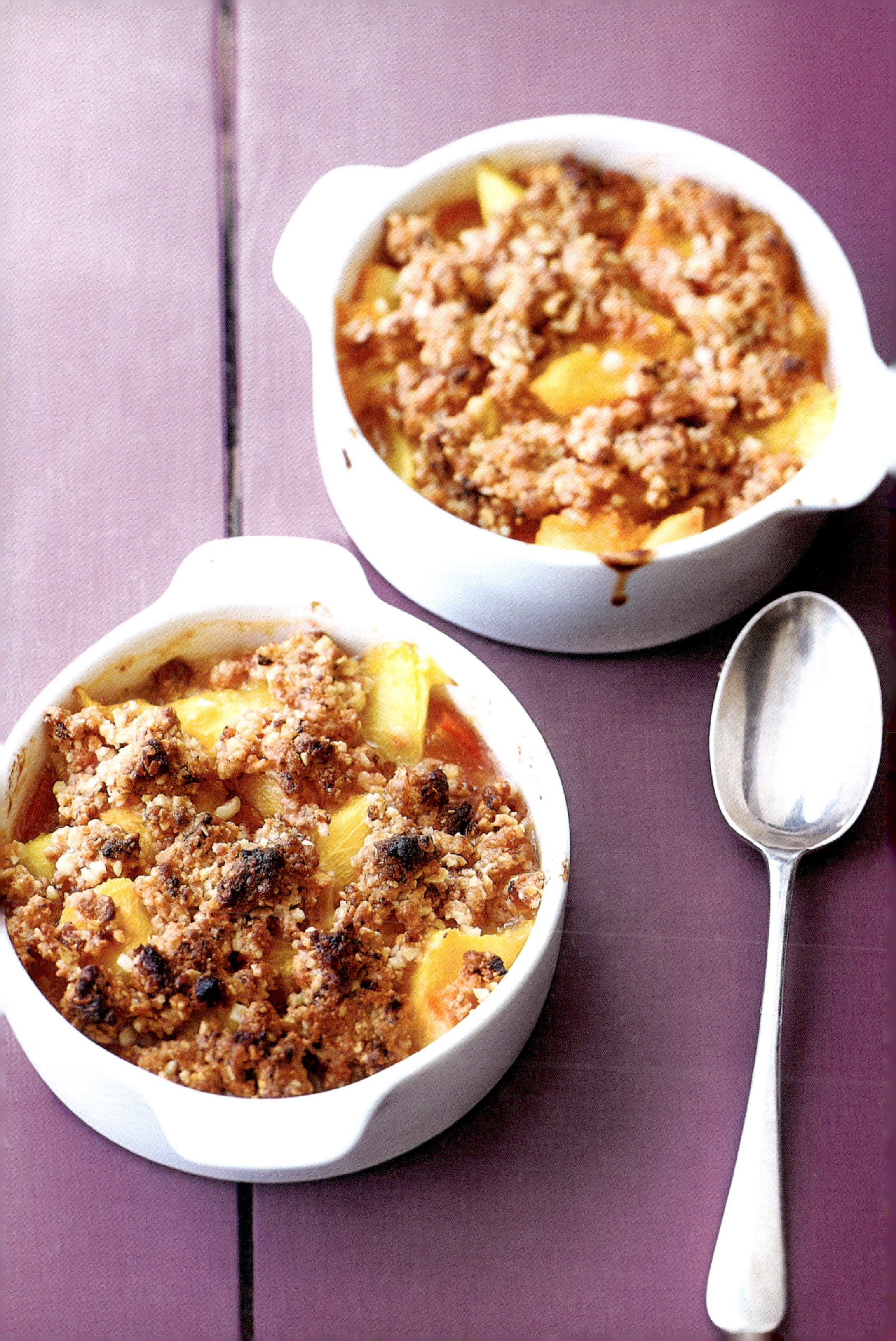

Table des recettes par type de plats

ENTRÉES & APÉRITIFS DÎNATOIRES

PLATS UNIQUES

POISSONS

VIANDES & VOLAILLES

ACCOMPAGNEMENTS

GOÛTERS & DESSERTS

Crédits photographiques : p. 5 : D. R. ; p. 11 : Martha Holmes estate ; p. 12 : © Michael Ochs Archives/Getty Images ; p. 16, 18 : Martha Holmes/Time & Life Images / Getty Images ; p. 23 : 8828810875/Shutterstock.com ; p. 24 : © Simon Potter/cultura/Corbis ; p. 31 h. : John Dominis/Time & Life Pictures/Getty Images ; p. 31 b. g. : Losevsky Pavel/ Shutterstock.com ; p. 31 : b. d. : © JGI/Jamie Grill/Blend Images/Corbis ; p. 32 : © Nitr/Shutterstock.com, © Eans/ Shutterstock.com, © Vely/Shutterstock.com, © Yuri Arcurs/Shutterstock.com ; p. 33 : Jamie Grill/Getty Images ; p. 34 : © Tungphoto/Shutterstock.com ; p. 49 : © Heide Benser/Corbis ; p. 50 : © Heide Benser/Corbis ; p. 57 : © Heide Benser/Corbis ; p. 61 : © Ocean/Corbis ; p. 66 : © Heide Benser/Corbis ; p. 67 g. : Blue Images/Corbis ; d. : © IAN HOOTON/Science Photo Library/Corbis ; p. 73 : © Heide Benser/Corbis ; p. 75 : monbibi/shutterstock. com ; © Heide Benser/Corbis ; p. 76 : © IAN HOOTON/Science Photo Library/Getty ; p. 85 : matka_Wariatka/ Shutterstock.com ; p. 86 : riccardo bruni/Shutterstock.com ; p. 88 : David Malan/Getty Images ; p. 90 h. : © Monty Rakusen/cultura/Corbis ; c. : Elena Elisseeva/ Shutterstock.com ; b. : Subbotina Anna/Shutterstock.com ; p. 91 : Irina Solatges/Shutterstock.com ; p. 92 : wavebreakmedia ltd/Shutterstock.com ; p. 96 et 131 : © Renaud Corlouër/ Who's Photography ; p. 98-99, 104-105, 108-109, 114, 120-121124-125, 130 : D. R. ; p. 115 : © Sébastien Miller ; p. 134 : © David Malan/Getty Images ; p. 137 : © Anna Hoychuk/Shutterstock.com ; p. 140 : © Torok-Bognar Renata/ Shutterstock.com ; p. 141 : © Lilyana Vynogradova/Shutterstock.com ; p. 146 : © Eva Gruendemann/Shutterstock. com ; p. 147 : © Elena Elisseeva/Shutterstock.com ; p. 152 : © Lilyana Vynogradova/Shutterstock.com ; p. 153 : © Torsten Lorenz/Shutterstock.com ; p. 159 : © Bartosz Niedzwiecki/Shutterstock.com ; p. 162 : © Elena Elisseeva/ Shutterstock.com ; p. 163 : © Creative Nature Media/Shutterstock.com ; p. 168 : © Foodpictures/Shutterstock.com ; p. 169 : © Lilyana Vynogradova/Shutterstock.com ; p. 174 : © nice_pictures/Shutterstock.com ; p. 175 : © erkanupan/ Shutterstock.com ; p. 181 : © matka_Wariatka/Shutterstock.com ; p. 184 : © jreika/Shutterstock.com ; p. 185 : © Viktar Malyshchyts/Shutterstock.com ; p. 190 : © Pefkos/Shutterstock.com ; p. 191 : © lmaronic/Shutterstock.com ; p. 196 : © Dirk Ott/Shutterstock.com ; p. 197 : © idea for life/Shutterstock.com ; p. 203 : © ultimathule/Shutterstock.com ; p. 206 : © Nattika/Shutterstock.com ; p. 207 : © Svetlana Mihailova/Shutterstock.com ; p. 212 : © bogdan ionescu/ Shutterstock.com ; p. 213 : © JackK/Shutterstock.com ; p. 218 : © Kirill Z/Shutterstock.com ; p. 219 : © CCat82/ Shutterstock.com

Photographies des recettes : Valéry Guedes
Stylisme : Sabrina Fauda-Rôle et Natacha Arnoult
Shopping : Zara home, Casa, Habitat, Le Bon Marché, Merci, Du Bout Du Monde, The Conran Shop, Lafayette Maison